Cariologia:
Conceitos Básicos, Diagnóstico e Tratamento Não Restaurador

Nota: A odontologia é uma ciência em constante evolução. À medida que novas pesquisas e a própria experiência clínica ampliam o nosso conhecimento, são necessárias modificações na terapêutica, onde também se insere o uso de medicamentos. Os autores desta obra consultaram as fontes consideradas confiáveis, num esforço para oferecer informações completas e, geralmente, de acordo com os padrões aceitos à época da publicação. Entretanto, tendo em vista a possibilidade de falha humana ou de alterações nas ciências médicas, os leitores devem confirmar estas informações com outras fontes. Por exemplo, e em particular, os leitores são aconselhados a conferir a bula completa de qualquer medicamento que pretendam administrar, para se certificar de que a informação contida neste livro está correta e de que não houve alteração na dose recomendada nem nas precauções e contraindicações para o seu uso. Essa recomendação é particularmente importante em relação a medicamentos introduzidos recentemente no mercado farmacêutico ou raramente utilizados.

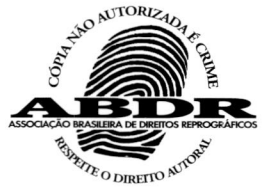

C277   Cariologia : conceitos básicos, diagnóstico e tratamento não restaurador / Organizadores, Léo Kriger, Samuel Jorge Moysés, Simone Tetu Moysés ; coordenadora, Maria Celeste Morita ; autores, Marisa Maltz ... [et al.]. – São Paulo : Artes Médicas, 2016.
144 p. : il. color. ; 28 cm. – (ABENO : Odontologia Essencial : parte clínica)

ISBN 978-85-367-0262-9

1. Odontologia. 2. Cariologia. I. Kriger, Léo. II. Moysés, Samuel Jorge. III. Moysés, Simone Tetu. IV. Morita, Maria Celeste. V. Maltz, Marisa.

CDU 616.314-002

Catalogação na publicação: Poliana Sanchez de Araujo – CRB 10/2094

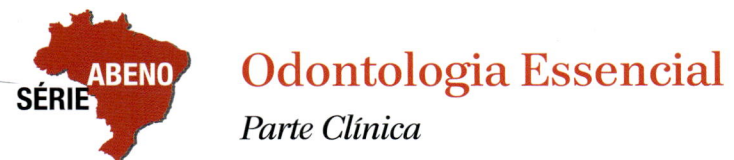

Odontologia Essencial
Parte Clínica

organizadores da série
Léo Kriger
Samuel Jorge Moysés
Simone Tetu Moysés

coordenadora da série
Maria Celeste Morita

Cariologia:
Conceitos Básicos, Diagnóstico e Tratamento Não Restaurador

Marisa Maltz
Livia Maria Andaló Tenuta
Sonia Groisman
Jaime A. Cury

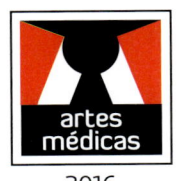

2016

© Editora Artes Médicas Ltda., 2016

Gerente editorial: *Letícia Bispo de Lima*

Colaboraram nesta edição:
Editora: *Mirian Raquel Fachinetto Cunha*
Capa e projeto gráfico: *Paola Manica*
Ilustrações: *Gilnei da Costa Cunha*
Processamento pedagógico e preparação de originais: *Juliana Bernardino*
Leitura final: *Geórgia Marques Píppi*
Editoração: *Studio P*

Reservados todos os direitos de publicação à
EDITORA ARTES MÉDICAS LTDA., uma empresa do GRUPO A EDUCAÇÃO S.A.

Editora Artes Médicas Ltda.
Rua Dr. Cesário Mota Jr., 63 – Vila Buarque
CEP 01221-020 – São Paulo – SP
Tel.: 11.3221.9033 – Fax: 11.3223.6635

Unidade Porto Alegre
Av. Jerônimo de Ornelas, 670 – Santana
90040-340 – Porto Alegre – RS
Fone: (51) 3027-7000 Fax: (51) 3027-7070

SAC 0800 703-3444 – www.grupoa.com.br

É proibida a duplicação ou reprodução deste volume, no todo ou em parte, sob quaisquer formas ou por quaisquer meios (eletrônico, mecânico, gravação, fotocópia, distribuição na Web e outros), sem permissão expressa da Editora.

IMPRESSO NO BRASIL
PRINTED IN BRAZIL

Autores

Marisa Maltz Professora titular do Departamento de Odontologia Social e Preventiva da Faculdade de Odontologia (FO) da Universidade Federal do Rio Grande do Sul (UFRGS). Especialista em Odontopediatria pela FO/UFRGS. Mestre em Odontologia Preventiva e Social pela FO/UFRGS. Doutora em Odontologia pela Universidade de Gotemburgo, Suécia. Presidente da Sociedade Brasileira de Cariologia (CarioBra).

Livia Maria Andaló Tenuta Cirurgiã-dentista. Professora associada de Bioquímica e Cariologia da Faculdade de Odontologia de Piracicaba, da Universidade Estadual de Campinas (FOP/UNICAMP). Mestre em Odontopediatria pela Faculdade de Odontologia de Bauru (FOB) da USP. Doutora em Cariologia pela FOP/UNICAMP. Pós-Doutora em Cariologia pela FOP/UNICAMP.

Sonia Groisman Cirurgiã-dentista. Mestre e Doutora em Odontologia Social pela Universidade Federal Fluminense (UFF). Pós-graduada em Cariologia e Periodontia pela Universidade de Lund, Suécia. Representante da América Latina para Desigualdades de Saúde Bucal da International Association of Caries Research (IADR). Consultora da Global Child Dental Fund. Ex-Presidente da Associação Brasileira de Odontologia de Promoção de Saúde (Aboprev). Ex-Presidente do Board e do Congresso da Organização Européia de Pesquisa em Cariologia (ORCA).

Jaime A. Cury Cirurgião-dentista. Professor titular de Bioquímica da FOP/UNICAMP. Mestre em Bioquímica pela Universidade Federal do Paraná (UFPR). Doutor em Bioquímica pela Universidade de São Paulo (USP). Livre-Docente em Bioquímica pela FOP/UNICAMP.

Berenice Barbachan e Silva Cirurgiã-dentista. Professora adjunta do Departamento de Odontologia Social e Preventiva da FO/UFRGS. Especialista em Odontologia de Saúde Coletiva pela FO/UFRGS. Mestre em Odontologia: Clínica Odontológica com ênfase em Cariologia pela FO/UFRGS. Doutora em Odontologia: Patologia pela FO/UFRGS.

Clarissa Cavalcanti Fatturi Parolo Cirurgiã-dentista. Professora adjunta do Departamento de Odontologia Preventiva e Social da FO/UFRGS. Mestre e Doutora em Odontologia: Clínica Odontológica com ênfase em Cariologia/Dentística pela FO/URFGS.

Juliana Jobim Jardim Cirurgiã-dentista. Professora adjunta da FO/UFRGS. Mestre em Odontologia: Cariologia pela FO/UFRGS. Doutora em Odontologia: Cariologia/Dentística pela FO/UFRGS.

Lina Naomi Hashizume Cirurgiã-dentista. Professora associada do Departamento de Odontologia Preventiva e Social da FO/UFRGS. Doutora em Odontologia pela Tokyo Medical and Dental University.

Luana Severo Alves Cirurgiã-Dentista. Professora adjunta do Departamento de Odontologia Restauradora da Universidade Federal de Santa Maria (UFSM). Mestre e Doutora em Odontologia: Clínica Odontológica com ênfase em Dentística/Cariologia pela FO/UFRGS.

Maurício dos Santos Moura Cirurgião-dentista. Doutor em Odontologia: Cariologia/Dentística pela FO/UFRGS.

Monique H. van der Veen Associate professor. Dr. Ir. atcademic Centre for Dentistry Amsterdam (ACTA), The Netherlands. Specialized in preventive dentistry and diagnostic systems, Lecturer Evidence based dentistry, Inholland University of Applied Sciences.

Rodrigo Alex Arthur Cirurgião-dentista. Professor adjunto do Departamento de Odontologia Preventiva e Social da FO/UFRGS. Professor permanente do Programa de Pós-Graduação em Odontologia da FO/UFRGS. Mestre e Doutor em Odontologia: Cariologia pela FOP/UNICAMP. Ex-professor visitante da Indiana University School of Dentistry (IUPUI).

Sandra Liana Henz Cirurgiã-dentista. Professora adjunta de Microbiologia e Bioquímica Bucal e de Clínica Integrada do Departamento de Odontologia Preventiva e Social da FO/UFRGS. Especialista em Periodontia pela FO/UFRGS. Mestre em Microbiologia pela Fundação Faculdade Federal de Ciências Médicas de Porto Alegre (FFFCMPA). Doutora em Bioquímica pela UFRGS.

Organizadores da Série Abeno

Léo Kriger Professor aposentado de Saúde Coletiva da Pontifícia Universidade Católica do Paraná (PUCPR) e da Universidade Federal do Paraná (UFPR). Mestre em Odontologia em Saúde Coletiva pela Universidade Federal do Rio Grande do Sul (UFRGS).

Samuel Jorge Moysés Professor titular da Escola de Saúde e Biociências da PUCPR. Professor adjunto do Departamento de Saúde Comunitária da Universidade Federal do Paraná (UFPR). Coordenador do Comitê de Ética em Pesquisa da Secretaria Municipal da Saúde de Curitiba, PR. Doutor em Epidemiologia e Saúde Pública pela University of London.

Simone Tetu Moysés Professora titular da PUCPR. Responsável pela Área de Concentração em Saúde Coletiva (Mestrado e Doutorado) do Programa de Pós-Graduação em Odontologia da PUCPR. Doutora em Epidemiologia e Saúde Pública pela University of London.

Coordenadora da Série Abeno

Maria Celeste Morita Presidente da Abeno. Professora associada da Universidade Estadual de Londrina (UEL). Doutora em Saúde Pública pela Université de Paris 6, França.

Conselho editorial da Série Abeno Odontologia Essencial

Maria Celeste Morita, Léo Kriger, Samuel Jorge Moysés, Simone Tetu Moysés, José Ranali, Adair Luiz Stefanello Busato.

Prefácio

Por muitos anos, o tratamento da cárie baseou-se no tratamento de sua sequela – as cavidades de cárie. O diagnóstico da doença ocorria somente quando se observava, clinicamente, certo grau de destruição do dente, e esse diagnóstico tardio levava ao tratamento da sequela da doença – ou seja, ao tratamento restaurador –, sem, no entanto, se reconhecer a necessidade de controlar a doença em si.

Foi somente nas últimas décadas que o diagnóstico e o tratamento do processo da doença cárie passaram por modificações profundas, com a odontologia migrando da chamada "era da odontologia restauradora" – na qual o diagnóstico e o tratamento da doença eram baseados, quase que exclusivamente, no reparo da lesão já estabelecida - para uma odontologia de promoção de saúde. Novos conhecimentos acerca da etiopatogenia e das possibilidades de controle da doença cárie associados ao fracasso da odontologia restauradora na promoção de saúde dos indivíduos ocasionaram uma revisão na forma como tradicionalmente era manejada. Em função disso, o tratamento da doença cárie baseado em protocolos preventivos padronizados e no tratamento restaurador está sendo substituído por uma odontologia baseada no diagnóstico da atividade da doença: a cárie dentária é passível de controle desde que o profissional de odontologia aplique os conhecimentos relacionados às variáveis sociais e biológicas que influenciam o padrão de ocorrência dessa doença.

Dessa nova realidade decorre a importante necessidade de que estudantes de odontologia recebam uma educação em cariologia fundamentada no conhecimento sobre o caráter dinâmico do processo da doença. Com base nessas premissas e visando à formação de cirurgiões-dentistas com conhecimentos atualizados fundamentados nas melhores evidências disponíveis, professores de reconhecidas instituições brasileiras de ensino superior reuniram-se com o objetivo de realizar uma revisão sistemática e profunda dos conhecimentos necessários para o correto manejo da doença cárie.

O ensino de cariologia é apresentado em dois livros da série da Abeno. Este livro, Cariologia: conceitos básicos, diagnóstico e tratamento não restaurador, aborda os conteúdos relacionados ao conhecimento do processo da doença, diagnóstico e tratamento não restaurador, enquanto o livro Cariologia: aspectos de dentística restauradora dedica-se ao tratamento restaurador. Que esses conhecimentos, aplicados à atividade diária do cirurgião-dentista, possam, sempre mais, promover a saúde global do paciente.

Boa leitura!

Os organizadores

Sumário

1 | Cárie dentária: conceitos e terminologia — 11
Marisa Maltz
Livia Maria Andaló Tenuta
Sonia Groisman
Jaime A. Cury

2 | Interações químicas entre o dente e os fluidos bucais — 17
Livia Maria Andaló Tenuta
Jaime A. Cury

3 | Formação do biofilme dental cariogênico e o desenvolvimento de lesões de cárie — 28
Livia Maria Andaló Tenuta
Jaime A. Cury

4 | Aspectos clínicos e histopatológicos da cárie dentária — 40
Berenice Barbachan e Silva
Marisa Maltz

5 | Epidemiologia da cárie dentária — 51
Luana Severo Alves
Maurício dos Santos Moura
Sonia Groisman
Marisa Maltz

6 | Diagnóstico da cárie dentária — 64
Sonia Groisman
Juliana Jobim Jardim
Monique H. van der Veen
Marisa Maltz

7 | Tratamento não restaurador da doença cárie dentária — 75

7.1 O papel da higiene bucal no controle da doença cárie
Sandra Liana Henz
Juliana Jobim Jardim

7.2 O papel da dieta/nutrição no controle da doença cárie
Luana Severo Alves
Clarissa Cavalcanti Fatturi Parolo
Marisa Maltz

7.3 Uso de fluoretos no controle da doença cárie
Livia Maria Andaló Tenuta
Jaime A. Cury

7.4 Uso de produtos não fluoretados no controle da doença cárie
Juliana Jobim Jardim
Luana Severo Alves
Marisa Maltz

7.5 Estratégias de tratamento da doença cárie
Clarissa Cavalcanti Fatturi Parolo
Marisa Maltz

8 | Erosão dentária — 112
Rodrigo Alex Arthur
Lina Naomi Hashizume
Marisa Maltz

Referências — 128

Recursos pedagógicos que facilitam a leitura e o aprendizado!

OBJETIVOS DE APRENDIZAGEM	Informam a que o estudante deve estar apto após a leitura do capítulo.
Conceito	Define um termo ou expressão constante do texto.
LEMBRETE	Destaca uma curiosidade ou informação importante sobre o assunto tratado.
PARA PENSAR	Propõe uma reflexão a partir de informação destacada do texto.
SAIBA MAIS	Acrescenta informação ou referência ao assunto abordado, levando o estudante a ir além em seus estudos.
ATENÇÃO	Chama a atenção para informações, dicas e precauções que não podem passar despercebidas ao leitor.
RESUMINDO	Sintetiza os últimos assuntos vistos.
🔍	Ícone que ressalta uma informação relevante no texto.
⚡	Ícone que aponta elemento de perigo em conceito ou terapêutica abordada.
PALAVRAS REALÇADAS	Apresentam em destaque situações da prática clínica, tais como prevenção, posologia, tratamento, diagnóstico etc.

Cárie dentária: conceitos e terminologia

Marisa Maltz
Livia Maria Andaló Tenuta
Sonia Groisman
Jaime A. Cury

OBJETIVOS DE APRENDIZAGEM

- Estudar a doença cárie dentária, suas causas, sinais (lesões) e controle
- Conhecer os tipos de lesões de cárie

A cárie dentária é uma doença complexa causada pelo desequilíbrio no balanço entre o mineral do dente e o fluido do biofilme.[1] O microecossistema bacteriano do biofilme dental apresenta uma série de características fisiológicas. A produção de ácido por meio da metabolização de nutrientes pelas bactérias do biofilme e consequente baixa do pH é o fator responsável pela desmineralização do tecido dentário que pode resultar na formação da lesão de cárie. É importante ressaltar, no entanto, que o processo de desmineralização que ocorre na superfície dentária na presença de carboidratos fermentáveis é um processo fisiológico. A atividade metabólica das bactérias do biofilme decorrente da disponibilidade de nutrientes causa constante flutuação do pH, e, como consequência, a superfície dentária coberta por biofilme vai experimentar perda mineral e ganho mineral. Este processo de des-remineralização dos tecidos dentários é onipresente. Frente a um aumento no consumo de carboidratos fermentáveis (especialmente aumento na frequência), a produção de ácidos se intensifica, e os eventos de desmineralização não são compensados pelos de remineralização. Dessa forma, a lesão de cárie se forma somente quando o resultado cumulativo de processos de des-remineralização acarreta perda mineral.

Thylstrup e Birkeland[2] descreveram que os sinais da doença cárie podem ser distribuídos em uma escala que inicia com a perda mineral em nível ultraestrutural até a total destruição do dente (**FIG. 1.1**). Esta afirmativa, acrescida do fato de que o processo de des-remineralização é um fenômeno natural que não pode ser prevenido devido ao metabolismo constante no biofilme dental, dá origem à pergunta: o que é cárie dentária? Quando podemos considerar que um paciente apresenta a doença cárie? No nosso entendimento, quando o processo de desmineralização fica restrito ao nível subclínico e não causa uma lesão visível clinicamente, o indivíduo não pode ser classificado como portador da doença cárie e, portanto, não necessita qualquer tratamento deste processo (a doença está sob controle). A perda mineral que se conserva em nível subclínico durante a vida do indivíduo não se enquadra no conceito clássico de doença, a qual se caracteriza como um distúrbio das funções de um órgão (dente), da psique ou do

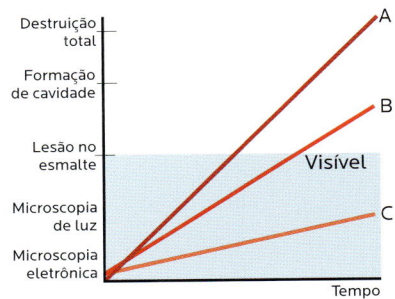

Figura 1.1 – Perda mineral em relação ao tempo. A visualização clínica da lesão pode variar de semanas, meses ou anos. A inclinação da curva (velocidade de desenvolvimento da lesão) pode variar de acordo com a atividade de doença do paciente. As curvas A, B e C representam pacientes com diferentes níveis de atividade de doença.
Fonte: Thylstrup e Birkeland.[2]

CAVIDADE

Nicho ecológico protetor onde as bactérias adaptam-se ao pH reduzido.

LEMBRETE

O biofilme se desenvolve em superfícies onde possa amadurecer e permanecer por longos períodos. Se o biofilme não é removido e as bactérias têm acesso a substrato que induz a produção de ácido, a doença cárie se estabelece.

organismo como um todo, que causa dor, disfunção, desconforto, problemas psicossociais ou morte.

A cárie dentária é uma doença multifatorial na qual várias características genéticas, ambientais e comportamentais interagem. Fejerskov e Manji[3] elucidaram os diversos fatores determinantes do processo de doença cárie em um diagrama **(FIG. 1.2)**, e os classificaram em:

Fatores que atuam no nível da superfície dentária (círculo interno) – determinantes biológicos ou proximais;

Fatores que atuam no nível do indivíduo/população (círculo externo) – determinantes distais.

O controle da cárie dentária, assim como o da maioria das doenças crônicas como câncer, doenças cardiovasculares e diabetes, deve incluir estratégias múltiplas direcionadas aos determinantes no nível do indivíduo, da família e da população. Sempre que possível, tais estratégias devem abordar fatores de risco comuns à doença cárie e a outras doenças crônicas,[4] por exemplo, o consumo racional de açúcar. Apesar da importância desta abordagem que considera a relevância dos determinantes distais do processo de doença cárie, o estudo dos fatores biológicos e o monitoramento de seus sinais clínicos são imprescindíveis para o controle do processo da doença.

O biofilme dental é o fator biológico indispensável para a formação da lesão de cárie. As lesões de cárie só ocorrem em áreas nas quais o biofilme encontra-se estagnado **(FIG. 1.3)**, tendo como localização preferencial a margem gengival, as superfícies proximais logo abaixo do ponto de contato e o sistema de fóssulas e fissuras das superfícies oclusais. Dificilmente formam-se lesões de cárie em áreas submetidas constantemente à autolimpeza decorrente da mastigação e dos movimentos das bochechas e da língua. É importante salientar,

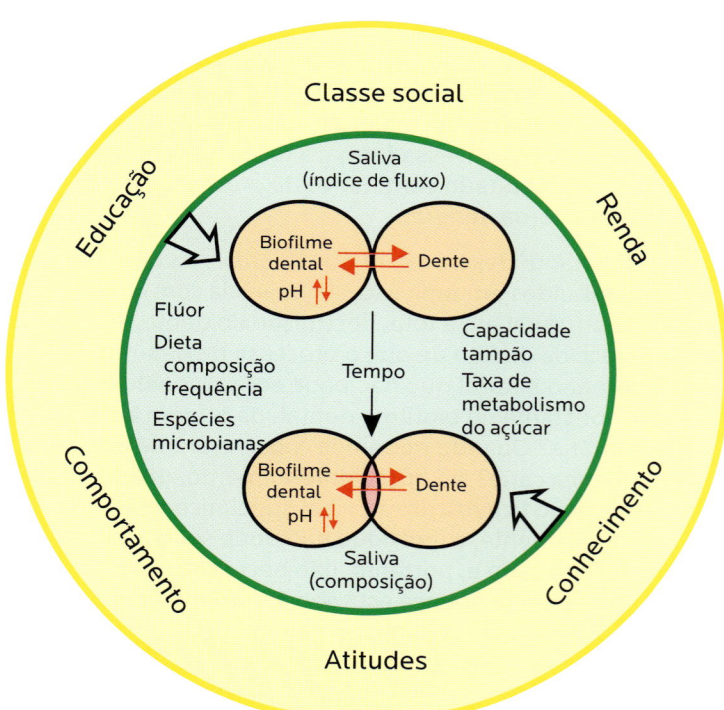

Figura 1.2 – Fatores determinantes e modificadores do processo de doença cárie. Fatores que atuam no nível da superfície dentária estão apresentados no círculo verde. O círculo amarelo compreende os fatores que atuam no nível do indivíduo/população.
Adaptado de Fonte: Adaptada de Fejerskov e Manji.[3]

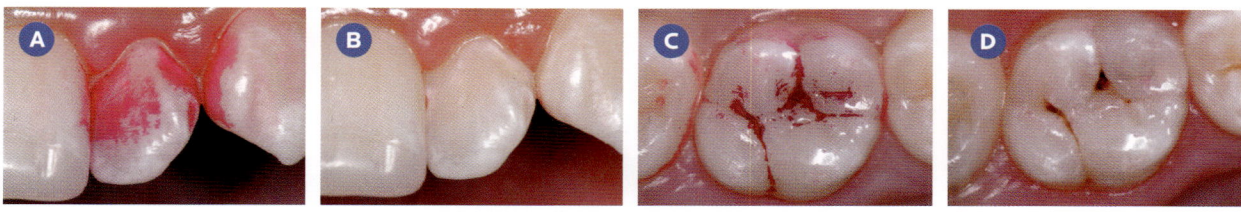

Figura 1.3 – As lesões de cárie (B e D) ocorrem somente em áreas de estagnação de biofilme (A e C).

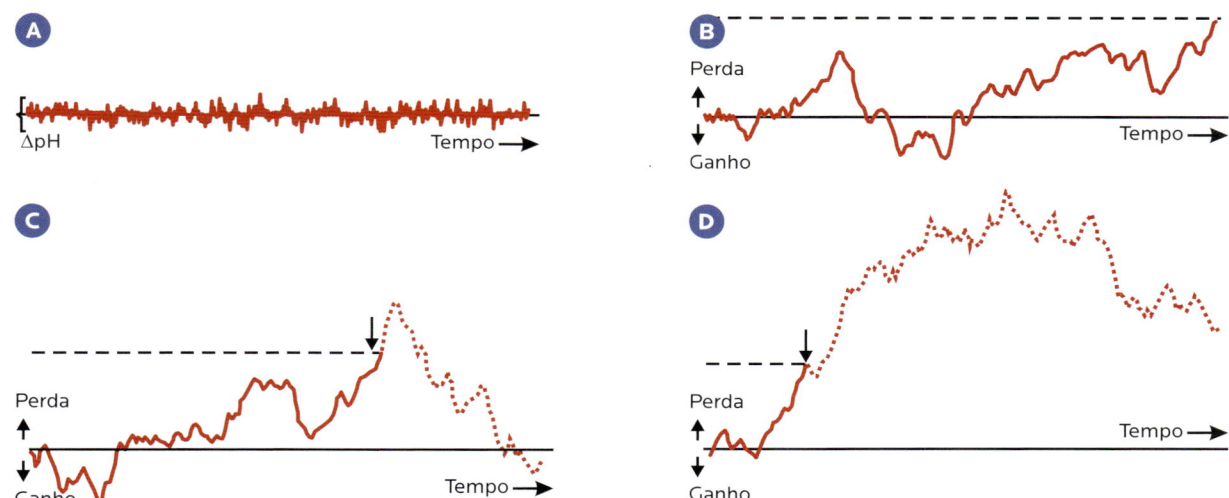

Figura 1.4 – Ilustração sistemática dos microeventos que ocorrem na superfície dentária ao longo do tempo. (A) Esta curva indica flutuações do pH do biofilme em relação ao tempo e indica indivíduo que durante sua vida não apresenta lesões clinicamente visíveis, não podendo, portanto, ser considerado doente. (B-D) Estas três curvas indicam diferentes exemplos de perda ou ganho mineral do esmalte ao longo do tempo como resultado das inúmeras flutuações do pH. A linha horizontal pontilhada representa onde a perda mineral pode ser observada clinicamente como uma lesão de mancha branca.
Fonte: Adaptada de Fejerskov e colaboradores.[6]

entretanto, que, embora a presença de biofilme seja considerada um fator causal necessário para o desenvolvimento da lesão de cárie, ela não é um fator causal suficiente para que esse tipo de lesão ocorra.[5] Como dito anteriormente, o tipo de nutrientes (determinado pela dieta do indivíduo) a que as bactérias do biofilme estão expostas pode resultar em flutuações de pH que irão determinar ou não a formação da lesão de cárie **(FIG. 1.4)**.

O biofilme dental, um ecossistema microbiano aderido às superfícies dentárias, é formado por bactérias que mantêm uma estabilidade dinâmica com a superfície do dente (estágio de estabilidade dinâmica). Na presença frequente de carboidratos fermentáveis e consequente produção de ácidos, observa-se uma adaptação microbiana que leva à seleção de microrganismos acidogênicos. Ocorre, então, o rompimento da homeostase microbiana do biofilme, e a proliferação de microrganismos cariogênicos resulta no desequilíbrio do balanço dos processos de des-remineralização. Dessa forma, há o predomínio de eventos de desmineralização com resultante perda mineral do dente (estágio de desmineralização). Uma vez que o ambiente acidúrico fica estabelecido, o número de microrganismos acidogênicos aumenta, promovendo o desenvolvimento da lesão (estágio acidúrico).[7] Inicialmente, a superfície do esmalte mostra-se rugosa e opaca, e clinicamente é visível como uma mancha branca (lesão de cárie não cavitada ativa) **(FIG. 1.5)**. Esta lesão tem sido denominada de mancha branca devido ao seu aspecto clínico. Entretanto, várias outras lesões não cariosas podem também causar manchas brancas no esmalte, como a fluorose dentária **(FIG. 1.6)**. Se o processo de desmineralização persistir, a lesão de cárie progride, ocasionando a quebra da camada superficial da lesão com formação de uma cavidade (lesão de cárie com cavidade). A lesão com cavidade que está sofrendo perda mineral, ou seja, em processo de progressão, é denominada lesão

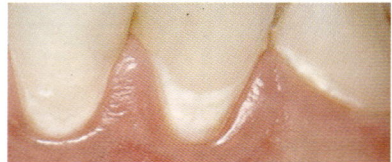

Figura 1.5 – Lesão de cárie não cavitada ativa.

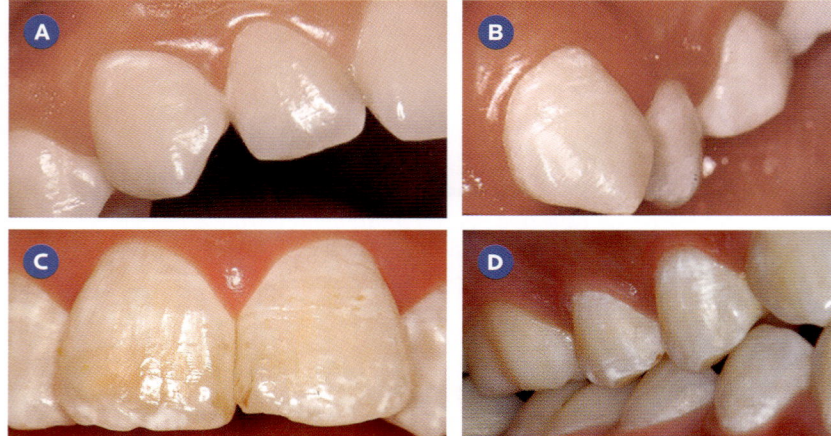

Figura 1.6 – (A) Lesão de cárie não cavitada e (B-D) aspecto clínico de fluorose. Enquanto a lesão de cárie ocorre em zonas de estagnação de biofilme (margem gengival, abaixo do ponto de contato e superfícies oclusais), a fluorose dentária se estende em toda a superfície dentária e, nos seus estágios iniciais, acompanha as periquemáceas.

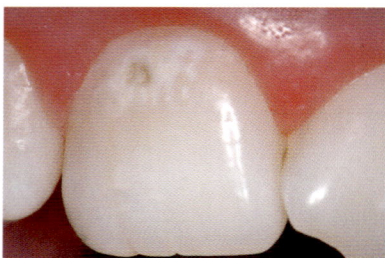

Figura 1.7 – Lesão de cárie cavitada ativa em esmalte.

cavitada ativa. Em um primeiro estágio, ela pode se limitar ao esmalte, apresentando aspecto rugoso e opaco (cavidade em esmalte, **FIG. 1.7**) ou pode progredir atingindo a dentina, que se mostra amolecida, com aspecto úmido e geralmente de coloração amarelada (lesão cavitada em dentina, **FIG. 1.8**).

O mesmo processo de desequilíbrio entre os eventos de des-remineralização que ocorrem na interface entre o biofilme e o esmalte/dentina coronária pode também ocorrer na raiz do dente, na interface entre o biofilme e o cemento/dentina radicular, formando uma lesão de cárie radicular. Para que este tipo de lesão se desenvolva, é necessário que a raiz dentária esteja exposta ao ambiente bucal (recessão gengival) **(FIG. 1.9)**.

As lesões que se estabelecem no esmalte/cemento/dentina hígidos são denominadas lesões de cárie primárias e as lesões de cárie que se desenvolvem adjacentes a restaurações são denominadas de cárie secundária. As lesões de cárie secundárias são simplesmente lesões que se desenvolvem adjacentes às margens de restaurações **(FIG. 1.10)**. É importante ressaltar que a etiologia da lesão de cárie secundária é a mesma da lesão de cárie primária. Cárie residual é tecido desmineralizado deixado embaixo da restauração **(FIG. 1.11)** e seu efeito na longevidade da restauração é discutido em Maltz e colaboradores.[8]

Uma vez que um adequado controle de biofilme seja estabelecido, ou o indivíduo modifique seus hábitos alimentares com a adoção de uma dieta com consumo moderado de carboidratos, o equilíbrio entre os processos de des-remineralização se reestabelece, e a perda mineral é controlada. A progressão das lesões de cárie é paralisada e suas características clínicas são modificadas, assumindo características de inatividade. As lesões localizadas no esmalte, quando paralisadas, se caracterizam por apresentar superfície lisa e brilhante, podendo ter coloração escura ou branca (lesões inativas em esmalte não cavitadas, **FIG. 1.12**, ou cavitadas, **FIG. 1.13**). As lesões cavitadas inativas em dentina coronária têm aspecto endurecido e frequentemente escurecido **(FIG. 1.14)**. As lesões radiculares paralisadas têm sua superfície mais endurecida e, frequentemente, apresentam consistência escurecida

LEMBRETE

Cárie é uma doença totalmente controlável se interferirmos com os fatores causais necessários e determinantes do seu desenvolvimento.

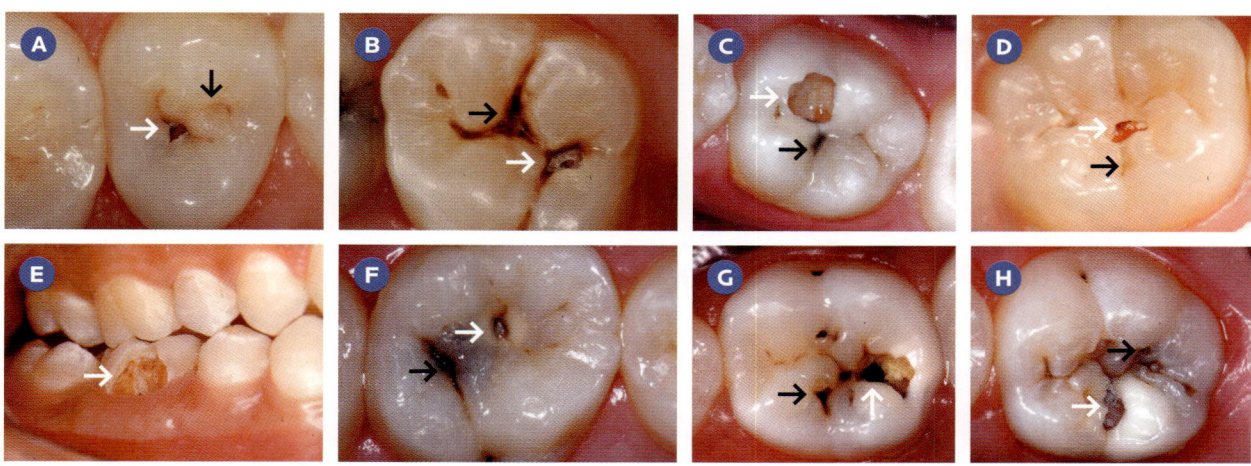

Figura 1.8 – Lesão de cárie cavitada ativa em dentina (seta branca). No mesmo dente pode-se observar a presença de lesão de cárie inativa (seta preta).

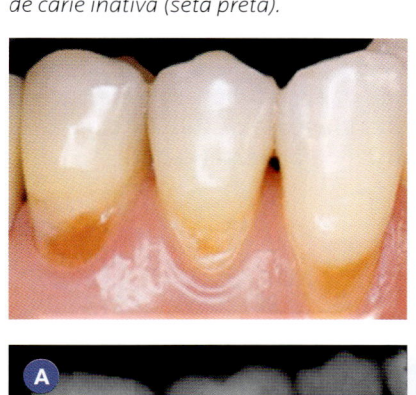

Figura 1.9 – Lesão de cárie cavitada ativa em superfície radicular.

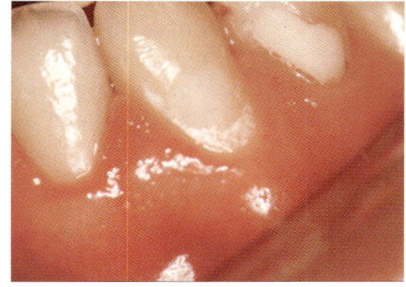

Figura 1.10 – Lesão de cárie secundária.

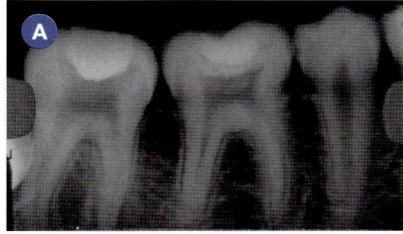
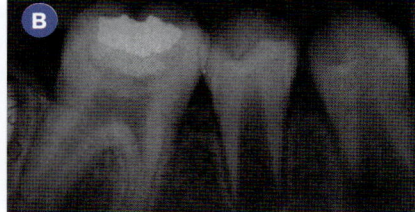

Figura 1.11 – Radiografia periapical indicando lesão de cárie residual.

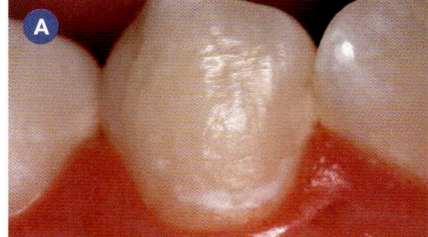
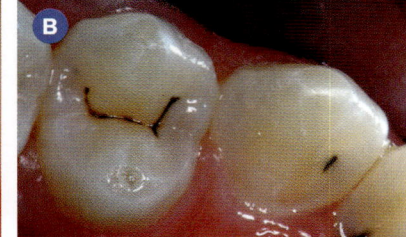

Figura 1.12 – Lesão de cárie não cavitada inativa em esmalte.

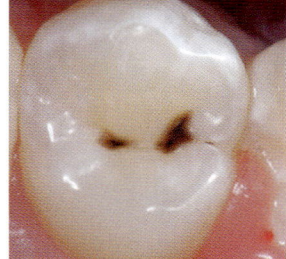

Figura 1.13 – Lesão de cárie cavitada inativa em esmalte.

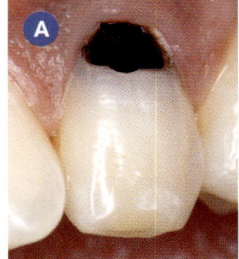
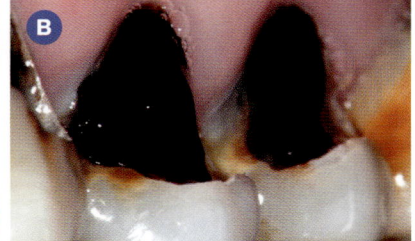

Figura 1.14 – Lesão de cárie cavitada inativa em dentina.

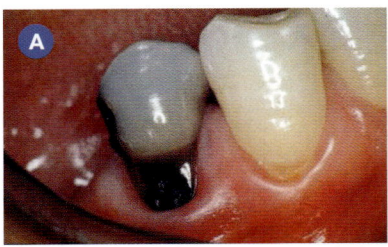 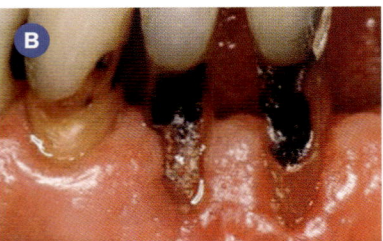

Figura 1.15 – Lesão de cárie cavitada inativa em superfície radicular.

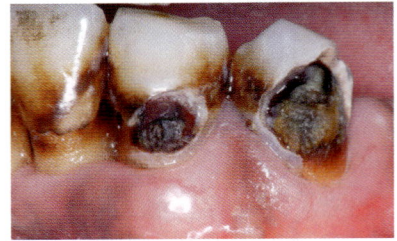

Figura 1.16 – Lesão de cárie radicular com dentina coriácea.

> **ATENÇÃO**
>
> Toda lesão de cárie, independentemente do seu grau de progressão ou tecido dentário envolvido, é passível de paralisação desde que se restabeleça o reequilíbrio entre os processos de desremineralização.

(FIG. 1.15). As lesões que apresentam dentina coriácea são consideradas lesões que estão em processo de paralisação (FIG. 1.16).

O QUADRO 1.1 apresenta a classificação da lesão de cárie.

Neste capítulo introdutório foram descritos, resumidamente, o processo da doença cárie e as consequências desta doença nos tecidos duros do dente. Descreveu-se os diferentes tipos de manifestações clínicas desta doença e as diferentes classificações das lesões. Nos próximos capítulos serão discutidos o processo da doença cárie, as modificações nos tecidos dentários decorrentes desta doença, a distribuição da cárie na população, seu diagnóstico e tratamento não restaurador.

QUADRO 1.1 — Classificação da lesão de cárie

Quanto à localização	Lesão de cárie coronária Lesão de cárie radicular
Quanto ao sítio anatômico	Lesão de superfície lisa Lesão de fóssulas e fissuras
Quanto à presença de cavidade	Lesão de cárie não cavitada Lesão de cárie cavitada
Quanto ao tecido envolvido	Lesão de cárie em esmalte Lesão de cárie em dentina Lesão de cárie em cemento
Quanto à atividade	Lesão de cárie ativa Lesão de cárie inativa
Quanto à presença ou não de restauração prévia na superfície dentária	Lesão de cárie primária Lesão de cárie secundária

2

Interações químicas entre o dente e os fluidos bucais

Livia Maria Andaló Tenuta
Jaime A. Cury

As transformações que os dentes sofrem quando expostos na cavidade bucal estão intrinsecamente relacionadas com a composição química dos tecidos mineralizados que compõem a estrutura dental (esmalte, dentina, cemento). O majoritário componente inorgânico desses tecidos, principalmente hidroxiapatita, garante a possibilidade de trocas iônicas com os fluidos bucais, que determinam se o dente irá ganhar minerais, perder, ou permanecer em equilíbrio, sem alterações importantes em termos de sua concentração mineral. Neste capítulo, as interações químicas entre o dente e os fluidos bucais serão descritas, dando subsídios ao leitor para o entendimento do processo de cárie.

OBJETIVOS DE APRENDIZAGEM

- Entender como a estrutura mineral dos dentes é mantida íntegra na cavidade bucal se banhada pela saliva, porque ela é dissolvida por ácidos e como a desmineralização pode ser revertida

COMPOSIÇÃO QUÍMICA DA ESTRUTURA DENTAL

Os tecidos dentais apresentam uma composição única em relação aos demais tecidos mineralizados do corpo. O esmalte, tecido mais mineralizado do corpo humano, apresenta em sua composição cerca de 95% de minerais, estruturados em cristais de hidroxiapatita **(TAB. 2.1)**. Na dentina e no cemento, os cristais de hidroxiapatita estão entremeados por uma rede de fibras de colágeno tipo I, que modificam significativamente as propriedades desses tecidos e como eles resistem aos desafios para dissolução mineral que acontecem na cavidade bucal. Além disso, a estrutura histológica da dentina contém túbulos dentinários que a atravessam, contendo os prolongamentos citoplasmáticos dos odontoblastos localizados na polpa.

MINERAIS DA ESTRUTURA DENTAL

Embora convencionalmente o mineral da estrutura dental (esmalte e dentina) seja descrito como hidroxiapatita, está longe de ser uma hidroxiapatita pura e por essa razão será chamado aqui de hidroxiapatita biológica. Esse entendimento é importante para descrever o que acontece com a estrutura mineral desses tecidos, especialmente quando entram em contato com o fluoreto presente na cavidade bucal.

TABELA 2.1 — **Diferentes minerais e seu produto de solubilidade**

Mineral	Fórmula química	Produto de solubilidade (Kps)*
Hidroxiapatita	$Ca_{10}(PO_4)_6(OH)_2$	10^{-117}
Fluorapatita	$Ca_{10}(PO_4)_6F_2$	10^{-121}
Hidroxiapatita biológica	$Ca_{10}(PO_4)_6(OH)(CO_3)(F)(Na)(Cl)(Mg)(K)$	10^{-106} a 10^{-115}

*Para definição sobre produto de solubilidade, consulte o Quadro 2.1.

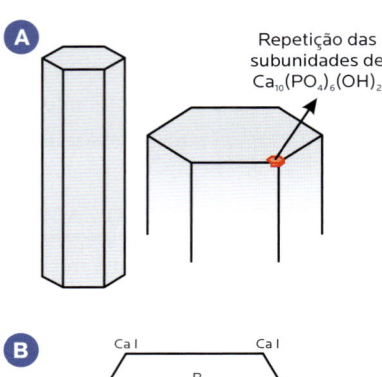
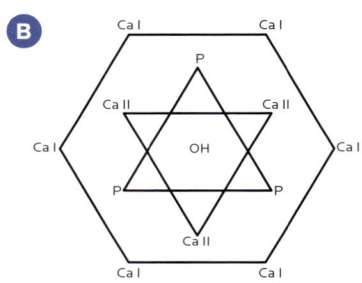
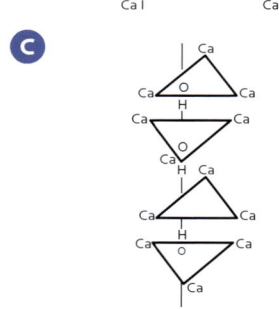

Figura 2.1 – (A) Cristal de hidroxiapatita. (B-C) Arranjo ultraestrutural da hidroxiapatita. (B) Arranjo dos íons cálcio, fosfato e hidroxila em cada subunidade do cristal. Cada cristal hexagonal de hidroxiapatita (A) possui milhares de repetições do arranjo descrito em B e C. Disposição da hidroxila, estabilizada entre os íons cálcio mais internos (posição II), que alternam disposições em triângulo.

Assim, uma clara distinção deve ser feita entre hidroxiapatita, fluorapatita e hidroxiapatita biológica (ver TAB. 2.1).

Hidroxiapatita é um mineral composto por cálcio, fosfato e hidroxila, que se estrutura na forma de cristais hexagonais (FIG. 2.1). A estrutura cristalina da hidroxiapatita é complexa, envolvendo a organização dos íons cálcio em duas posições possíveis; a hidroxila se localiza no centro dos íons componentes (FIG. 2.1). O cristal de hidroxiapatita é formado por milhares de unidade da fórmula química $Ca_{10}(PO_4)_6(OH)_2$.

A fluorapatita é um mineral muito similar à hidroxiapatita, no qual os íons hidroxila estão substituídos por íons flúor. Como o íon flúor é menor do que o íon hidroxila, a estrutura mineral apresenta um melhor arranjo dos íons, o que caracteriza a menor solubilidade da fluorapatita em relação à hidroxiapatita (ver TAB. 2.1). É importante esclarecer que o mineral fluorapatita, como um cristal puro, raramente é encontrado na natureza; um exemplo é o mineral presente nos dentes de tubarão, o qual contém 33.000 ppm F, concentração próxima à da fluorapatita pura (38.000 ppm F). Por outro lado, em diversos momentos, inclusive neste capítulo, referimo-nos ao termo fluorapatita para descrever que está havendo a precipitação do mineral fluorapatita, $Ca_{10}(PO_4)_6F_2$, porém não como um cristal (repetição de milhares de unidades da fórmula descrita), mas sim como resultado da interação entre os íons cálcio, fosfato e flúor, em um cristal já existente, normalmente de hidroxiapatita biológica. Durante uma aplicação de produtos contendo alta concentração de flúor, como géis e vernizes fluoretados, também ocorre a incorporação de íons flúor em cristais já existentes de hidroxiapatita biológica, razão pela qual se diz que houve a formação de "fluorapatita" – fluoreto incorporado firmemente no mineral. Novamente, não houve a formação de um cristal puro de fluorapatita, com milhares de repetições da forma química $Ca_{10}(PO_4)_6F_2$, mas sim a incorporação de fluoreto em um mineral já existente, possivelmente por substituição do íon hidroxila.

A hidroxiapatita biológica, por outro lado, representa o mineral presente na estrutura dental. O termo "biológico" indica que o mineral não é puro, mas, formado em condições teciduais, recebe alguns substituintes químicos (contaminantes), os quais alteram significativamente as propriedades desse mineral em relação à hidroxiapatita pura. Dois substituintes são mais frequentes e importantes considerando o efeito que provocam no mineral: carbonato e fluoreto.

O carbonato (CO_3^{2-}) pode ocupar o lugar do fosfato ou da hidroxila na estrutura química da hidroxiapatita. Nesses locais, sua presença desestabiliza o mineral (especialmente considerando o tamanho do íon, maior do que a hidroxila), tornando o local que contém o carbonato mais instável e, portanto, mais solúvel.

Dos tecidos dentais, os cristais de hidroxiapatita biológica do esmalte de dentes decíduos apresentam maior concentração de carbonato em relação aos dos dentes permanentes,[1] sendo esta uma das explicações para a maior velocidade de progressão de lesões de cárie nos primeiros. Além disso, o mineral da dentina radicular possui uma alta concentração de CO_3^{2-}, o que modifica as propriedades desse mineral de resistir à dissolução durante quedas de pH (tratado em mais detalhes ao longo deste capítulo).

O fluoreto também pode se incorporar naturalmente no mineral dental, devido a sua presença frequente na natureza. O contato com concentrações micromolares de fluoreto nos fluidos corporais induz à incorporação deste nos dentes em formação, porém não na forma de cristais puros, mas sim como substituinte da hidroxila em alguns locais da hidroxiapatita biológica. Embora no passado a incorporação de fluoreto no mineral dental tenha sido considerada o principal mecanismo de ação anticárie do íon, hoje sabe-se que não é este seu principal efeito, como será abordado neste capítulo e em outros locais desta série.

ESMALTE

O esmalte dental é o primeiro tecido a interagir com a cavidade bucal após a erupção dos dentes, pois é ele que recobre a coroa dental. Sua composição de cerca de 95% de minerais (o restante de remanescentes da matriz proteica depositada durante a sua formação, além de pequena porcentagem de água) o leva a se comportar como um material biológico que responde prontamente às alterações dos fluidos bucais que aumentam ou diminuem a solubilidade dos minerais apatíticos, como as oscilações de pH.

Embora o mineral do esmalte não possa ser considerado uma hidroxiapatita pura, ele em muito se assemelha a ela; porém, com inclusões de contaminantes oriundos do período de mineralização, como íons substituintes do cálcio (magnésio, potássio, sódio) e do fosfato ou hidroxila (carbonato, flúor, cloro). Estima-se que a solubilidade da hidroxiapatita biológica do esmalte seja maior do que aquela da hidroxiapatita pura (TAB. 2.1), pois muitos desses íons contaminantes criam imperfeições nos cristais de hidroxiapatita, alterando sua capacidade de se manter íntegro em condições de maior solubilidade.

DENTINA

A dentina entra em contato com a cavidade bucal em situações de exposição radicular (quando o cemento acaba se desgastando pelo atrito da escovação, p. ex., dentina radicular) e nas lesões de cárie cavitadas atingindo dentina (dentina coronária). A exposição da dentina representa a interação de um tecido mais solúvel com os fluidos bucais, razão pela qual deve se conhecer com mais detalhes a capacidade desse tecido de resistir a perdas minerais.

A dentina possui cristais de hidroxiapatita biológica menores e com estrutura cristalina menos perfeita do que os cristais do esmalte. Enquanto esses últimos são formados a partir de um arranjo histológico guiado pela matriz proteica do esmalte (em especial pelas amelogeninas), no caso da dentina os cristais são formados em meio a uma matriz colágena. Além do menor tamanho e da menor cristalinidade em comparação aos cristais de esmalte, o mineral da dentina possui maior conteúdo de carbonato, o que explica sua maior solubilidade em relação ao esmalte. Essa maior solubilidade é de relevância clínica, uma vez que uma menor queda de pH, na faixa de 6,2-6,3, já é capaz de solubilizar o mineral da dentina, enquanto o mesmo valor estimado para a solubilidade do esmalte é de 5,5 (ver QUADRO 2.2). Essa diferença de pH crítico de dissolução do esmalte e dentina resulta, em acréscimo, em um tempo muito maior de desmineralização da segunda, a cada queda de pH, em relação ao primeiro (FIG. 2.2).

Uma vez que o mineral da dentina tenha se dissolvido, ele deixa exposto a rede de fibras colágenas, que será degradada por colagenases presentes no biofilme bacteriano ou mesmo por enzimas latentes na dentina, que são ativadas em condições de baixo pH (metaloproteinases). Durante a formação de uma lesão de cárie em dentina, ambos os processos de dissolução mineral e degradação proteica estão acontecendo concomitantemente.

QUADRO 2.1 — Definições de produto de solubilidade, produto de atividade iônica e grau de saturação

O QUE É PRODUTO DE SOLUBILIDADE?

Cada mineral apresenta propriedades de solubilidade distintas, que regem a sua formação (precipitação em forma de cristais) ou dissolução. Para cada mineral, a sua estabilidade frente à dissolução em um meio aquoso é dada pela constante do produto de solubilidade, uma constante que expressa a concentração máxima de íons que se dissolve do sólido até ser atingido o equilíbrio de solubilidade. Assim, a hidroxiapatita sofre dissolução até que seja atingida no meio uma atividade de íons cálcio, fosfato e hidroxila da ordem de 10^{-117} M[18]. Essa constante pode ser usada para indicar se, em determinado meio, há uma condição de saturação, supersaturação ou subsaturação em relação ao produto de solubilidade do mineral. Se o meio estiver subsaturado em relação ao mineral, este tenderá a se dissolver, e se estiver supersaturado, haverá a tendência de precipitação mineral. Na condição de saturação, o mineral está em equilíbrio com o meio.

O QUE É PRODUTO DE ATIVIDADE IÔNICA?

Produto de atividade iônica é a representação da atividade dos íons componentes de um determinado mineral, quando livres em solução aquosa. O produto de atividade iônica é determinado pela atividade de cada um dos íons componentes do mineral em solução, o que por sua vez é função da concentração do íon na solução e da força iônica desta. Soluções com maior força iônica (medida da concentração total de íons em uma solução) diminuem a atividade de cada um dos íons na solução. Assim, em todos os casos em que o produto de atividade iônica precisa ser calculado, a força iônica da solução, além da concentração dos íons, deve ser conhecida.

O QUE É GRAU DE SATURAÇÃO?

Grau de saturação é a relação entre o produto de atividade iônica e a constante do produto de solubilidade, para um determinado mineral. Quando o produto de atividade iônica é maior do que o produto de solubilidade, a solução está supersaturada em relação ao mineral em questão; quando o produto de atividade iônica é menor do que a constante do produto de solubilidade, a solução está subsaturada em relação ao mineral; e quando o produto de atividade iônica é igual a constante do produto de solubilidade, a solução está exatamente saturada em relação ao mineral. Importante ressaltar que uma solução não pode estar simplesmente saturada, subsaturada ou supersaturada, ela sempre está saturada, subsaturada ou supersaturada em relação a um determinado mineral (p. ex.: a saliva é supersaturada em relação à hidroxiapatita).

$$\text{Grau de saturação} = \frac{\text{Produto de atividade iônica}}{\text{Produto de solubilidade}}$$

Grau de saturação = 1
- Produto de atividade iônica = produto de solubilidade do mineral
- Solução **saturada** em relação ao mineral
- Estado de equilíbrio, não haverá dissolução ou precipitação mineral.

Grau de saturação < 1
- Produto de atividade iônica < produto de solubilidade do mineral
- Solução **subsaturada** em relação ao mineral
- Mineral se dissolve (**desmineralização**) até novamente ser atingido o estado de saturação, ou seja, o equilíbrio é re-estabelecido.

Grau de saturação > 1
- Produto de atividade iônica > produto de solubilidade do mineral
- Solução **supersaturada** em relação ao mineral
- Mineral não se dissolve, pelo contrário, há deposição de íons nele (**remineralização**).

Cariologia: Conceitos Básicos, Diagnóstico e Tratamento Não Restaurador

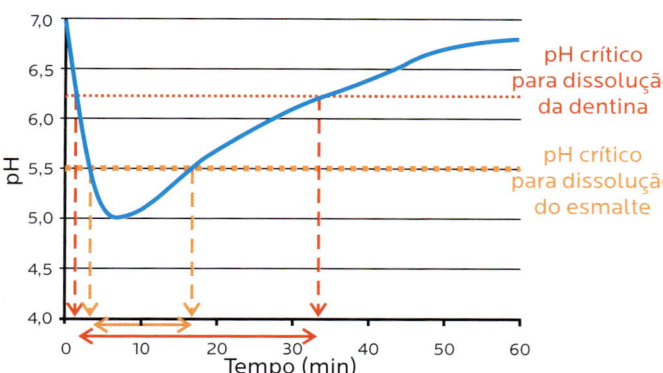

Figura 2.2 – Curva de queda de pH do biofilme dental após exposição a açúcar fermentável (p. ex., sacarose) e sua relação com a dissolução do esmalte e dentina. Observe que o pH fica abaixo do crítico para a dissolução da dentina durante mais que o dobro do tempo do que para a dissolução do esmalte.

OS FLUIDOS BUCAIS: SALIVA E FLUIDO DO BIOFILME DENTAL

A saliva total é uma mistura da secreção das glândulas salivares maiores e menores que banha os dentes. A saliva sempre possui uma composição compatível com a integridade do mineral dos dentes; sua concentração de íons minerais, cálcio e fosfato, e seu pH, que espelham os mesmos no plasma sanguíneo, tornam a saliva supersaturada em relação aos minerais dentais.

A capacidade de manter um estado de supersaturação em relação à hidroxiapatita ou fluorapatita (neste caso, quando há fluoreto presente na boca) sem que ocorra a precipitação espontânea desses minerais na saliva está relacionada à presença de proteínas ligadoras do cálcio e fosfato, que mantêm esses íons estabilizados e, portanto, diminuem seu potencial de precipitação.

A saliva total tem sempre função protetora dos tecidos minerais, e nunca é produzida com pH capaz de causar sua dissolução, embora haja diferença de pH na saliva secretada pelas diferentes glândulas salivares. O pH salivar apenas abaixa logo após o consumo de produtos ácidos (nesse caso, o pH da mistura saliva + resíduo do produto na cavidade bucal é que é baixo), ou raramente em situações de baixíssimo fluxo salivar, quando há estagnação de ácidos produzidos no biofilme dental na cavidade bucal.

Além da saliva, a estrutura dental mantém íntimo contato com outro líquido que interfere muito na sua solubilidade – a porção fluida do biofilme dental (fluido do biofilme) (ver Cap. 3). Ele representa a porção líquida que permeia as células e a matriz do biofilme dental e é a solução responsável pelas trocas iônicas com o mineral dental.

A composição do fluido do biofilme é diferente da composição da saliva, pois há certa restrição de difusão de líquidos entre esses dois compartimentos fluidos da cavidade bucal, já que o fluido está envolto pelo biofilme. Assim, mesmo em condições de jejum ou repouso (horas após o consumo de alimentos), o fluido do biofilme terá concentração de íons minerais mais elevada do que a saliva, já que está em íntimo contato com a superfície dental. Quando há exposição do biofilme a açúcares fermentáveis, os microrganismos produzem ácidos pela sua fermentação, que baixam o pH do fluido do biofilme; como consequência, minerais dentais se dissolvem e ocorre um aumento da concentração de íons minerais no fluido. Assim, toda troca iônica (dissolução ou precipitação de minerais) que ocorre entre o dente e o biofilme está, de fato, ocorrendo entre o dente e o compartimento líquido do biofilme (FIG 2.3).

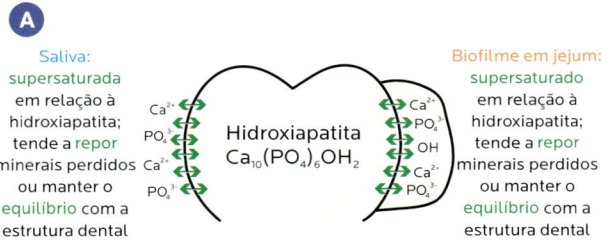
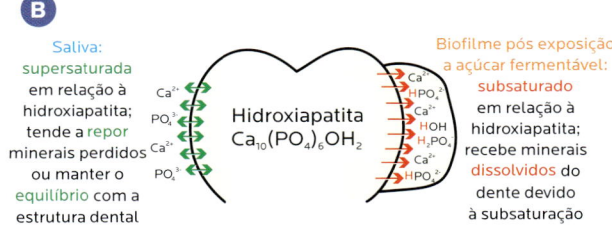

Figura 2.3 - Relação entre os minerais dentais e os fluidos bucais – saliva e porção fluida do biofilme – em condição de jejum (A) e após exposição a carboidratos fermentáveis (B).

POR QUE O MINERAL DA ESTRUTURA DENTAL DISSOLVE EM BAIXO pH?

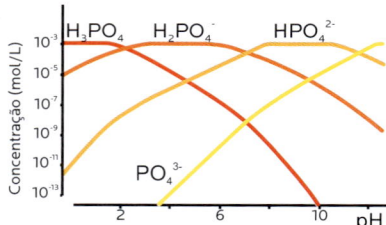

Figura 2.4 - Gráfico da concentração das diferentes formas iônicas do ácido fosfórico (até íon fosfato), em função do pH. O eixo do gráfico é logarítmico, representa uma mudança de 10 vezes a cada unidade. Em pH 7, as formas predominantes (em maior concentração) são $H_2PO_4^-$ e HPO_4^{2-}. Mesmo em menor concentração nesse pH, o íon fosfato (PO_4^{3-}) mantém a saturação do meio bucal em relação aos minerais dentais. No entanto, quando o pH baixa gradativamente, a queda logarítmica em sua concentração tem efeitos drásticos na solubilidade das apatitas.

Conforme apresentado no **QUADRO 2.1**, a relação de equilíbrio dos minerais da estrutura dental com o meio bucal é dada pela relação entre o produto de atividade dos íons componentes da hidroxiapatita biológica nos fluidos bucais (saliva e/ou fluido do biofilme) e a constante de seu produto de solubilidade. A título de simplificação, consideraremos a hidroxiapatita biológica com a fórmula da hidroxiapatita. A equação abaixo representa esse equilíbrio entre o sólido (o qual sempre está em excesso – n) e os íons em solução:

$$[Ca_{10}(PO_4)_6(OH)_2]_n \leftrightarrow 10Ca^{++} + 6PO_4^{3-} + 2OH^-$$

mineral sólido $\qquad$ íons em solução

O equilíbrio químico descrito acima será sempre mantido, de tal forma que um excesso de íons na solução, causará a precipitação de minerais; a redução na atividade dos íons em solução causará a dissolução do sólido, para manter o equilíbrio. Essa dinâmica é explicada pelo "Princípio de Le Chatelier", assim definido:[2]

> *Qualquer sistema em um equilíbrio químico estável, sujeito à influência de uma causa externa que tende a alterar sua temperatura ou sua condensação (pressão, concentração, número de moléculas por unidade de volume), tanto num todo como em suas partes, só pode se modificar internamente se sofrer mudança de temperatura ou condensação de sinal oposto àquele resultante da causa externa.*

O princípio de manutenção do equilíbrio descrito por Le Chatelier pode ser simplificado em outra definição:[3]

> *Se um estresse é aplicado a um sistema em equilíbrio, a condição de equilíbrio é perturbada; uma reação ocorre na direção que tenta aliviar o estresse, e um novo equilíbrio é obtido.*

O estresse descrito na definição acima refere-se à perturbação do equilíbrio, já que sempre haverá a tendência de dissolução ou precipitação de minerais quando o meio estiver sub ou supersaturado em relação a eles. Ou seja, sempre haverá a tendência de manter o estado de equilíbrio, ou seja, de saturação. Como descrito no tópico sobre saliva, esta é supersaturada em relação à hidroxiapatita devido à presença de proteínas estabilizadoras de cálcio e fosfato, que mantém os íons solúveis sem que haja precipitação.

 A principal alteração que ocorre na cavidade bucal e perturba o equilíbrio entre o mineral e os fluidos bucais é a redução do pH. O efeito do pH na solubilidade da hidroxiapatita está demonstrado abaixo:

$$[Ca_{10}(PO_4)_6(OH)_2]_n \leftrightarrow 10Ca^{++} + 6PO_4^{3-} + 2OH^-$$
$$\downarrow H^+ \qquad \downarrow H^+$$
$$HPO_4^{2-} \quad H_2O$$
$$\downarrow H^+$$
$$H_2PO_4^-$$
$$\downarrow H^+$$
$$H_3PO_4$$

Por possuir íons constituintes que podem captar H⁺ (próton), ou seja, que reagem com H⁺, a solubilidade da hidroxiapatita é muito influenciada por oscilações de pH. A concentração total de fosfato inorgânico (P_i) no meio não sofre qualquer alteração quando o pH diminui ou aumenta, mas muda a proporção das diferentes formas de fosfato por interconversão, ganhando ou perdendo H⁺. Assim, quando há queda de pH, a concentração de PO_4^{3-} (fosfato totalmente dissociado), o íon comum do produto de solubilidade da hidroxiapatita, se transforma nas formas menos dissociadas de fosfato. Essa subsaturação momentânea do meio fará com que mais hidroxiapatia se dissolva para manter o equilíbrio. A **FIGURA 2.4** apresenta a concentração das formas de íons fosfato e ácido fosfórico em função do pH. Além disso, a hidroxila também diminui sua atividade à medida que o pH abaixa. Dessa forma, uma simples alteração do pH (mesmo que a concentração de cálcio e fósforo não tenha se alterado) causa um imenso aumento na solubilidade da hidroxiapatita **(FIG. 2.5)**.

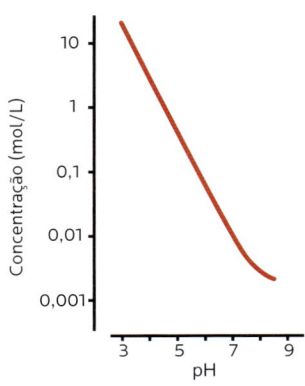

Figura 2.5 - Solubilidade da hidroxiapatita em função do pH. A queda de uma unidade de pH representa um aumento de quase 10 vezes na quantidade de mineral dissolvido.

O DESENVOLVIMENTO DE LESÕES DE CÁRIE E SUA REMINERALIZAÇÃO

Considerando a solubilidade do mineral dental em meio ácido, é evidente que este irá sofrer alterações em virtude da nossa dieta. Quer seja pela ingestão de bebidas e alimentos ácidos (causando erosão dental, como será tratado abaixo), quer seja pela fermentação ácida de açúcares no biofilme dental, a estrutura mineral pode gradativamente se solubilizar para o meio, levando ao aparecimento de lesões de cárie ou erosão.

As lesões de cárie em esmalte são, em geral, subsuperficiais, havendo uma maior desmineralização no interior do esmalte que na superfície. Elas se iniciam por uma desmineralização dos cristais de hidroxiapatita biológica localizados na superfície do esmalte, resultando clinicamente em aspecto poroso e com perda de brilho. No entanto, é apenas após a formação da lesão de mancha branca que o diagnóstico dessas lesões iniciais se torna mais fácil. Elas são caracterizadas por uma desmineralização acentuada da subsuperfície, enquanto a camada superficial do esmalte, embora não esteja íntegra (já que apresenta diversas áreas atacadas pelo ácido), ainda não sofreu perda estrutural (cavitação).

A formação da lesão subsuperficial, por muitos anos, intrigou a comunidade científica, e diversas teorias foram propostas para explicar esse padrão de desmineralização. Além disso, com o intuito de induzir lesões de cárie em espécimes de esmalte no laboratório, diversos protocolos foram idealizados, incluindo a utilização de géis ácidos, já que se considerava que a presença do biofilme sobre a superfície seria imprescindível para mantê-la sem cavitação.

Diversos fatores podem ser apontados como importantes para que se forme uma lesão de desmineralização subsuperficial, mas hoje está claro que isso ocorre quando o meio está subsaturado em relação ao mineral dental, porém apenas parcialmente. Soluções ácidas induzem a formação de lesões subsuperficiais quando estão 50% saturadas em relação ao mineral dental, ou seja, quando seu grau de saturação é a metade do ponto de saturação. De fato, no biofilme dental exposto a açúcares fermentáveis, o pH do fluido do biofilme diminui, porém, as

LEMBRETE

As lesões de cárie de esmalte não cavitadas são subsuperficiais, isto é, há mais desmineralização no interior do esmalte do que na superfície.

QUADRO 2.2 — Definição de pH crítico
O QUE É pH CRÍTICO?

O pH crítico é o pH abaixo do qual os fluidos bucais (saliva ou fluido do biofilme) se tornam subsaturados em relação à solubilidade dos minerais dentais, ocorrendo como consequência a dissolução (desmineralização) do esmalte-dentina.

O mineral da estrutura dental apresenta solubilidade aumentada com o decréscimo do pH. Isso ocorre devido à perturbação do equilíbrio do mineral dental com os fluidos bucais, já que, em pHs decrescentes, diminui a atividade dos íons fosfato e hidroxila, que reagem com os íons H^+. Embora a atividade de todos os íons da hidroxiapatita biológica (especialmente cálcio, fosfato e hidroxila) determine a condição de subsaturação dos fluidos bucais em relação a esse mineral, o pH é o fator que mais drasticamente interfere nessa relação. As concentrações de cálcio e fósforo inorgânico sofrem pouca oscilação nos fluidos bucais. No entanto, um decréscimo de uma unidade de pH, caindo de 7,0 para 6,0 no fluido do biofilme dental que está fermentando carboidratos, representa um aumento de 10 vezes na concentração de íons H^+ (já que pH é uma escala logarítmica). Dessa forma, cálculos realizados utilizando a concentração de cálcio e fósforo normalmente presente nos fluidos bucais (saliva e fluido do biofilme) permitiram determinar um pH crítico para a dissolução do esmalte e dentina. Estima-se que abaixo do pH 5,5, o fluido do biofilme dental se torne subsaturado em relação ao mineral do esmalte, e abaixo do pH 6,2-6,3, o mesmo se torne subsaturado em relação ao mineral da dentina. Assim, diz-se que o pH crítico para a dissolução do esmalte é 5,5 e para dentina é 6,2-6,3. Considerando a explicação anterior, isso não significa que imediatamente abaixo do pH 5,5 o esmalte passa a se dissolver e imediatamente acima ele tem a tendência de se remineralizar, mas que, aproximadamente nesse pH, os fluidos bucais deixam de possuir íons minerais com atividade suficiente para manter a estrutura mineral íntegra – resultando assim em sua dissolução.

---

concentrações de cálcio e fósforo não (estas, inclusive, aumentam como resultado da dissolução dos primeiros minerais). Assim, há uma tendência de dissolução mineral, porém ela não é tão forte (já que o meio está parcialmente saturado em relação ao mineral dental), resultando em uma saída mais "lenta" dos íons do mineral dental, que acabam por se reprecipitar na superfície, durante o processo de saída da estrutura dental. A necessidade de manter certo grau de saturação em relação ao mineral dental para que se forme a lesão subsuperficial explica também a diferença entre lesões de cárie e de erosão dental (ver QUADRO 2.3).

A perda mineral em dentina também apresenta um padrão subsuperficial, como o esmalte. Neste caso, porém, não se forma uma lesão branca, mas, devido à presença de colágeno na dentina, ocorre um amolecimento superficial, resultando em uma lesão que apresenta consistência de couro.

Considerando que a hidroxiapatita biológica não tem uma fórmula química pura, mas incorpora diversos substituintes, é interessante notar que a dissolução de minerais também não é homogênea. Assim, regiões do cristal de hidroxiapatita que possuem carbonato são as mais instáveis e, portanto, as primeiras a se dissolver quando o fluido circundante se torna subsaturado. Ou seja, o mineral dental perde primeiro suas porções mais solúveis. Em contrapartida, a reprecipitação de minerais ativada pelo fluoreto, como será descrito adiante, incorpora nos cristais porções menos solúveis contendo fluoreto. Assim, as lesões incipientes de cárie se tornam mais ricas em fluoreto e pobres em carbonato do que o esmalte hígido inicial. Dessa forma, pode-se dizer que uma lesão de cárie é mais resistente à desmineralização futura do que o esmalte hígido, embora essa pequena alteração de solubilidade tenha pouca influência clinicamente, quando os fatores indutores de desmineralização (biofilme e açúcar) estão agindo (ver Cap. 3).

 As lesões incipientes em esmalte e dentina podem sofrer cavitação, que é o resultado de atritos mecânicos nessa superfície amolecida. A consequência é uma aceleração do processo de dissolução mineral, gerada pela maior capacidade de reter biofilme da cavidade em relação à superfície não cavitada. Quando se trata de cárie em esmalte, a cavitação até a dentina subjacente resulta também em uma aceleração do processo, já que, como descrito, esta é mais solúvel do que o esmalte.

Por outro lado, essas lesões podem também sofrer remineralização. A possibilidade de reversão da lesão de cárie é conhecia há várias décadas,[4,5] embora filosoficamente ainda não esteja consolidada em termos de protocolos clínicos, com abordagens distintas sendo empregadas, dependendo do entendimento da doença cárie pelo grupo que as propõe. Assim, uma discussão mais detalhada sobre isso é importante.

Na lesão incipiente em esmalte, há uma área superficial porosa, que permite a entrada de ácido e a saída de minerais da região subsuperficial. Esses poros resultam clinicamente no aspecto opaco e rugoso da lesão de mancha branca ativa. Uma vez que o processo de cárie seja controlado (controle do biofilme dental, p. ex.), ocorrerá tanto a remineralização dessa camada (pela ação da saliva e terapias com fluoreto), como também a abrasão dessa superfície pela escovação, resultando em um aspecto brilhante e endurecido.

Na região subsuperficial, a mais desmineralizada, ocorre a dissolução total de diversos cristais de hidroxiapatita. Isso, inclusive, explica o aspecto branco da lesão, já que o índice de refração do ar é bem distinto daquele do dente; assim, os espaços deixados pelos cristais dissolvidos, preenchidos por ar, dão o aspecto branco da lesão (como a água apresenta um índice de refração intermediário entre a hidroxiapatita e o ar, a lesão, quando úmida, é menos evidente; ao ser seca com ar, fica mais branca).

Os cristais totalmente dissolvidos da região subsuperficial da lesão raramente se formarão novamente; a remineralização é possível quando o meio se torna supersaturado em relação aos minerais (exposição à saliva, utilização de terapias com fluoreto) é resultado da deposição mineral em cristais ainda presentes, parcialmente dissolvidos. Essa remineralização não resulta em cristais tão perfeitos como aqueles inicialmente presentes pelo processo de mineralização biológica, mas sim em uma precipitação menos ordenada sobre os cristais já presentes. Independentemente do tipo de remineralização no nível ultraestrutural, clinicamente haverá uma redução do tamanho da mancha branca e de seu aspecto branco. Infelizmente, se a lesão for muito extensa, ela apenas diminuirá de tamanho, mas não desaparecerá totalmente, ficando como uma cicatriz do processo de cárie. Essa lesão de mancha branca inativa não tem qualquer sequela clínica, exceto do ponto de vista estético quando envolve dentes anteriores.

O processo de remineralização da dentina resulta em endurecimento da lesão ativa, o que muitas vezes pode ser acompanhada de pigmentação da lesão, por pigmentos oriundos da alimentação (sem qualquer sequela clínica).

 Pelo exposto acima, é possível notar que a suspensão do processo ativo de desmineralização (pelo controle de biofilme e dieta, associado ao uso de fluoreto) já resulta em uma reversão da lesão de cárie incipiente. Entretanto, diversos protocolos e produtos têm sido propostos para a remineralização de lesões de mancha branca, repetindo um erro conceitual que é o de tratar a lesão de cárie, e não a doença.[6] Embora o desenvolvimento de produtos que facilitem a remineralização de lesões seja uma importante ferramenta para o tratamento de lesões de cárie, conceitualmente os profissionais não devem se esquecer de que nada adianta direcionar terapias para elas se os fatores causais da cárie como doença não forem controlados.

QUADRO 2.3 — Cárie X erosão dental: a dissolução mineral em diferentes situações clínicas

Embora sejam resultado da dissolução mineral em baixo pH, as lesões de cárie e erosão são tão distintas que é possível separar essas duas doenças em processos quase que antagônicos. Por exemplo, enquanto a cárie só ocorre na presença de biofilme dental, a erosão só ocorre na sua ausência. Em termos físico-químicos, a grande diferença entre os dois processos é que a lesão de cárie, subsuperficial, se forma em uma condição de subsaturação em relação ao mineral dental, porém desde que essa subsaturação não seja tão grande e permita manter a superfície sem cavidade. Já a lesão de erosão dental é superficial; a perda mineral ocorre de forma muito rápida, pois o grau de subsaturação do meio em relação ao mineral é muito maior do que para a cárie. Com base no descrito no QUADRO 2.1, em ambos os casos GS < 1, porém, no caso da erosão, o grau de saturação do meio é muito menor do que no caso de cárie. Essa diferença é facilmente visualizada quando pensamos que o biofilme dental, logo após a exposição a carboidratos, tem pH em torno de 4 e 5 e contém concentrações milimolares de cálcio e fosfato; por outro lado, uma bebida ácida, como um refrigerante, expõe a superfície dental a pHs mais baixos (até próximo de 2), em uma solução com baixas concentrações de cálcio e fosfato, quando estes estão presentes. Assim, no segundo caso, o grau de saturação em relação aos minerais dentais é muito menor, e consequentemente a dissolução destes mais rápida, sem a possibilidade de manutenção da camada superficial do esmalte.

FLUORAPATITA E FLUORETO DE CÁLCIO: REAÇÃO DO FLÚOR COM O MINERAL DENTAL

O mineral da estrutura dental, quando exposto pela primeira vez à cavidade bucal, irá gradativamente reagir com os fluidos bucais, ganhando ou perdendo minerais. Mesmo que não se desenvolvam lesões de desmineralização, essas pequenas trocas diárias com o meio tornam a superfície do esmalte gradativamente mais resistente, fenômeno conhecido como maturação pós-eruptiva. Essa maturação ocorre naturalmente, pela dissolução de minerais mais solúveis e precipitação de minerais menos solúveis, e a implicação clínica dela é que um dente recém-irrompido é mais suscetível à desmineralização do que um que já está há anos na boca. No entanto, essa diferença de suscetibilidade à desmineralização acaba suplantada pelo processo de cárie ativa (associação de biofilme + dieta cariogênica), portanto, as diferenças entre a suscetibilidade do mineral à desmineralização são pequenas frente às diferenças existentes em termos de um baixo ou alto desafio cariogênico.

Além das trocas com os íons presentes nos fluidos bucais (saliva, fluido do biofilme), o mineral da estrutura dental reage com produtos contendo alta concentração de fluoreto. Este é o princípio que embasa a utilização de meios profissionais de uso de fluoreto. Quando o mineral dental é exposto a produtos com concentração superior a 100 ppm (partes por milhão) de fluoreto, pode ocorrer reação da hidroxiapatita biológica com o fluoreto, embora essa reação seja clinicamente relevante apenas para os produtos de uso profissional, como géis, mousses e vernizes fluoretados, que possuem concentração de fluoreto variando de 9.000 a 20.000 ppm F.

O resultado da reatividade do fluoreto com o esmalte ou dentina é a formação de dois produtos de reação: o fluoreto firmemente ligado (fluorapatita) e o fluoreto fracamente ligado (tipo fluoreto de cálcio). O fluoreto firmemente ligado representa a reação do fluoreto com o mineral dental a nível ultraestrutural, incorporando-se no mineral na forma de fluorapatita. Novamente, não há a formação de novos cristais de fluorapatita no dente, mas sim a incorporação do íon flúor aos cristais preexistentes. Já o fluoreto fracamente ligado é resultado da reação do fluoreto com íons cálcio, formando precipitações sobre a superfície dental e no interior de lesões de cárie de um mineral tipo fluoreto de cálcio ("CaF_2"). Esses dois produtos de reação também podem ser chamados, respectivamente, de "F *in*" (incorporado ao mineral dental) e "F *on*" (formado sobre a superfície). A grande diferença entre eles é que o ("CaF_2") funciona como um reservatório de fluoreto, dissolvendo-se ao longo de semanas ou meses e fornecendo íon flúor para atuar na des-remineralização dental (ver Cap. 6). Já a fluorapatita permanece incorporada ao mineral

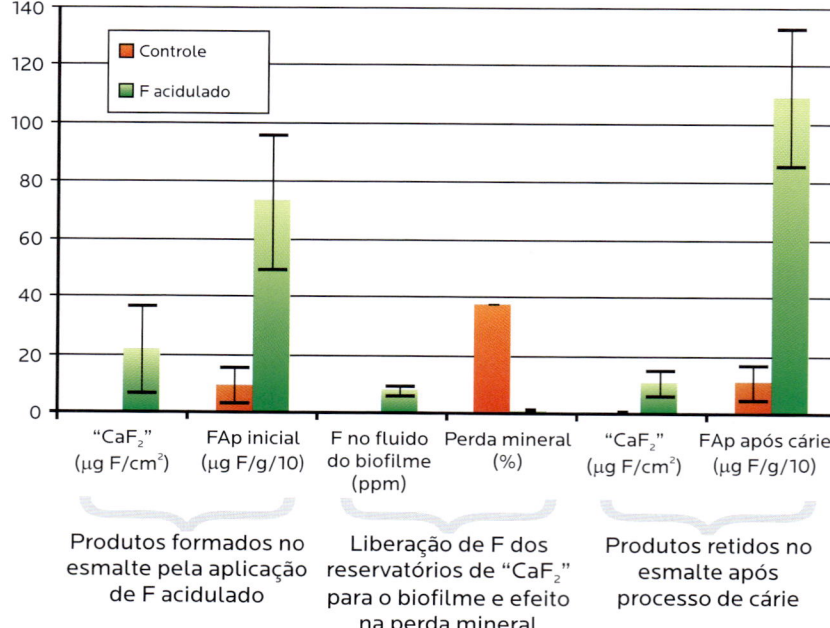

Figura 2.6 – O efeito da aplicação de fluoreto acidulado na formação e retenção de produtos no esmalte dental e no processo de cárie. Os dois primeiros grupos de colunas representam a formação de produtos de reação no esmalte pela aplicação do flúor acidulado. O reservatório lábil de ("CaF_2") é liberado para o fluido do biofilme, causando uma grande redução na perda mineral durante processo de desmineralização (colunas centrais). Ao final desse processo, a concentração de ("CaF_2") reduziu e a concentração de fluorapatita aumentou no esmalte, esta última como resultado da perda mineral na presença de fluoreto. Dados e estudo in situ, média ± desvio-padrão, n = 10 voluntários.
Fonte: Tenuta e colaboradores.[7]

dental, mas, assim como a incorporação gradativa de íons flúor que acontece no mineral dental, tem pouca repercussão clínica positiva. Dessa forma, a aplicação de produtos com alta concentração de fluoreto objetiva, principalmente, a formação de reservatórios lábeis de ("CaF_2"). A importância desse reservatório de fluoreto está exemplificada na **FIGURA 2.6**.

A reatividade do mineral dental com o fluoreto varia de acordo com o substrato; assim, é maior a formação em dentina (mais reativa) do que em esmalte (FIG. 2.7); também é maior a formação no esmalte com lesão de cárie (mais poroso) do que no hígido (FIG. 2.8). Há também diferenças entre os produtos utilizados, uma vez que produtos ácidos (capazes de retirar íons cálcio da superfície dental para reação com o fluoreto) são mais reativos em relação aos neutros. A repercussão clínica dessa diferença, bem como o efeito anticárie de produtos com formulação diferente (como géis e vernizes), ainda não está estabelecida na literatura, embora existam claras evidências de que todos esses produtos têm efeito anticárie clinicamente comprovado.[8,9]

> **ATENÇÃO**
>
> A aplicação de produtos com alta concentração de fluoreto objetiva, principalmente, a formação de reservatórios lábeis de ("CaF_2").

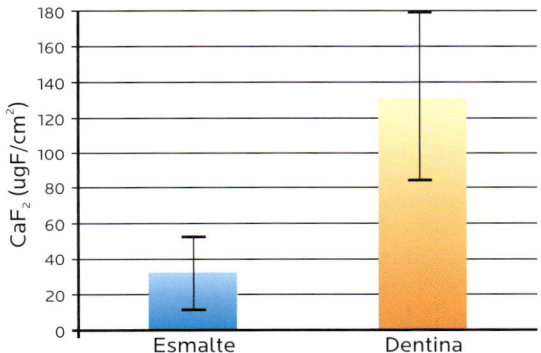

Figura 2.7 – Concentração de fluoreto fracamente ligado (CaF_2, média ± desvio-padrão, n = 6) no esmalte e dentina radicular, após aplicação de F em gel acidulado. Estudo in vitro.

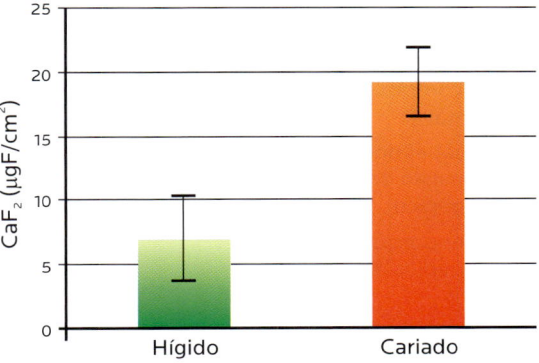

Figura 2.8 – Concentração de fluoreto fracamente ligado (CaF_2, média ± desvio-padrão, n = 6) no esmalte dental hígido e com lesão de cárie, após aplicação de F em gel neutro. Estudo in vitro.

CONSIDERAÇÕES FINAIS

Com base no descrito neste capítulo, é possível concluir que:

1. Esmalte e dentina perdem ou ganham minerais da estrutura dental de acordo com as condições de saturação dos fluidos do meio bucal – saliva ou fluido do biofilme dental.

2. O pH dos fluidos bucais é fator determinante na perda ou ganho de minerais pelos dentes, já que a solubilidade do mineral da estrutura dental é função do pH.

3. As lesões iniciais de cárie apresentam uma região subsuperficial mais desmineralizada, gerando lesões brancas no esmalte e amolecimento da dentina.

4. A remineralização de lesões iniciais de cárie em esmalte e dentina é possível mediante a remoção dos fatores causais da cárie, potencializada pelo uso de fluoreto. Entretanto, a reversão total da perda mineral raramente é observada.

5. Os subprodutos de reação do fluoreto com a estrutura dental são o flúor firmemente e o fracamente ligados ao mineral, sendo que o segundo, também chamado de mineral tipo fluoreto de cálcio, é o mais relevante, pois funciona como um reservatório de fluoreto na superfície dental para interferir com o processo de cárie.

3

Formação do biofilme dental cariogênico e o desenvolvimento de lesões de cárie

Livia Maria Andaló Tenuta
Jaime A. Cury

OBJETIVOS DE APRENDIZAGEM

- Descrever a composição do biofilme dental
- Entender o papel dos açúcares da dieta na formação do biofilme dental cariogênico
- Compreender porque a sacarose é o mais cariogênico dos açúcares da dieta
- Entender a importância da composição inorgânica do biofilme dental
- Compreender como e porque as lesões de cárie se desenvolvem

O desenvolvimento da microbiologia e o da microbiologia bucal apresentam algumas coincidências históricas. O relato de Anton van Leeuwenhoek à Sociedade Real britânica, no século 17, apresentado no **QUADRO 3.1**, traz um pouco dessa história. Em relação ao desenvolvimento de biofilmes dentais cariogênicos, também a evolução de conceitos na odontologia acompanhou os conhecimentos adquiridos pela evolução da microbiologia como ciência **(FIG. 3.1)**. No século atual, o conhecimento sobre a cariogenicidade dos biofilmes dentais está centrado no entendimento de sua resposta frente às pressões exercidas pela dieta do indivíduo, associado ao desenvolvimento de noções sobre o metabolismo e a comunicação entre os microrganismos que os compõem. Neste capítulo, esses aspectos e seu efeito sobre o desenvolvimento de lesões de cárie serão abordados em detalhes.

QUADRO 3.1 — Relato de Anton van Leeuwenhoek

MICROBIOLOGISTA FALA SOBRE A PRESENÇA DE MICRORGANISMOS NA PLACA (BIOFILME) DENTAL

Tenho o hábito de todas as manhãs esfregar os dentes com sal e, então, enxaguar a boca com água; inclusive costumo, após as refeições, limpar os dentes posteriores usando palito, assim como esfregá-los vigorosamente com um pedaço de pano; por isso conservo os dentes posteriores e anteriores tão limpos e claros, o que só acontece com poucos homens de minha idade, e minhas gengivas (não importa a dureza do sal com que as esfrego) nunca sangram.

Apesar de tudo, meus dentes não ficam assim tão limpos, mas o que adere em alguns dos meus anteriores e caninos ou entre eles cresce (sempre que os examino com um espelho de aumento) é um pouco de material brancacento, da consistência de manteiga.

Examinando este material concluí (embora não verificasse nada em movimento no mesmo) que lá ainda existiam animálculos vivos.

ANTON VAN LEEUWENHOEK
Carta à Sociedade Real de Londres
em 17 de setembro de 1683

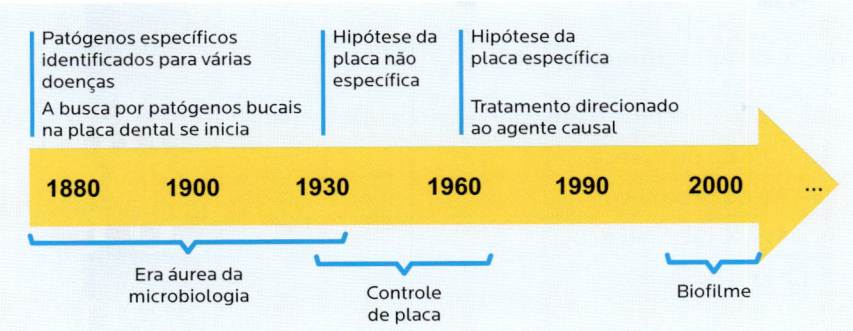

Figura 3.1 – Mudanças de conceitos sobre cárie e doença periodontal e a implicação do biofilme dental no seu desenvolvimento.
Fonte: Overman.[1]

BIOFILME: ESTILO DE VIDA DA MICROBIOTA BUCAL

A formação de biofilmes (comunidades de microrganismos aderidos sobre uma superfície e sobre ela crescendo envoltos por uma matriz extracelular) pode ser considerada o estilo de vida de microrganismos vivendo em ambientes líquidos contendo superfícies duras não descamativas. Assim, biofilmes se formam naturalmente sobre pedras no fundo de um rio, na superfície interna de canos de água e esgoto, bem como em todas as superfícies não descamativas da cavidade bucal – dentes e próteses fixas e removíveis. Embora a aderência bacteriana sobre o epitélio seja possível, especialmente em áreas de pouco atrito (a formação de saburra na superfície da língua é um exemplo disso), a formação de biofilmes espessos ocorre principalmente em superfícies que não estão sujeitas à renovação celular.

A adesão inicial de microrganismos na superfície dental ocorre pela interação de receptores presentes na superfície microbiana com a película adquirida, a fina camada de proteínas aderidas sobre a superfície dental exposta à saliva. Essa adesão é específica, explicando por que encontramos microrganismos chamados de pioneiros nos biofilmes dentais em formação. Essa comunidade pioneira, no entanto, rapidamente dá lugar a um biofilme mais complexo, resultado da agregação de outros microrganismos àqueles inicialmente aderidos, da produção de matriz extracelular e da multiplicação da microbiota melhor adaptada à condição ambiental à qual o biofilme está exposto.

A capacidade de formar biofilmes na superfície dental é um ponto importante que explica a composição da microbiota da cavidade bucal, uma vez que traz muitas vantagens a essa comunidade.[2] Além da proteção contra a dessecação pela presença da matriz extracelular, os biofilmes são mais protegidos das defesas do hospedeiro do que células bacterianas isoladas. A maior resistência a antimicrobianos é outra importante propriedade do estilo de vida em biofilme, e pode ser explicada por:

- Limitações de difusão ou reação do agente antimicrobiano com o biofilme;
- Diferentes fenótipos expressos ao longo do biofilme, podendo apresentar áreas com microrganismos mais resistentes ou mais suscetíveis ao agente;
- Taxa de crescimento lenta quando comparada a células isoladas, limitando a ação dos agentes antimicrobianos que agem reduzindo a taxa de multiplicação microbiana;
- Possibilidade de inativação ou neutralização do agente antimicrobiano por enzimas produzidas por algumas das espécies presentes na comunidade.

Por todas essas razões, explica-se o limitado efeito clínico esperado sobre biofilmes bucais para agentes antimicrobianos que são testados em laboratório sobre células microbianas isoladas, não estruturadas em biofilmes.

COMPOSIÇÃO E DINÂMICA DE ÍONS MINERAIS NO BIOFILME DENTAL

Apesar de se apresentarem como um mosaico de microambientes, com alta diversidade microbiana e de componentes matriciais, é possível descrever a composição química dos biofilmes dentais de um modo geral. Comumente, as células microbianas ocupam 70% do volume do biofilme, sendo o resto ocupado pela matriz extracelular e pela porção líquida do biofilme dental (fluido do biofilme). A matriz extracelular é composta por polissacarídeos produzidos pelas bactérias, bem como por outras macromoléculas e elementos derivados da saliva e fluido gengival. A TABELA 3.1 apresenta a composição esperada para o biofilme dental, em termos de grupos de macromoléculas e material inorgânico.

TABELA 3.1 — Composição química do biofilme dental

Água	82% (50% presente nas bactérias e 32% na matriz)
Proteína	40-50% do peso seco
Carboidratos	13-17% do peso seco
Lipídeos	10-14% do peso seco
Componentes inorgânicos	5-10% do peso seco

Fonte: Jenkins.[3]

De modo geral, os compartimentos que compõem o biofilme dental podem ser divididos em sólido (compartimento que contém todas as células microbianas e a porção da matriz extracelular que não é solúvel) e líquidos (a fração líquida que permeia as células e a matriz extracelular). Este último compartimento, chamado de fluido do biofilme, é importante no entendimento da físico-química envolvida com o desenvolvimento de lesões de cárie, já que o decréscimo da concentração de íons como cálcio, fosfato e fluoreto nesse fluido determina a dissolução dos minerais da estrutura dental. Esse efeito físico-químico foi abordado em detalhes no Capítulo 2.

Do ponto de vista microbiológico, a composição do biofilme dental sofrerá grande influência do ambiente no qual é formado. Entre as inúmeras espécies microbianas que habitam os diferentes nichos da cavidade bucal, algumas se estabelecerão nos biofilmes dentais, de acordo com suas habilidades para aderir às superfícies sólidas ou a biofilmes precoces em formação nestas. Sua prevalência nestes biofilmes dependerá de fatores ambientais, tanto dos locais (biofilme supra x subgengival; regiões interproximais, oclusais ou livres; etc.) como da dieta do indivíduo. Esta última desempenha um papel fundamental na composição do biofilme relacionado à cárie, como será detalhado mais à frente neste capítulo.

Tal é a influência da dieta na composição microbiológica do biofilme cariogênico que não se pode afirmar, como muitos ainda fazem, que a cárie é uma doença transmissível. As bactérias que provocam cárie não são estranhas à boca de ninguém e elas são adquiridas do meio ambiente no qual as crianças vivem, durante o desenvolvimento natural da microbiota bucal de todos os indivíduos. A transmissibilidade da doença está na realidade ligada à transferência de hábitos dietéticos de alto consumo de açúcar da família para os filhos, o que fará prevalecer no biofilme acumulado sobre os dentes as espécies mais cariogênicas, como *Streptococcus mutans* e lactobacilos.

CONCENTRAÇÃO DE CÁLCIO, FOSFATO E FLUORETO NO BIOFILME E SUA IMPORTÂNCIA NA MANUTENÇÃO DOS MINERAIS DENTAIS

De especial importância para a discussão da cariogenicidade dos biofilmes dentais é a sua composição inorgânica. Isso se deve ao fato de que o equilíbrio físico-químico que determina se um dente irá ganhar ou perder minerais está relacionado à concentração de íons dos minerais que compõem a estrutura dental, de forma livre no biofilme dental **(FIG. 3.2)** (ver Cap. 2). Assim, é importante conhecer as formas de retenção de íons cálcio, fosfato e fluoreto no biofilme, e quando estão livres para agir no equilíbrio mencionado acima.

A concentração de íons cálcio, fosfato e hidroxila no fluido do biofilme reflete sua concentração na saliva, pois esta banha continuamente o biofilme e o enriquece com os íons minerais naturalmente presentes em

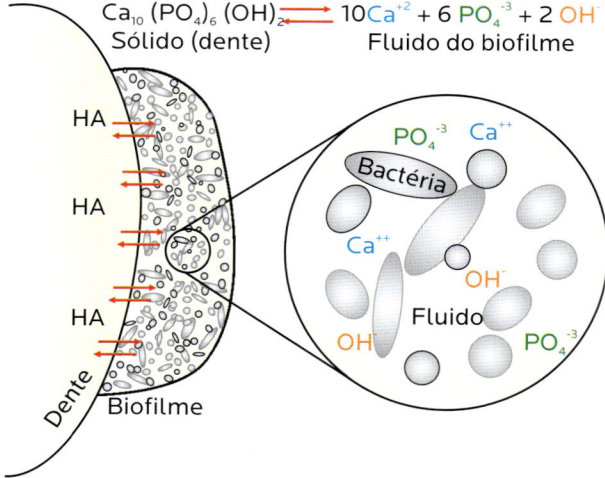

Figura 3.2 – Representação esquemática da relação entre os íons minerais livres no biofilme dental e a estrutura dental. A equação representa o equilíbrio entre os minerais da estrutura dental (fórmula química da hidroxiapatita [HA]) e os íons dissolvidos no fluido do biofilme.

sua composição. Apesar disso, a concentração desses íons no fluido do biofilme é normalmente maior do que na saliva, uma vez que o fluido é o compartimento que está em íntimo contato com o dente, e recebe diretamente os íons dissolvidos da estrutura dental ou dos reservatórios presentes na porção sólida do biofilme, como será descrito a seguir.

Na porção sólida do biofilme dental, íons cálcio, fosfato e fluoreto ficam retidos de diferentes formas (FIG. 3.3). Devido à preponderância de cargas negativas na superfície bacteriana e proteínas da matriz extracelular, cátions como o cálcio são naturalmente adsorvidos a elas, permanecendo retidos por atração de cargas distintas.[4] Essa interação ocorre principalmente com radicais fosfato (PO_4^{3-}) ou carboxílicos (COO^-) presentes na superfície bacteriana e proteínas. Pelo fato de o cálcio ser um íon divalente, ele pode não apenas interagir com a carga negativa na superfície bacteriana, mas também com íons fluoreto, que, acredita-se, permanecem retidos no biofilme por "pontes" de cálcio.[5] Devido à natureza desse tipo de reservatório de cálcio e fluoreto no biofilme, retido na superfície bacteriana e proteínas, ele tem sido chamado de reservatório biológico de íons minerais.[6]

Além do reservatório biológico, minerais podem se precipitar no biofilme, especialmente fosfatos de cálcio, contaminados ou não com fluoreto (FIG. 3.3).

Considerando que a saliva e o fluido do biofilme em repouso são supersaturados em relação a diversos fosfatos de cálcio, a mineralização do biofilme poderá ocorrer, princípio básico da formação de cálculo. Mesmo que o cálculo não seja clinicamente visível, é possível que parte dos minerais retidos no biofilme esteja precipitada na forma de microcristais.

Ambos os reservatórios de minerais descritos acima (biológico e mineral precipitado) são capazes de liberar esses íons mediante uma queda de pH. Minerais contendo fosfato são naturalmente solúveis em ácido (ver Cap. 2); além disso, as interações iônicas entre Ca^{++} e cargas negativas em bactérias e proteínas podem ser suplantadas pela interação de íons H^+ com essas cargas negativas, liberando Ca^{++} (e F^- ligado a ele) para o fluido do biofilme. Assim, durante uma queda de pH no biofilme, espera-se um aumento natural na concentração de íons cálcio, fosfato e fluoreto no fluido do biofilme dental, que podem então funcionar como tampões minerais – íons liberados do biofilme que limitam a dissolução de minerais da superfície dental durante uma queda de pH (FIG. 3.4). Esse princípio de enriquecimento do biofilme dental com íons minerais, para funcionarem como tampões durante uma queda de pH, já foi alvo de pesquisas para diminuir a cariogenicidade do biofilme dental[7]. Entretanto, o acúmulo de

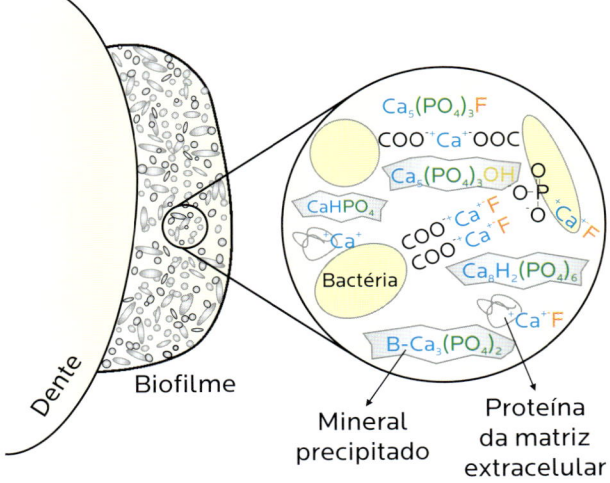

Figura 3.3 – Representação esquemática das formas de retenção de íons cálcio, fosfato e flúor no biofilme dental. São chamados de reservatórios biológicos os íons ligados em bactérias e proteínas
Fonte: Adaptada de Rose e colaboradores[5] e Vogel e colaboradores.[6]

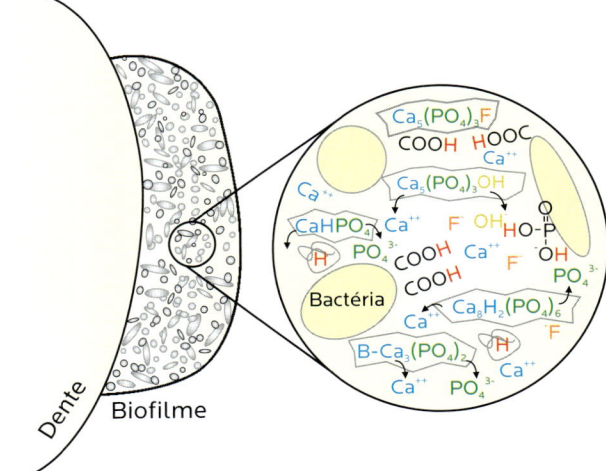

Figura 3.4 - Representação esquemática da dissolução de minerais precipitados no biofilme e liberação de íons cálcio e fluoreto ligados a bactérias/proteínas durante a queda de pH pela fermentação de açúcares. Os íons H^+ são capazes de deslocar íons cálcio e fluoreto ligados a radicais negativos na superfície de bactérias e proteínas da matriz extracelular. Além disso, a condição de subsaturação pelo baixo pH dissolve minerais fosfatados precipitados no biofilme. Os íons são liberados para o fluido do biofilme.
Fonte: Adaptada de Rose e colaboradores,[5] Pearce e colaboradores,[7] Tenuta e colaboradores[8] e Correia e colaboradores.[9]

minerais no biofilme dental será função de sua exposição a açúcares fermentáveis; mediante alta frequência de exposição do biofilme a esses açúcares, o biofilme conterá menor concentração desses reservatórios inorgânicos, devido a sua frequente dissolução/liberação. [8,10-13] Assim, clinicamente, o enriquecimento do biofilme com cálcio e fosfato tem limitada ação anticárie.

Por outro lado, a possibilidade de aumentar o reservatório de fluoreto no biofilme pode interferir em sua cariogenicidade. Isso acontece porque os íons fosfato e cálcio estão naturalmente presentes na nossa saliva e irão repor continuamente sua concentração no fluido do biofilme. A concentração de fluoreto no biofilme, ao contrário, reflete a exposição a esse íon, a partir de diferentes meios de utilização. Logo após o uso de dentifrícios fluoretados, por exemplo, a concentração de fluoreto no fluido do biofilme aumenta exponencialmente, e permanece alta mesmo horas após a exposição, em função da concentração de flúor do dentifrício (FIG. 3.5). A TABELA 3.2 ilustra a retenção de fluoreto no biofilme dental de crianças expostas ou não à água fluoretada (como única fonte de fluoreto). O mesmo pode ser observado mediante o uso contínuo de dentifrício fluoretado (FIG. 3.6). Esse incremento de fluoreto, especialmente no fluido do biofilme, explica o efeito de ambos os meios de utilização na redução da progressão de lesões de cárie.

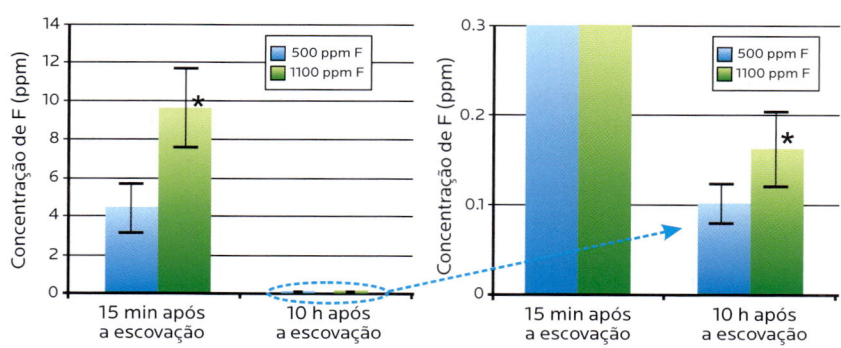

Figura 3.5 – Concentração de fluoreto no fluido do biofilme dental formado in situ sob exposição a dentifrício contendo 500 ou 1100 ppm F (3 x/dia), 15 minutos ou 10 horas após a escovação. Média e erro padrão estão apresentados nas colunas. O asterisco representa concentrações significantemente maiores para o grupo utilizando dentifrício contendo 1100 ppm F.
Fonte: Cury e colaboradores.[10]

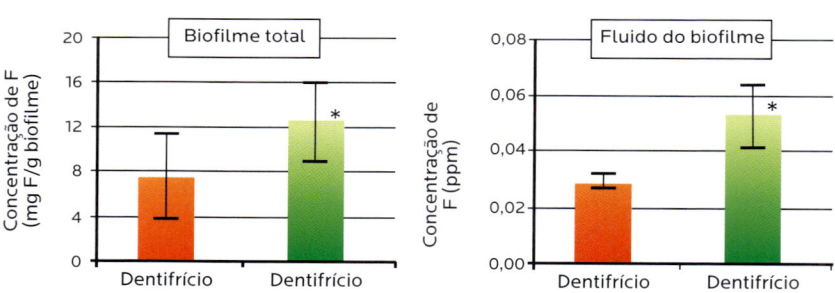

Figura 3.6 – Concentração de fluoreto residual (10 horas após a última escovação) no biofilme formado in situ sob uso contínuo de dentifrício fluoretado (1100 ppm F, como NaF), 3 x/dia. Média e erro padrão estão apresentados nas colunas. O asterisco representa valores significantemente maiores para o grupo utilizando dentifrício fluoretado.
Fonte: Cenci e colaboradores.[14]

TABELA 3.2 — Concentração de fluoreto no biofilme dental de escolares (n = 55 a 91) expostos à água fluoretada como única fonte de fluoreto, em Piracicaba, SP, 1986, de acordo com a condição de fluoretação da água

Condição de fluoretação da água	Concentração de F no biofilme dental (µg F/g de peso úmido)
Fluoretada (0,8 ppm F)[15]	3,2 ± 1,8
Interrompida (0,06 ppm F)[15]	0,2 ± 0,09
Refluoretada (0,7 ppm F)[16]	2,9 ± 1,9

INTERAÇÃO AÇÚCAR E BIOFILME DENTAL

Como descrito na seção anterior, o fluido do biofilme possui concentração de íons minerais tal que, em condição de jejum, tem a capacidade de remineralizar a estrutura dental ou mantê-la íntegra (equilíbrio), portanto, sem causar desmineralização. Entretanto, quando exposta a açúcares fermentáveis, a comunidade microbiana irá, rapidamente, metabolizar o açúcar, a fim de obter energia para sua sobrevivência. Na queda de pH, a condição de saturação do fluido do biofilme muda, ocorrendo a desmineralização (mais detalhes no Cap. 2).

A rápida velocidade de produção de ácidos no biofilme resulta da capacidade dos microrganismos de rapidamente fermentarem substratos oriundos da nossa dieta, que se difundem pelo biofilme. Essa capacidade é extremamente importante se considerarmos que o biofilme está exposto, continuamente, a situações de fartura (durante a alimentação) e miséria (nos períodos entre as refeições). O tempo de exposição a substratos que podem ser fermentados pelas bactérias (fartura) durante um dia é normalmente muito inferior ao tempo de recesso entre as refeições (miséria). Além disso, o aumento do fluxo salivar durante a alimentação rapidamente dilui os substratos fermentáveis que poderiam se difundir pelo biofilme, ressaltando a importância de um rápido metabolismo bacteriano.

A interação entre biofilme e açúcar, no entanto, é mais complexa do que o relatado acima. Os efeitos da dieta cariogênica sobre o biofilme dental, e consequentemente, sobre lesões de cárie, podem ser explicados em termos de efeitos imediatos, efeitos na ecologia do biofilme e efeitos na estrutura da matriz do biofilme, como descrito a seguir.

EFEITO IMEDIATO

Imediatamente após a exposição do biofilme dental a açúcares fermentáveis, tem início a queda de pH nesse biofilme. A curva de pH do biofilme dental em função do tempo tem características bem conhecidas, sendo denominada de curva de Stephan, já que foi descrita pioneiramente por esse pesquisador (FIG. 3.7).[17,18] O efeito é mais acentuado e rápido mediante a exposição a carboidratos simples e rapidamente fermentáveis, como glicose, frutose e sacarose, e menos acentuado e mais lento mediante a exposição a polissacarídeos da dieta, como o amido (FIG. 3.8).[19]

LEMBRETE

A queda instantânea do pH no biofilme dental e não na saliva decorre do fato de que as bactérias estão concentradas no biofilme (120 milhões/mg).

CURVA DE STEPHAN

É a curva de pH do biofilme dental exposto à açúcar em função do tempo.

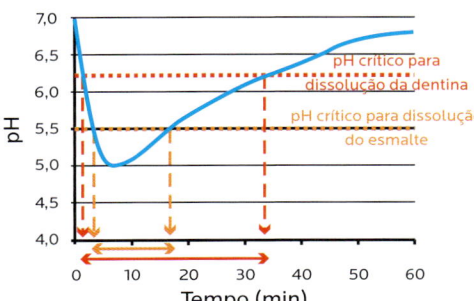

Figura 3.7– Curva de queda de pH do biofilme dental imediatamente após (no tempo zero minutos) exposição a açúcar rapidamente fermentável (p. ex., glicose, sacarose) e sua relação com a dissolução do esmalte e dentina.

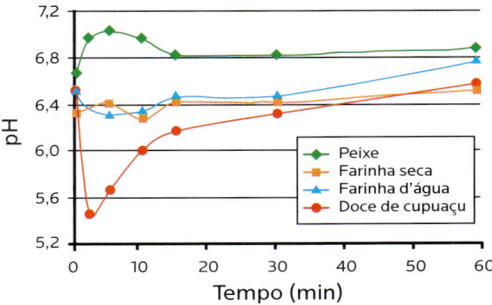

Figura 3.8 – pH do biofilme dental após a ingestão, no tempo zero, de diferentes alimentos (peixe, farinhas e doce de cupuaçu). A redução drástica do pH após a ingestão do doce é evidente. A elevação do pH pela ingestão de peixe pode ser explicada pelo aumento do fluxo salivar, o que também explica que quase nenhuma queda do pH seja observada quando do consumo das farinhas (menor potencial acidogênico do que a sacarose do doce).
Fonte: Rebelo Vieira e colaboradores.[19]

Dessa forma, a primeira diferenciação entre a cariogenicidade de alimentos pode ser feita de acordo com a capacidade que esses substratos têm de ser fermentados pelas bactérias do biofilme dental. De fato, esse teste de acidogenicidade é utilizado para classificar alimentos em "seguros" ou "perigosos" para os dentes, embora esse seja apenas um dos atributos da interação dieta e biofilme cariogênico, como será relatado nos próximos tópicos.[20]

LEMBRETE

Diversos são os ácidos produzidos durante a queda de pH no biofilme, sendo predominantes os ácidos láctico e acético.

A típica curva de Stephan inicia-se com uma drástica queda do pH do biofilme, atingindo-se o pH mínimo em cerca de 5 a 10 minutos. Devido à grande concentração de microrganismos no biofilme, é possível notar tamanho aumento na produção de ácidos (p. ex., quando o pH cai de 7 para 5, esse aumento é de 100 vezes) em tão curto período de tempo. Na saliva, nenhuma alteração de pH será perceptível, explicando a localização de lesões de cárie em regiões de acúmulo de biofilme (cervicais, oclusais, interproximais). De fato, a saliva tem efeito durante essa fase de queda de pH, tanto lavando os substratos fermentáveis e os ácidos sendo produzidos, como neutralizando-os com seus tampões. Indivíduos com baixo fluxo salivar têm uma queda mais acentuada do pH durante essa fase.

A segunda fase da curva de Stephan é chamada de região de pH mínimo. Interessante notar que esse pH raramente atinge valores abaixo de 4,0.[20] Isso acontece porque mesmo os microrganismos mais acidogênicos (produtores de ácido) e acidúricos (que toleram bem pH ácido) do biofilme, como *Streptococcus mutans* e especialmente lactobacilos, não conseguem manter seu metabolismo em ambientes de pH extremo.

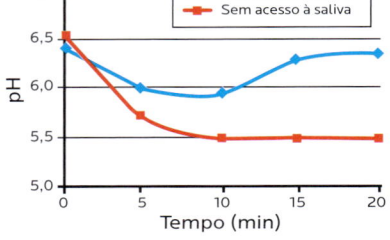

Figura 3.9 – Efeito do acesso à saliva no desenho da curva de Stephan.
Fonte: Englander.[17]

Após a fase de pH mínimo, que normalmente dura entre 5 e 10 minutos (exceto em indivíduos com baixo fluxo salivar, quando esse período pode ser estendido), tem início a elevação do pH, que ocorre pela lavagem dos açúcares e ácidos produzidos e pelo tamponamento destes. O efeito da saliva nessa etapa da curva é tal que, se for restringido o seu acesso ao biofilme, o pH não mais se eleva **(FIG. 3.9)**.[21] Também já foi observado que a queda de pH é menos acentuada e o retorno mais rápido na arcada inferior do que na superior, pelo maior acesso à saliva no primeiro.[22]

É importante notar que o desenho da curva de *Stephan* resulta da exposição curta a um carboidrato fermentável. No entanto, nos casos de exposição contínua, como durante o consumo de uma mamadeira açucarada, o pH mínimo será atingido e mantido durante o período de tempo em que o substrato acidogênico estiver disponível.

Interessante discutir mais a fundo a produção de ácidos e também de bases no biofilme dental. Diversos são os ácidos produzidos durante a queda de pH no biofilme, sendo predominantes os ácidos láctico e acético.[20] O ácido láctico, em especial, é considerado mais cariogênico por

Figura 3.10 - Hipótese da placa ecológica. A alta frequência de exposição a carboidratos fermentáveis resulta em mudanças no ambiente do biofilme (pH mais baixo), que por sua vez seleciona microrganismos acidúricos, como streptococcus mutans e lactobacilos, aumentando a tendência à desmineralização dental.

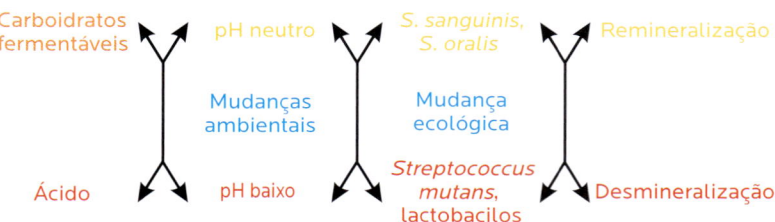

não ser volátil e também por sua constante de dissociação (pKa, pH no qual libera íons H^+) ser mais baixa (ou seja, libera íons H^+ em pHs mais baixos). A rápida produção de ácido láctico durante o período de exposição do biofilme a carboidratos resulta na rápida queda de pH observada na curva de Stephan. O metabolismo do biofilme durante os períodos de "miséria" requer o máximo aproveitamento dos nutrientes disponíveis, ocorrendo o direcionamento do metabolismo para a produção de ácido acético, fórmico e etanol, o que gera mais energia (na forma de ATP).[23]

Embora seja muito mais estudada, a produção de ácidos no biofilme reflete apenas parte dos tipos de metabolismo microbiano ocorrendo diariamente. O biofilme também contém espécies que são capazes de metabolizar nutrientes e gerar produtos que elevam o seu pH, como amônia. O metabolismo da ureia (presente em baixas concentrações na saliva) é um exemplo disso, e há estudos indicando que a geração de álcali no biofilme pode também ter relação com o seu (menor) potencial cariogênico.[24]

EFEITO NA ECOLOGIA DO BIOFILME

O efeito de frequentes quedas de pH no biofilme dental transcende os frequentes episódios de desmineralização dental que podem acontecer. Além disso, um biofilme exposto com frequência a açúcares fermentáveis, e consequentemente a um ambiente ácido, resultará em uma seleção ecológica de microrganismos mais adaptados a esse ambiente. Esse efeito foi descrito na literatura como hipótese da placa ecológica,[25] em oposição às hipóteses já vigentes, da placa específica (apenas alguns microrganismos estão relacionados ao desenvolvimento de cárie) e inespecífica (toda a microbiota do biofilme está relacionada ao desenvolvimento de cárie). Segundo essa hipótese **(FIG. 3.10)**, a frequente exposição a açúcares fermentáveis cria diversos episódios de pH ácido no biofilme, que por sua vez selecionam microrganismos ácido-tolerantes (acidúricos), causando uma modificação ecológica do biofilme (de uma microbiota compatível com saúde bucal para uma microbiota cariogênica). Essa mudança causará um favorecimento do processo de desmineralização dental, em detrimento da remineralização.

A modificação ecológica do biofilme é facilmente observada em estudos controlados nos quais a frequência de exposição do biofilme à sacarose é crescente[13] ou mesmo em estudos clínicos que comparam a contagem de microrganismos cariogênicos em biofilmes de indivíduos expostos a açúcar com crescentes frequências ao dia.[26]

Embora o frequente aporte de substratos fermentáveis seja necessário para a modificação ecológica do biofilme, não é a maior disponibilidade de nutrientes que causa a seleção microbiana, mas sim o baixo pH. O pH do ambiente do biofilme é o fator decisivo para a seleção de espécies mais bem adaptadas a esse ambiente, em detrimento de outras.[27]

A modificação ecológica do biofilme causa efeitos não apenas na sua composição microbiana, mas também em seu metabolismo. Assim, o pH em jejum (10-12 horas após a última exposição a açúcar) do biofilme dental de indivíduos que estão consumindo carboidratos fermentáveis com frequência é normalmente mais baixo do que o pH daqueles que têm uma baixa frequência de consumo de açúcares por dia. O pH em repouso mais baixo é reflexo não apenas da microbiota ali presente, mais acidogênica, como também da capacidade do biofilme de manter-se metabolicamente ativo, mesmo durante os períodos de miséria. Esse efeito deriva da possibilidade de o biofilme cariogênico acumular reservas intra e extracelulares de polissacarídeos, que podem ser usados para a produção de energia (e ácidos) durante o período de jejum.[28]

A capacidade do biofilme de manter seu metabolismo ácido em jejum é conhecida desde os estudos pioneiros de Stephan. Esse autor já havia demonstrado, em 1944,[18] que indivíduos com diferentes experiências de cárie apresentam curvas de Stephan distintas. Naqueles com extrema atividade de cárie, o pH inicial é mais baixo (reflexo do metabolismo de reservas durante o período de jejum) e o pH mínimo atingido durante a exposição a um açúcar também é mais baixo (reflexo da microbiota cariogênica que possui); o inverso ocorrendo em indivíduos livres de cárie **(FIG. 3.11)**.

Os polissacarídeos capazes de funcionar como reserva durante o período de jejum são de dois tipos: intra e extracelulares. Os polissacarídeos intracelulares são polímeros de glicose (tipo glicogênio) sintetizados a partir de açúcares que são captados pelas bactérias, mas não chegam a ser quebrados para a produção de ácidos (e energia). Durante o rápido metabolismo que ocorre diante da exposição do biofilme a açúcares, é normal que parte seja armazenada na forma de polissacarídeos de reserva.

Já os polissacarídeos de reserva extracelular possuem um metabolismo distinto. Eles são produzidos por enzimas extracelulares secretadas

QUADRO 3.2 — Tipos de polissacarídeos extracelulares presentes no biofilme dental

Tipo de polissacarídeo	Nome	Enzima produtora	Função	Degradado por
Glucano (polissacarídeo de glicose)	Mutano (Ligações glicosídicas [1→3])	Glucosiltransferase B e C	Estrutura da matriz do biofilme (insolúvel)	Mutanase (não produzida no biofilme)
Glucano (polissacarídeo de glicose)	Dextrano (Ligações glicosídicas [1→6])	Glucosiltransferase D e C	Reserva energética (solúvel)	Dextranase
Frutano (polissacarídeo de frutose)	Levano (Ligações glicosídicas [2→6])	Frutosiltransferase	Reserva energética (solúvel)	Levanase

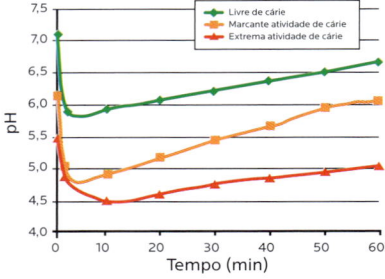

Figura 3.11 – Diferentes curvas de Stephan de acordo com a experiência de cárie do indivíduo. Além do pH inicial do biofilme ser mais baixo, a queda é mais acentuada em função da maior experiência de cárie.
Fonte: Stephan.[18]

por alguns microrganismos do biofilme (sendo mais estudadas aquelas produzidas pelas espécies de *Streptococcus mutans*), chamadas de glucosiltransferases e frutosiltransferases. Essas enzimas funcionam no meio extracelular (matriz do biofilme, película adquirida, superfície externa das bactérias do biofilme) de forma independente de qualquer outro aparato, coenzima ou cofator. Para isso, seu substrato exclusivo é a sacarose, um dissacarídeo formado por glicose e frutose que apresenta uma ligação glicosídica chamada de atípica, pois envolve os grupos funcionais de ambos os monossacarídeos (o que não é comum entre os dissacarídeos). Assim, a hidrólise dessa ligação glicosídica entre glicose e frutose, pelas referidas enzimas, proporciona que uma reação de síntese ocorra em seguida. A glucosiltransferase irá sintetizar polissacarídeos de glicose, transferindo esse monossacarídeo da sacarose para o polímero em formação. Já a frutosiltransferase irá sintetizar polissacarídeos de frutose, polimerizando unidades desse monossacarídeo obtidas a partir da quebra da sacarose. O **QUADRO 3.2** exemplifica essas enzimas e seus produtos.

Para funcionar como polissacarídeos de reserva, os polímeros de frutose e glicose precisam ser quebrados no meio extracelular, disponibilizando os monossacarídeos para o metabolismo bacteriano. Isso é feito pela ação de enzimas hidrolíticas **(TAB. 3.2)** secretadas na matriz do biofilme por algumas bactérias.

EFEITO NA ESTRUTURA DA MATRIZ DO BIOFILME

Embora a sacarose seja o único substrato para a síntese de polissacarídeos extracelulares de reserva, seu efeito diferencial em relação a outros açúcares da dieta não é apenas esse. Há um tipo de polissacarídeo produzido por glucosiltransferases que não funciona como reserva, pois não pode ser metabolizado depois de produzido, mas que causa um grande efeito na cariogenicidade do biofilme. Trata-se do mutano, um polissacarídeo insolúvel para o qual não existe, na microbiota bucal, enzima disponível para quebrá-lo e metabolizá-lo.

Esse polissacarídeo insolúvel é capaz de aumentar a cariogenicidade do biofilme pela modificação da matriz extracelular do mesmo, a qual

> **ATENÇÃO**
> Um biofilme mais poroso é mais cariogênico porque ele permite mais facilmente a difusão dos substratos fermentáveis para as camadas mais internas do biofilme.

se torna mais pegajosa (capaz de facilitar a aderência de microrganismos no biofilme), volumosa e porosa. Um biofilme mais poroso é mais cariogênico porque ele permite mais facilmente a difusão dos substratos fermentáveis para as camadas mais internas do biofilme. Assim, esses açúcares podem ser fermentados por bactérias posicionadas mais internamente na estrutura do biofilme, próximas à estrutura dental. O caminho para a diluição dos ácidos ali produzidos pela saliva também se torna mais longo. Assim, biofilmes ricos em polissacarídeos extracelulares insolúveis são mais acidogênicos, pela diferença na estrutura da matriz, do que aqueles pobres nesses polímeros.[29]

Outro atributo do mutano é que, uma vez produzido, não mais será removido do biofilme (já que não é metabolizado, pois no biofilme não há produção da enzima mutanase para sua degradação); portanto, funciona como arcabouço para a estrutura do biofilme, que só pode ser desintegrado por meio de ações mecânicas, como a escovação. Estudos controlados já demonstraram que a sacarose é mais cariogênica do que uma mistura de seus monossacarídeos constituintes (FIG. 3.12), o que deve ser explicado pela modificação extracelular do biofilme, já que em termos de produção de ácidos não há diferença entre eles.

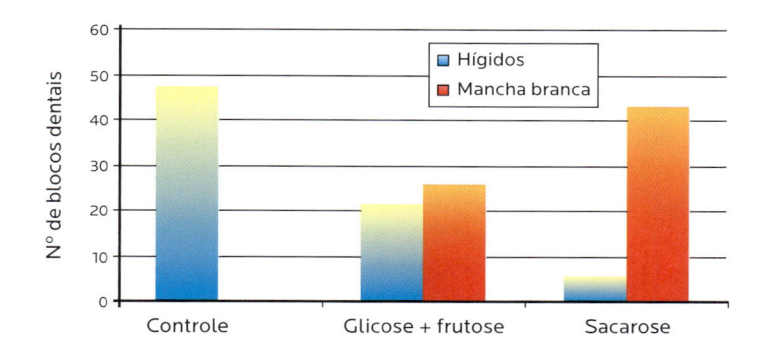

Figura 3.12 – Número de blocos de esmalte dental que desenvolvem mancha branca durante 28 dias de exposição in situ (na cavidade bucal de voluntários) a controle (sem tratamento), solução de glicose a 10% + frutose a 10% e solução de sacarose a 20%, 8 x/dia.
Fonte: Cury e colaboradores.[11]

BIOFILME DENTAL CARIOGÊNICO E O DESENVOLVIMENTO DE LESÕES DE CÁRIE

AÇÚCARES DA DIETA E POTENCIAL CARIOGÊNICO

A importância da frequência de exposição diária a carboidratos fermentáveis já é conhecida há muitas décadas (estudo no hospital de Vipeholm ilustra a idade desse conhecimento).[30] No entanto, ela transcende a simples ideia de que vários episódios ácidos ocorrem durante o dia, causando desmineralização dental. Como descrito acima, além desse efeito direto na dissolução de minerais da estrutura dental, a alta frequência de exposição diária a açúcares fermentáveis modifica a ecologia do biofilme e torna-o metabolicamente mais ativo. Além disso, se o açúcar em questão for a sacarose (e normalmente é, pois este é o açúcar que adicionamos à nossa dieta quando aumentamos ingestão, p. ex., de guloseimas e bebidas adoçadas), a estrutura do biofilme também se modifica. Assim, a hipótese da placa ecológica pode ser expandida para englobar os atributos da sacarose na cariogenicidade do biofilme (FIG. 3.13).

ATENÇÃO

No ranking de cariogenicidade, a sacarose é líder absoluta como açúcar mais cariogênico.

Figura 3.13 – Adaptação na hipótese da placa ecológica[25] para englobar os atributos da sacarose como açúcar da dieta. Comparar com a Figura 3.11. PEC, polissacarídeos extracelulares; SS, Streptococcus sanguinis; SO, Streptococcus oralis; SM, Streptococcus mutans; LB, lactobacilos.
Fonte: Paes Leme e colaboradores.[31]

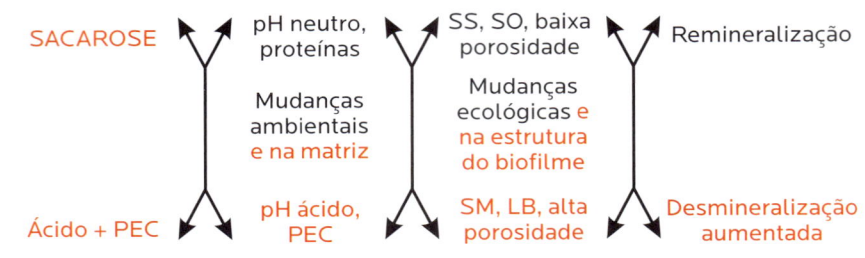

SACAROSE ⇄ pH neutro, proteínas ⇄ SS, SO, baixa porosidade ⇄ Remineralização

Mudanças ambientais e na matriz

Mudanças ecológicas e na estrutura do biofilme

Ácido + PEC ⇄ pH ácido, PEC ⇄ SM, LB, alta porosidade ⇄ Desmineralização aumentada

Pelo descrito acima, fica evidente que a sacarose possui atributos adicionais em relação a outros açúcares em termos de cariogenicidade. Além de ser fermentável, a sacarose é o único açúcar que é substrato para a síntese de polissacarídeos extracelulares (de reserva ou estruturais, ver TAB. 3.3), que modificam a estrutura da matriz do biofilme.

Outros açúcares presentes na nossa dieta, porém com potencial cariogênico menor, são o amido e a lactose. A lactose (um dissacarídeo formado por glicose e galactose) possui potencial de baixar o pH menor do que a sacarose, glicose ou frutose. Com isso, não tem capacidade de causar quedas de pH suficientes para desmineralizar o esmalte, mas sim para desmineralizar a dentina (ver FIG. 3.7).

Embora o consumo de lactose a partir do leite não seja considerado cariogênico, já que este possui concentrações elevadas de cálcio e fosfato, que são anticariogênicos, o uso de lactose como excipiente em adoçantes em pó (sachês) pode ocultar um risco para cárie radicular em pacientes com superfície radicular exposta.[32] Assim, indivíduos que consomem vários cafezinhos ao dia utilizando adoçantes em pó podem estar sujeitos à desmineralização da dentina radicular pela fermentação da lactose contida nestes. Obviamente que o potencial cariogênico desses cafés adoçados artificialmente será muito menor do que o de cafés adoçados com sacarose.[32]

Com relação ao amido, a capacidade de sua fermentação é muito menor do que a de açúcares mais simples, pois se trata de um polissacarídeo de glicose que precisa ser hidrolisado na cavidade bucal (pela enzima amilase salivar) para fornecer produtos de menor tamanho que possam ser fermentados. A FIG. 3.8 ilustra a menor capacidade de fermentação de farinhas consumidas na alimentação em comparação com uma sobremesa contendo sacarose. No entanto, o amido também é considerado cariogênico para a dentina.[33] Em acréscimo, sua associação com a sacarose parece tornar o biofilme mais cariogênico do que aquele formado sob exposição isolada à sacarose (FIG. 3.14).[12,33] A explicação para isso está na modificação da estrutura do biofilme, pois hidrolisados de amido podem funcionar como aceptores para a produção dos polissacarídeos extracelulares a partir da sacarose, tornando a matriz do biofilme mais cariogênica. A associação de amido e sacarose é bastante comum na nossa dieta (mingaus, pães doces, biscoitos doces, fórmulas infantis adoçadas), resultando em preocupação quanto a seu potencial cariogênico.

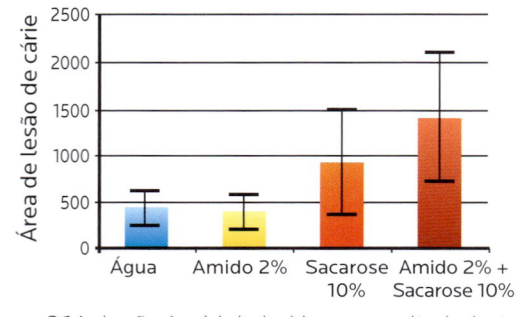

Figura 3.14 - Lesão de cárie induzida em esmalte de dente decíduo exposto durante 14 dias, 8 x/dia, aos tratamentos descritos, em um estudo in situ. Embora isoladamente o amido não tenha causado desmineralização (resultado semelhante ao grupo tratado com água), quando associado à sacarose aumentou o potencial cariogênico desta.
Fonte: Ribeiro e colaboradores.[12]

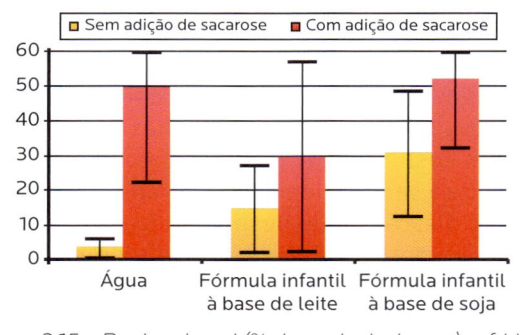

Figura 3.15 – Perda mineral (% de perda de dureza) sofrida por esmalte de dente decíduo exposto durante 10 dias, 8 x/dia, aos tratamentos descritos, em um estudo in situ. A desmineralização causada pelas fórmulas infantis não adoçadas é atribuída aos hidrolisados de amido ali presentes.
Fonte: de Mazer Papa e colaboradores.[34]

Também é preocupante o potencial cariogênico de hidrolisados de amido, fragmentos do polissacarídeo utilizados pela indústria alimentícia em inúmeros produtos, como fórmulas infantis. Estas, mesmo sem serem adicionadas de sacarose, podem conter hidrolisados de amido de tamanho pequeno e rapidamente fermentáveis, resultando em perda mineral significativa **(FIG. 3.15)**.[34]

PROGRESSÃO DE LESÕES DE CÁRIE

Nos tópicos anteriores foram apresentados diversos exemplos da capacidade de formação de lesões de cárie pela exposição frequente a açúcares da dieta. A progressão dessas lesões será tão mais rápida quanto mais agressivo for o desafio cariogênico, a depender dos fatores:

- **Idade do biofilme:** biofilmes maduros formados sob exposição contínua a açúcares fermentáveis são mais cariogênicos do que biofilmes jovens **(FIGS. 3.10/3.13)**;

- **Frequência de exposição diária do biofilme a açúcares fermentáveis:** quanto maior, mais rapidamente serão visualizadas lesões de cárie;

- **Acesso à saliva:** regiões com menor acesso à saliva (região anterior superior), especialmente em pacientes realizando sucção de mamadeira ou pacientes com redução patológica do fluxo salivar, apresentam quadros rampantes de cárie;

- **Acesso a flúor:** como será discutido no Capítulo 6, a presença de fluoreto nos fluidos bucais modifica o processo de desmineralização/remineralização, reduzindo a velocidade de progressão das lesões de cárie.

Dependendo da intensidade do desafio cariogênico, lesões de cárie poderão progredir e se tornar visíveis com semanas ou meses, ou permanecer em estágios subclínicos durante toda a vida do indivíduo **(FIG. 3.16)**.

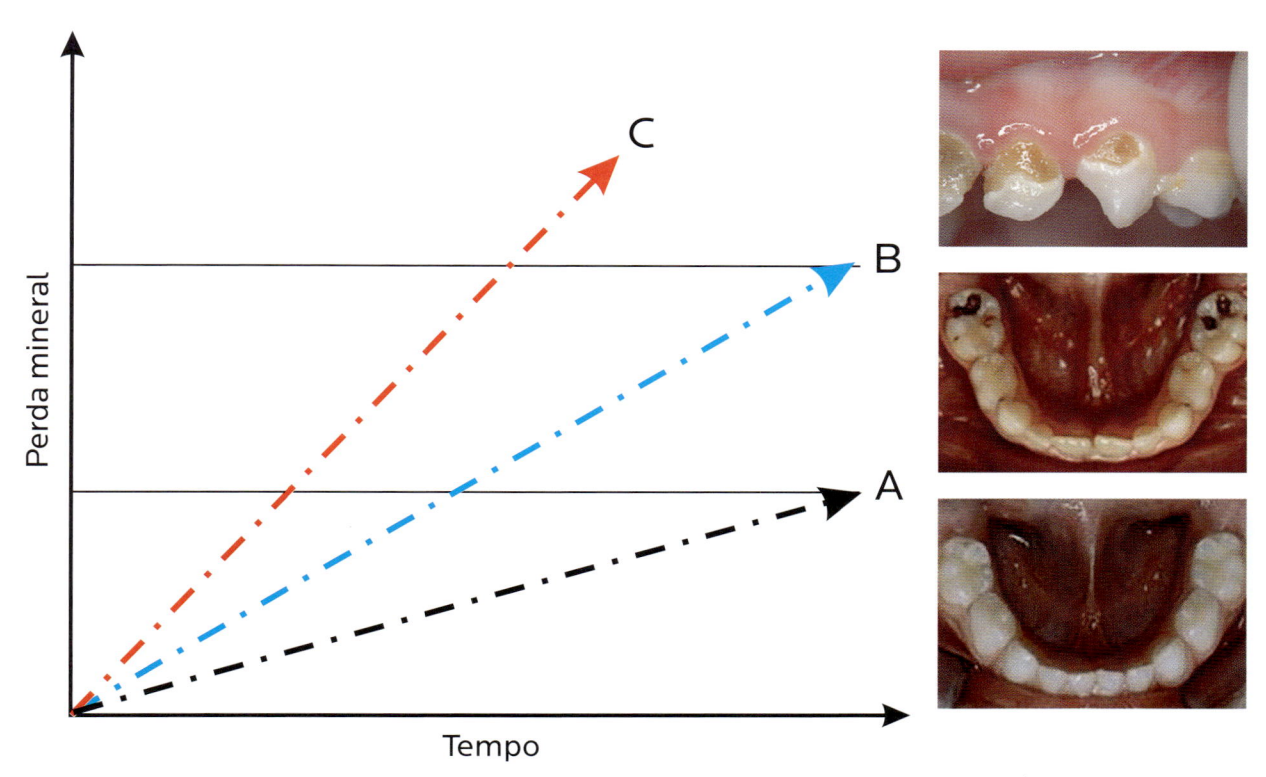

Figura 3.16 – Progressão de perda de mineral durante a vida de diferentes indivíduos ou populações (A = Lenta; B = Moderada e C = Rápida).
Fonte: Cury e Tenuta.[35]

4

Aspectos clínicos e histopatológicos da cárie dentária

Berenice Barbachan e Silva
Marisa Maltz

OBJETIVOS DE APRENDIZAGEM

- Conhecer, em níveis histológico e clínico, as modificações que ocorrem nos tecidos duros dos dentes, o processo de formação de lesão de cárie, bem como o processo de inativação ou paralisação da progressão da lesão
- Estudar as lesões oclusais e as lesões radiculares

A cárie dentária é resultado de um processo de interação entre o biofilme bacteriano, dieta cariogênica e os tecidos mineralizados dentais (Cap. 2). O desequilíbrio entre o processo biológico fisiológico de desmineralização e remineralização com predomínio do processo de desmineralização causará perda de mineral dos tecidos dentários com consequente formação de uma lesão, a lesão de cárie. Com o restabelecimento do equilíbrio, a perda mineral é interrompida promovendo a inativação ou paralização da lesão de cárie. Neste Capítulo, iremos discutir, em níveis histológico e clínico, as modificações que ocorrem nos tecidos duros dos dentes e as reações pulpares decorrentes:

- Do desequilíbrio do processo de desremineralização e consequente formação de lesão e;
- Do restabelecimento do equilíbrio, com interrupção da perda mineral e consequente inativação ou paralisação da progressão da lesão de cárie.

ESTÁGIOS INICIAIS DO DESENVOLVIMENTO DA LESÃO DE CÁRIE

A lesão de cárie coronária inicia-se no esmalte. O esmalte é considerado o tecido de maior dureza do corpo humano, apresentando em sua estrutura 96% de conteúdo mineral, na forma de cristais de apatita, e 4% de água e proteínas.

Os cristais de apatita encontram-se bem agregados, unidos, de forma diferenciada, em uma complexa organização estrutural, adquirindo uma configuração morfológica prismática ao microscópio óptico. Essas características estruturais e de composição permitem que este tecido resista a grandes forças mastigatórias e a contínuas agressões por ácidos provenientes dos alimentos e das bactérias. Apesar da alta justaposição cristalina, este tecido é permeável. Trocas iônicas ocorrem entre o esmalte e o ambiente da cavidade bucal (saliva e biofilme),

LEMBRETE

O esmalte é considerado o tecido de maior dureza do corpo humano.

sendo a substância líquida intracristalina a condutora destas trocas.[1]

Quando o dente é coberto por biofilme, e ocorre um desequilíbrio nas trocas iônicas entre o mineral do esmalte e o fluido do biofilme, observamos modificações morfológicas na estrutura do esmalte dentário. Alterações no esmalte dentário já foram observadas à luz da microscopia a partir da estagnação do biofilme cariogênico por aproximadamente uma semana. Histologicamente, a área de dissolução do esmalte é caracterizada pelo aumento da porosidade do tecido, formando uma área denominada de zona translúcida externa. Esta área apresenta profundidade de aproximadamente 20 a 100 μm. A dissolução expõe os processos de Tomes e envolve o interior das periquemáceas, onde o conteúdo orgânico é menor. Essas perdas de substância ocorrem ao redor e no interior dos prismas de esmalte que apresentam diferentes graus de dissolução. Nesse momento, a lesão não é evidenciada clinicamente. Na observação ultraestrutural, os cristais de apatita diminuem de tamanho, aumentando os espaços entre eles, que são preenchidos por água e proteínas.[2-4]

Após duas semanas sem a remoção de biofilme, observam-se modificações estruturais no esmalte mais pronunciadas. A erosão da superfície é caracterizada por microcavidades e porosidade aumentada (FIG. 4.1). Uma lesão de subsuperfície apresenta-se mais pronunciada logo abaixo de uma camada superficial menos desorganizada. As alterações já podem ser evidenciadas clinicamente após limpeza e secagem da superfície dental. Pequenas perdas de mineral são evidenciadas somente após secagem da superfície do esmalte (FIG. 4.2). A necessidade da secagem da superfície dentária se dá por um fenômeno óptico determinado pelos diferentes índices de refração das estruturas envolvidas. O índice de refração do cristal de hidroxiapatita é de 1,62, o da água é de 1,3 e o do ar é de 1,0. Quando a lesão é inicial, pequena quantidade de água permanece entre os cristais. Como o índice de refração da água é semelhante ao da hidroxiapatita, fica difícil detectar a área afetada. É necessário secarmos a superfície e, consequentemente, substituir a água pelo ar, que possui o índice de refração diferenciado em relação ao do cristal de hidroxiapatita. No desenvolvimento da lesão e consequente aumento da quantidade de água, a diferença entre os índices de refração da hidroxiapatita e da água permite a visualização da lesão. Este conhecimento é utilizado pelo Índice de Detecção de Lesões de Cárie (ICDAS),[5] que atribui graus diferentes para as lesões que necessitam de secagem, considerando-as o primeiro estágio a ser visualizado clinicamente (ver Cap. 2).

Com o desenvolvimento da lesão, observa-se um gradativo aumento de porosidade subsuperficial, com uma camada superficial de aproximadamente 3 a 9 μm, menos porosa e mais mineralizada. Após 3 a 4 semanas sob biofilme, o esmalte apresenta extensa perda mineral com evidências clínicas de perda das periquemáceas e irregularidades na superfície. Os espaços intercristalinos apresentam-se mais alargados, determinando um aumento ainda maior da porosidade. Clinicamente, a lesão pode ser observada facilmente sem necessidade de secagem (FIG. 4.3).

A zona superficial, apesar de ser mais mineralizada, apresentando cristais com diâmetros maiores, está longe de ser intacta. Apresenta erosão em diferentes estágios de dissolução, mostrando-se porosa e frágil (FIG. 4.4).

Os cristais do esmalte hígido possuem aproximadamente 40 nm de diâmetro, e a porosidade do tecido sadio é de 0,1%. O acúmulo de biofilme cariogênico sobre estes cristais vai ocasionar diminuição do tamanho dos cristais e aumento de porosidade do tecido. Esta primeira zona da lesão de cárie, como descrito acima, é a **zona translúcida**. Com a intermitência no processo de desremineralização, a camada mais superficial da lesão sofre processo de remineralização fazendo com que os cristais aumentem de tamanho (40 e 80 nm); entretanto, a porosidade desta zona é maior do que a do esmalte hígido (> 1%). Esta camada é denomi-

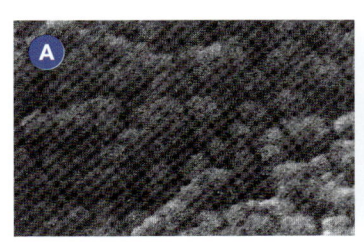

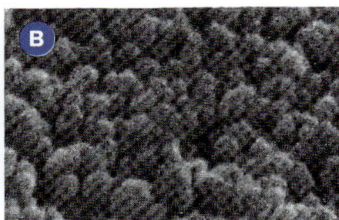

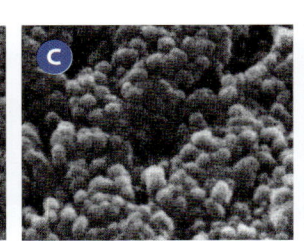

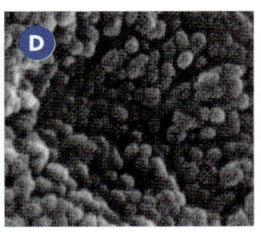

Figura 4.1 – Microscopia eletrônica de varredura mostrando o esmalte hígido com os cristais unidos e justapostos (A e B); e lesão inicial de cárie mostrando os cristais desagregados com espaço maior entre eles (C e D).
Fonte: Holmen e colaboradores.[4]

> **ATENÇÃO**
>
> Para se estabelecer um bom diagnóstico de cárie dentária, a superfície dental deve estar absolutamente limpa e seca para que sejam evidenciadas as lesões em estágio bem inicial.

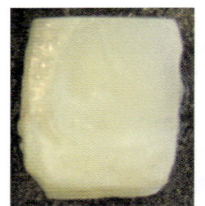

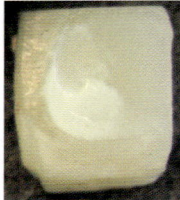

Figura 4.2 – Bloco de esmalte com lesão não cavitada de cárie sem secagem e após secagem por 5 segundos.

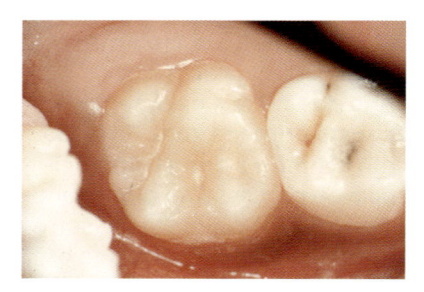

Figura 4.3 – Lesão não cavitada observada clinicamente sem necessidade de secagem. A lesão apresenta-se esbranquiçada, opaca e rugosa.

Figura 4.4 – Microscopia eletrônica de varredura de lesão proximal apresentando zona superficial com marcada erosão nas áreas das periquemáceas, expondo prismas em diferentes estágios de dissolução.
Fonte: Holmen e colaboradores.[4]

nada de **zona superficial**. Com a continuação do processo de desremineralização, a zona translúcida vai se internalizando acabando por se constituir na zona mais interna da lesão. No decorrer do processo ocorre a formação de mais duas zonas: a **zona do corpo da lesão** e a **zona escura**.

O corpo da lesão possui cristais que variam de 10 a 30 nm de diâmetro e volume de poros de 10 a 25%. No processo intermitente de desremineralização, quando o pH da lesão torna-se mais básico, os íons minerais decorrentes do processo de desmineralização precipitam, e os cristais aumentam de tamanho. Esta zona com cristais que variam de 50 a 100 nm é denominada de **zona escura**, apresentando porosidade de 2 a 4%. A zona translúcida possui cristais com diâmetro aproximado de 30 nm e porosidade de 0,1% (FIG. 4.5). Apesar da maior porosidade, devido à redeposição de minerais, os cristais podem ter tamanhos maiores ou menores que os cristais do esmalte normal.

Segundo as características apresentadas pelas zonas, é possível afirmar que as associadas aos episódios de remineralização seriam as camadas superficiais e a escura (cristais de maior diâmetro), e as zonas associadas à desmineralização seriam as de corpo de lesão e translúcida (cristais de menor diâmetro).

Em lesões de evolução lenta, é possível observar alternância entre várias zonas escuras e translúcidas, demonstrando os vários episódios de desmineralização e remineralização durante o processo da doença.

Teorias explicam o porquê da manutenção desta camada superficial mais mineralizada com a lesão ocorrendo na subsuperfície. Uma delas seria a de que um grupo de proteínas salivares ricas em prolina seriam inibidoras da desmineralização. Sendo macromoléculas, estas proteínas não alcançariam as camadas mais profundas da lesão e teriam ação somente sobre a camada superficial. Além disso, tais proteínas têm também a função de impedir a precipitação espontânea de fosfato de cálcio, impedindo o crescimento dos cristais na superfície do esmalte. Outro provável mecanismo seria o processo químico dinâmico que ocorre na interface fluida do esmalte que permite a troca ativa e rápida com os elementos do meio.[1] Quando baixa o pH e consequentemente há a desmineralização do esmalte dentário, ocorre a desmineralização dos cristais mais solúveis. Entretanto, quando o pH do meio tende a voltar ao pH neutro, ocorre a precipitação de cristais com índice de solubilidade menor. Este processo de des-remineralização faz a camada superficial ficar mais resistente a novos processos de desmineralização. O ácido gerado pelas bactérias do biofilme penetra no interior da lesão por meio dos poros da camada superficial, ocorrendo desmineralização da camada mais interna da lesão. O flúor interfere de maneira decisiva neste processo, como discutido no Capítulo 2.

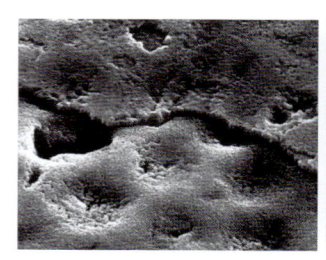

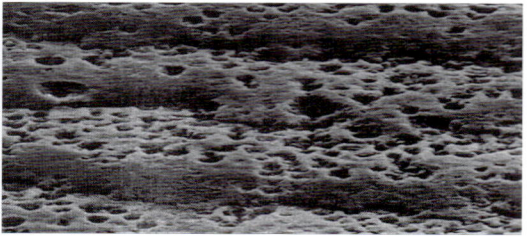

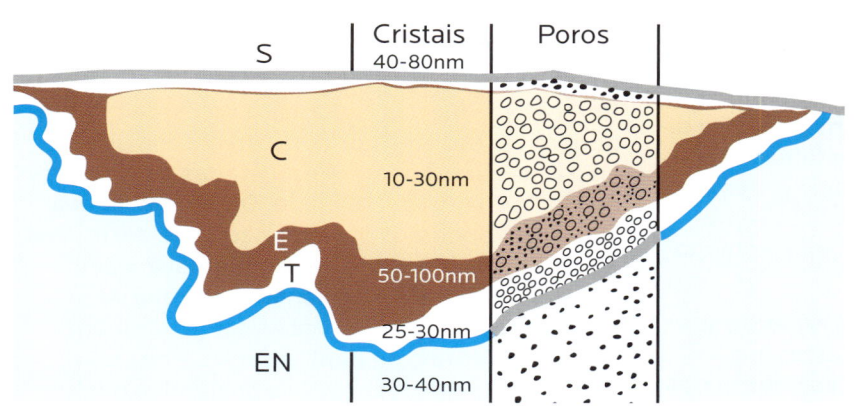

Figura 4.5 – Esquema de lesão de cárie de esmalte mostrando zonas diferenciadas, caracterizando o tamanho dos cristais e poros.
Fonte: Consolaro.[6]

> **ATENÇÃO**
>
> Deve-se ter cuidado ao sondar uma superfície dental que apresente lesão de cárie. A zona superficial da lesão é frágil, porosa e com alteração na subsuperfície, sendo assim, pode facilmente se romper na pressão aplicada na sondagem, formando cavidades.

Nos primeiros estágios das alterações decorrentes da doença cárie (desmineralização) no esmalte já se observa os seus efeitos na dentina. Existe uma reação em cadeia como resposta ao dano em todo o órgão dental. Quando a agressão se dá inicialmente na superfície do esmalte, o líquido intercristalino transmite o dano ao tecido dentinário que responde prontamente. As primeiras reações observadas são inflamação pulpar **(FIG. 4.6)** e esclerose da dentina **(FIG. 4.7)**. A **FIGURA 4.6** mostra em (a) a zona de polpa com odontoblastos alongados em dentes hígidos e em (b e c) a polpa reagindo à evolução de doença cárie em lesões sem cavidade. Os odontoblastos tornam-se cuboides e apresentam-se cada vez em menor número. A zona de pré-dentina é reduzida drasticamente. A zona acelular bem definida na polpa dentária normal desaparece como resposta ao dano.[7] Também se observa na matriz dentinária um aumento crescente na proporção de proteínas responsáveis pelos processos de mineralização dentinária, por exemplo, colágeno tipo I, fosfoforina e sialoproteína dentinária. A sintetização ativa destes elementos está relacionada à formação de novo tecido dentinário com o objetivo de reparar o dano.[8] A esclerose ou obliteração dos túbulos dentinários tem o objetivo de bloquear o dano à polpa dentária **(FIG. 4.7)**. Ela já é observada quando a lesão de cárie (processo de desmineralização) atinge a metade da espessura do esmalte. Esta esclerose tubular pode ser resultado tanto da mineralização inicial do espaço intertubular seguido da calcificação do processo odontoblástico como pode ser uma calcificação inicial intracitoplasmática seguida de uma mineralização periodontoblástica secundária. Para que ocorra a esclerose, é necessário que existam odontoblastos vitais. Por vezes, a doença mostra-se bastante agressiva e progride com intensidade e rapidez, provocando a morte do odontoblasto e impedindo a esclerose dentinária.

É importante o registro de que este fenômeno é bastante localizado, ou seja, a região de dentina afetada corresponde exatamente à área de esmalte envolvida pela doença **(FIG. 4.8)**. O primeiro prisma de esmalte atingido pela doença determina a área mais antiga da lesão que se localiza na região do início do acúmulo de biofilme (a região central do biofilme corresponde à região central da lesão).

Quando a lesão (tecido desmineralizado) alcança a junção amelodentinária, ocorrem os primeiros sinais de desmineralização da dentina, mesmo ainda sem a presença da cavidade de cárie **(FIG. 4.9)**. Outra reação que pode ser observada desde estes primeiros estágios de

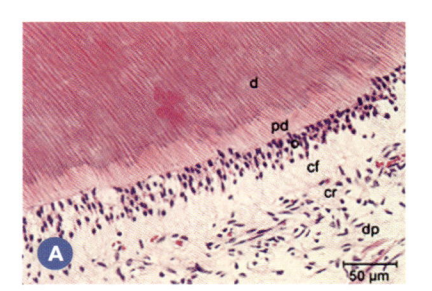

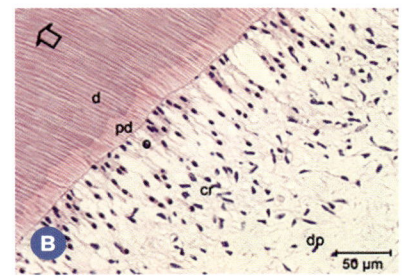

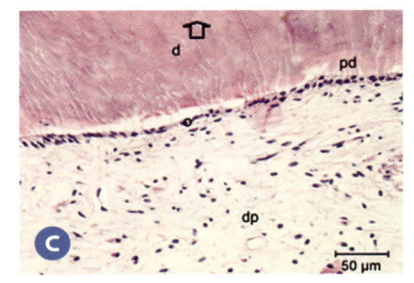

Figura 4.6 – Cortes histológicos de região de polpa dental em dente hígido (A) e lesões de cárie sem cavidade (B e C). (A) Polpa íntegra, odontoblastos alongados, zona acelular e rica em células evidentes; (B) odontoblastos cuboides e em menor número, a zona de pré-dentina está reduzida, ausência de zona acelulares; (C) quase ausência da pré-dentina, pseudo-odontoblastos, menor número de células.
Fonte: Lee e colaboradores.[7]

desmineralização em dentina, ainda sem a presença de cavidade, é a formação de dentina terciária na área da região afetada. Este tecido é formado internamente na região da polpa com o objetivo de afastar o dano do tecido pulpar. Este fenômeno pode ocorrer em caráter de cronicidade e, desta forma, esta dentina possui características semelhantes à dentina original, inclusive apresentando estrutura tubular.

Em uma lesão de evolução rápida, pode ocorrer perda de odontoblastos, e a dentina terciária poderá ser produzida por células semelhantes a odontoblastos (pseudo-odontoblastos). Neste caso, poderá não haver a formação de estrutura tubular e, pela rapidez de sua produção, conter em seu interior a inclusão de células pulpares. O importante é que, independentemente da sua estrutura, o tecido neoformado será um aliado na manutenção de uma polpa vital.

A cavidade de cárie pode ser decorrente da porosidade crescente dos tecidos dentários, esmalte e dentina. Geralmente, quando ocorre este desmoronamento de superfície, estamos diante de uma lesão (área desmineralizada) que já envolve a maioria da espessura de esmalte, algumas vezes, inclusive, envolve a dentina superficial (FIG. 4.9).

Por meio da técnica histológica de descalcificação, podem ser observadas zonas distintas e diferenciadas nas áreas de dentina afetadas pela doença após a formação da cavidade. Do interior para a superfície podemos observar: zona de desmineralização profunda, zona de desmineralização superficial e, mais externamente, a zona de destruição e desorganização total ou também chamada de zona de peptonização. Pode-se imaginar que na doença cárie os túbulos dentinários tomam um formato de cone com a base voltada para a superfície, perdendo seu paralelismo inicial característico da dentina saudável. Imediatamente vizinha à base do "cone" está a zona de peptonização, que é simplesmente material orgânico amorfo eosinófilo sem organização nenhuma, apresentando-se solto sem estar preso à estrutura. Dentro dos túbulos dentinários envolvidos pela lesão de cárie podem ser observados microrganismos. A camada de desmineralização superficial é a de mais fácil detecção. É a que possui os túbulos com o maior diâmetro. A camada de desmineralização profunda pode ser identificada se comparada à dentina normal, pois

Figura 4.7 – Esquema mostrando a esclerose com o fechamento total dos túbulos dentinários encurtando os prolongamentos dos odontoblastos.
Fonte: Consolaro.[6]

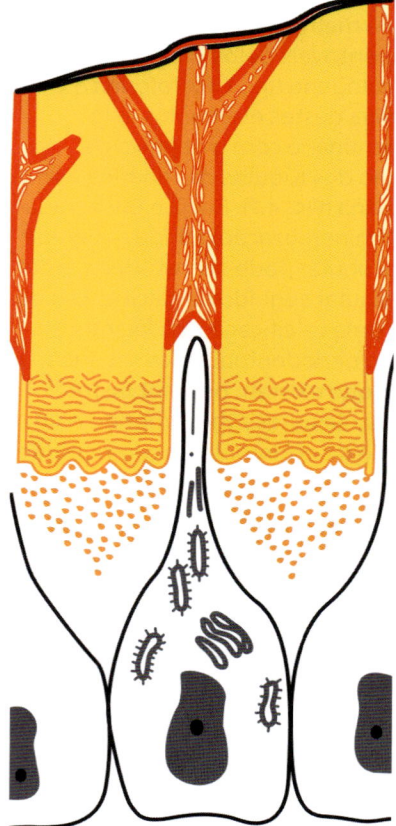

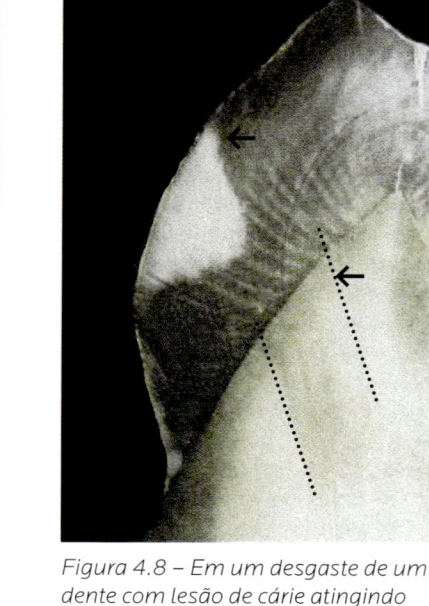

Figura 4.8 – Em um desgaste de um dente com lesão de cárie atingindo esmalte pode-se observar que as reações dentinárias, no caso a esclerose, ocorrem na região imediatamente relacionada à área que abrange a lesão de cárie, mostrando uma reação especificamente regionalizada.
Fonte: Bjørndal.[9]

Cariologia: Conceitos Básicos, Diagnóstico e Tratamento Não Restaurador

as suas alterações são mais sutis, apresentando os túbulos ligeiramente mais largos do que os da dentina normal (FIG. 4.10).

Clinicamente, alguns autores subdividem a dentina cariada em dentina infectada e dentina contaminada. A dentina infectada engloba a zona de peptonização e a zona de desmineralização superficial, e a dentina contaminada engloba a zona de desmineralização profunda e a zona de dentina hipermineralizada (esclerose de túbulos).

INVASÃO BACTERIANA

A lesão de cárie é resultado da produção de ácido decorrente de um específico biofilme bacteriano dito cariogênico. Este biofilme acumula-se sobre a superfície dentária por um certo período de tempo, provocando a desmineralização dos tecidos duros dentais. Tais bactérias penetram na estrutura porosa da lesão, mesmo em lesão sem a presença de cavidade (FIG. 4.11). A penetração bacteriana pode ocorrer tanto no esmalte como na dentina. Quando ocorre a quebra da camada superficial e a formação de cavidade, aumenta a quantidade de bactéria no interior da lesão. Quando a cavidade atinge a dentina, há penetração de bactérias nos túbulos dentinários.

LEMBRETE

Lesões sem cavidade e lesões com presença de cavidade apresentam bactérias no seu interior. A presença de bactéria no interior das lesões não impede a sua inativação, uma vez que o biofilme externo pode ser controlado.

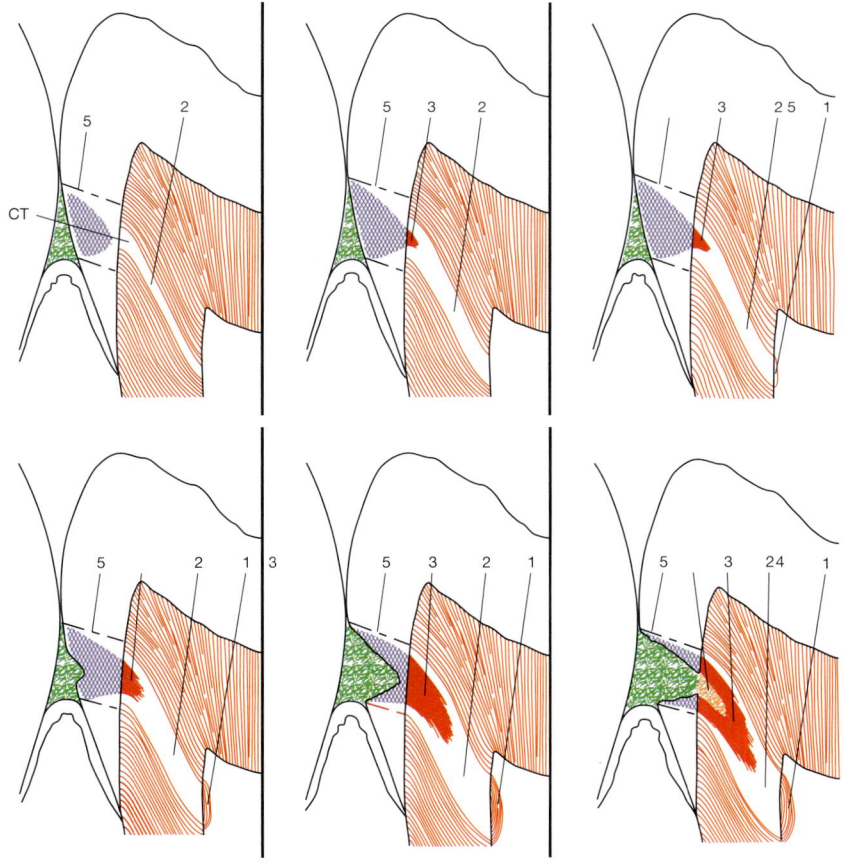

Figura 4.9 – Esquema dos estágios da progressão da lesão de cárie. 1. Dentina terciária; 2. Esclerose dentinária; 3. Zona de desmineralização; 4. Zona de destruição e invasão bacteriana; 5. Direção dos prismas atingidos pela lesão.
Fonte: Bjørndal.[9]

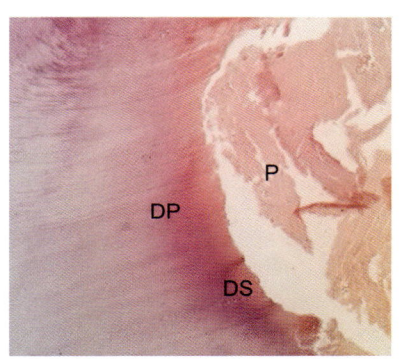

Figura 4.10 – Lesão de cárie em dentina em técnica de descalcificação, mostrando zona de peptonização ou desorganização total (P), zona de desmineralização superficial (DS) e zona de desmineralização profunda (DP).

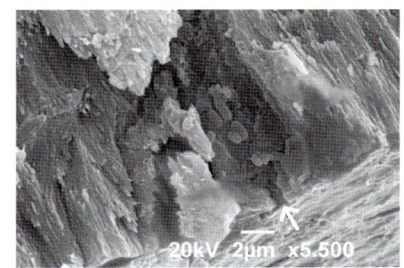

Figura 4.11 – Microfotografia apresentando invasão bacteriana em uma lesão ativa sem cavidade em esmalte. A seta preta indica a possível via de acesso do exterior para o interior percorrida pelas bactérias. Bactérias localizadas dentro das lacunas (seta branca).
Fonte: Parolo e Maltz.[10]

Imagens histológicas típicas de cárie em dentina mostram a dentina afetada pela lesão com os túbulos dentinários completamente preenchidos por inúmeros microrganismos (FIG. 4.12). Esta presença de microrganismos no interior do tecido foi sempre relacionada à doença em progressão e à necessidade de intervenção restauradora. Entretanto, a invasão bacteriana não pressupõe progressão de doença, uma vez que o biofilme externo é controlado (FIG. 4.13).

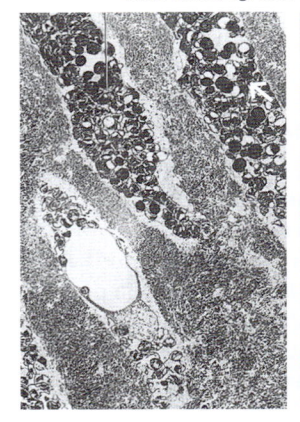

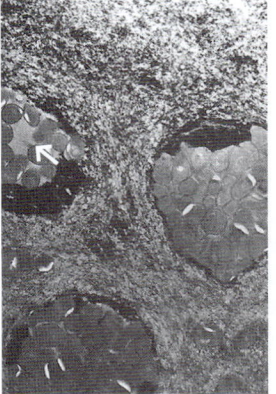

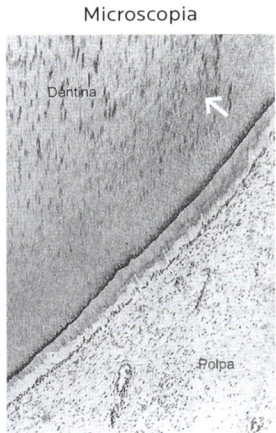

Figura 4.12 – As setas mostram bactérias no interior dos túbulos dentinários à esquerda em maior aumento na técnica de eletromicrografia de transmissão, e à direita em menor aumento em microscopia óptica.
Fonte: Ten Cate.[11]

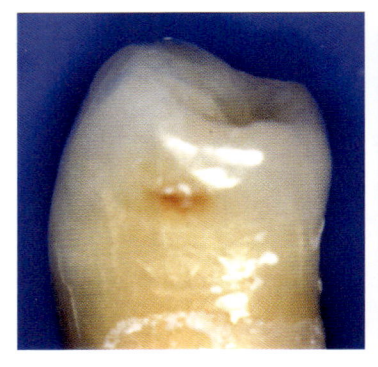

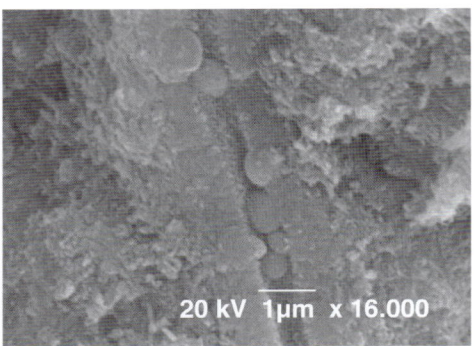

Figura 4.13 – Da esquerda para direita – fotografia clínica de dente extraído com lesão não cavitada inativa – microscopia eletrônica de varredura de bactérias (cocos) no interior da dentina tubular de lesão não cavitada inativa.
Fonte: Parolo e Maltz.[10]

CONTROLE DA LESÃO: COM OU SEM CAVIDADE

Quando as variáveis envolvidas na doença cárie são de alguma forma controladas, o processo de perda mineral (processo de cárie) tende a paralisar. Esta inativação promove o desgaste da camada porosa superficial e um polimento do tecido afetado, resgatando uma camada interna de esmalte com maior resistência e menor porosidade. É também evidenciada uma reposição mineral. Estes dois processos, polimento e ganho mineral, ocorrem simultaneamente.[12] Na presença de flúor, a reposição mineral ganha qualidade na formação de um novo cristal mais resistente à dissolução ácida, a fluorapatita. Este cristal difere da hidroxiapatita pela substituição de oxidrilas por íons flúor presentes no meio. Esta maior resistência do tecido dentário, promovida pelos sucessivos processos de desremineralização, é evidenciada pela literatura já há algumas décadas.[13]

Outra observação importante advinda de análise da histopatologia, que pode ser transportada para o dia a dia do clínico, é a constatação da manutenção da zona de corpo de lesão mesmo quando se comprova a inativação clínica. Quando existe a inativação da lesão, ela se dá externamente (FIG. 4.14), não havendo uma reorganização completa do tecido. Esta situação pode provocar a manutenção da zona de corpo de lesão mesmo que, muitas vezes, apresente menor dimensão que a anterior. A manutenção desta região desorganizada promove, com frequência, áreas radiolúcidas em radiografias *bite-wings* utilizadas para investigação de cáries. Tal constatação exige do cirurgião-dentista uma visão integral do paciente, focalizando sua atividade de doença com o recurso do exame radiográfico como um auxiliar apenas de um diagnóstico clínico apurado.

Cariologia: Conceitos Básicos, Diagnóstico e Tratamento Não Restaurador

Em um experimento realizado *in situ*, foi demonstrada a diferença de resistência tecidual quando se comparam blocos de esmalte que nunca foram desmineralizados com o que já foram submetidos a episódios de desremineralização.[14] Neste estudo, blocos de esmalte foram submetidos a: (1º período) 21 dias de desmineralização devido ao acúmulo de biofilme; (2º período) 30 e 75 dias de inativação da lesão (escovação com dentifrício fluoretado); (3º período) 21 dias adicionais de desmineralização: blocos hígidos, blocos desmineralizados e blocos com lesão inativada. A TABELA 4.1 apresenta a microdureza Knoop dos blocos nos diferentes tratamentos. Após o 1º período, todos os blocos apresentaram uma superfície esbranquiçada característica de lesão ativa, não cavitada. Depois do período de controle da lesão (2º período), as superfícies assumiram um aspecto brilhante e liso característico de lesão inativa. A dureza destes blocos aumentou; entretanto, não alcançaram valores iguais aos blocos hígidos. Os blocos com lesão inativa não apresentaram diminuição de dureza superficial quando submetidos a um novo período de desmineralização (3º período) e, após o mesmo desafio cariogênico, apresentaram dureza superficial semelhante aos blocos hígidos. Os resultados mostraram que, embora lesões não cavitadas provavelmente levem anos para atingir níveis de microdureza semelhantes ao esmalte hígido, isso não implica que especial cuidado, além dos normalmente implementados para superfícies hígidas, deva ser dispensado.[15]

Esses processos físico-químicos que alteram os tecidos dentais, mencionados anteriormente, assumem características especiais nas superfícies dentais oclusais e radiculares, descritas a seguir.

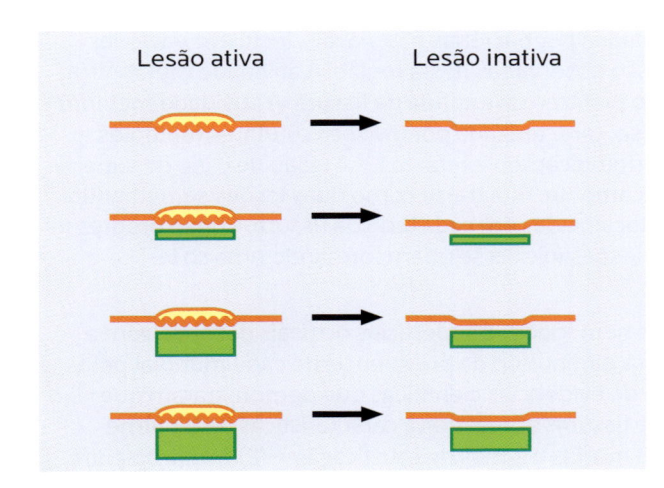

Figura 4.14 – O diagrama mostra, à esquerda, lesões de cárie de esmalte, sem cavidade com grau crescente de evolução, demonstrando irregularidade de superfície e lesão subsuperficial. A sequência da direita mostra estas mesmas lesões após a inativação. Observa-se o polimento da região superficial, o processo de mineralização desta região e a manutenção do corpo da lesão.
Fonte: Thylstrup e colaboradores.[16]

TABELA 4.1 — **Microdureza superficial Knoop de blocos de esmalte submetidos a diferentes tratamentos (Des = desmineralização; Des + Re = desmineralização + remineralização)**

Tratamento 1	Média ± DP	Tratamento 2	Média ± DP
Inicial	307,07 ± 14,81	Des	170,40 ± 21,08
Des	162,61 ± 33,51	Des	155,97 ± 21,61
Des + Re	279,79 ± 23,08	Des	265,20 ± 21,35

LESÕES OCLUSAIS

As lesões de superfície oclusal são as mais prevalentes. Atualmente, quando se registra uma diminuição drástica na prevalência da doença cárie no mundo, a concentração das lesões remanescentes na superfície oclusal torna-se ainda mais evidente.

Quando a prevalência de cárie era maior, antes do acesso disseminado ao flúor, quase a totalidade das superfícies oclusais desenvolviam lesões de cárie. Acreditava-se que a anatomia complexa, compreendendo um sistema de fóssulas e fissuras estreitas,

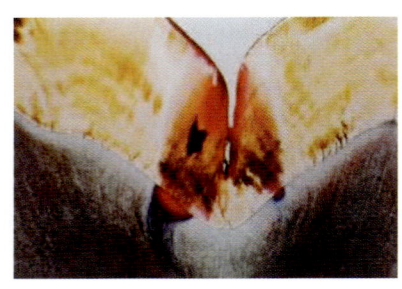

Figura 4.15 – Histopatologia de lesão de superfície oclusal, demonstrando o início da lesão como duas lesões de superfície lisa nos dois lados da fissura.
Fonte: Mortimer.[17]

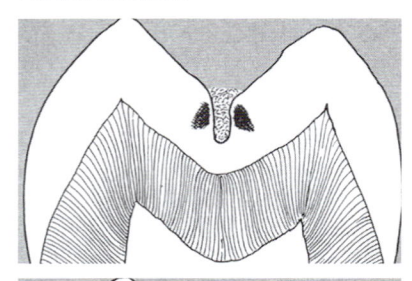

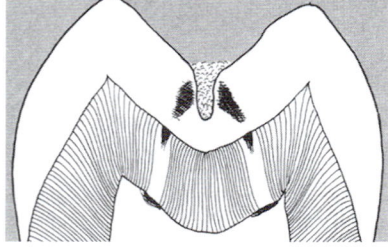

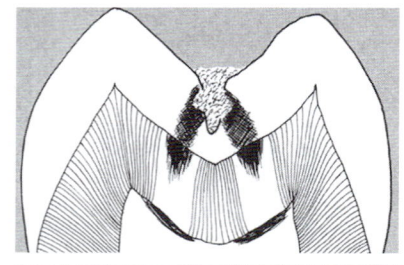

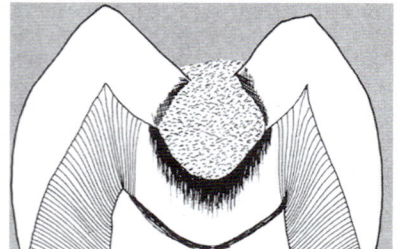

Figura 4.16 – Progressão da lesão de cárie oclusal, iniciando por duas lesões separadas na entrada da fissura que progridem e acabam por se unir em uma lesão única, progredindo até o desmoronamento da estrutura porosa com a formação da cavidade.
Fonte: Fejerskov e Thystrup.[14]

impedia o controle total do biofilme, levando, obrigatoriamente, ao desenvolvimento da doença.

A afirmação de que 99% das superfícies oclusais iriam necvessariamente cariar acompanhou os pesquisadores e clínicos por um período longo de tempo, levando a um determinado tipo de posicionamento terapêutico. Decorrentes do entendimento da não possibilidade de controle desta superfície em relação à doença, as alternativas apresentadas pela profissão odontológica para controle das superfícies oclusais foram as elencadas a seguir e todas elas tinham como objetivo possibilitar o controle do biofilme:

- Transformação das fissuras em sulcos;
- Restaurações preventivas;
- Selantes de fóssulas e fissuras.

O raciocínio que levava os pesquisadores, até a década de 80, a considerar a superfície oclusal não passível de controle em relação à cárie era baseado nas áreas inacessíveis à limpeza, como o fundo das fissuras. Evidências científicas comprovaram que o biofilme do fundo das fissuras é composto em sua maioria por bactérias não viáveis, inclusive bactérias mortas calcificadas são observadas nesta região. A atividade metabólica maior encontra-se no biofilme da entrada da fissura. A atividade metabólica bacteriana é intensa, caracterizada por divisões celulares múltiplas e microrganismos morfologicamente intactos.[18] A lesão de cárie de superfície oclusal, histologicamente, mostra-se como duas lesões semelhantes às de superfície lisa localizadas em cada lado da fissura. Com o progresso da lesão, estas duas lesões iniciais se unem formando uma só lesão (FIGS. 4.15/4.16).

A observação de que nem todas as superfícies oclusais desenvolvem a doença cárie (devido à diminuição da prevalência de cárie mundial pelo acesso a fluoretos) e de evidências científicas que demonstraram que (1) o biofilme no fundo de fissuras apresentava características de biofilme inativo com bactérias mortas e zonas de calcificação e (2) a relação entre acúmulo de biofilme em zonas passíveis de controle e cárie oclusal[4] vem modificando a forma de pensar e agir em relação ao controle de cárie nesta superfície.[1]

> A superfície oclusal é a superfície que apresenta a maior prevalência de cárie, entretanto esta superfície é passível de controle. A redução da cárie é bastante evidente; no Brasil, o último levantamento oficial demonstra 44% de indivíduos livres de cárie na população de 12 anos de idade.

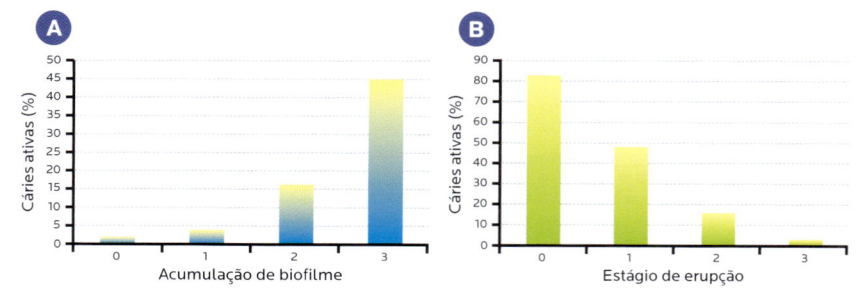

Figura 4.17 – Proporção de lesões de cárie ativas de acordo com o acúmulo de biofilme (A) e o estágio de erupção (B).
Fonte: Thylstrupe colaboradores.[16]

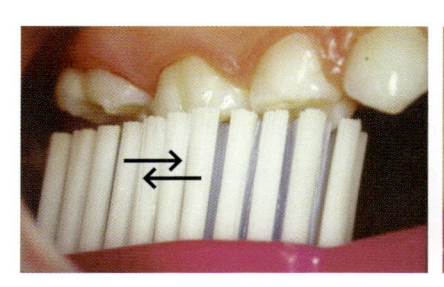

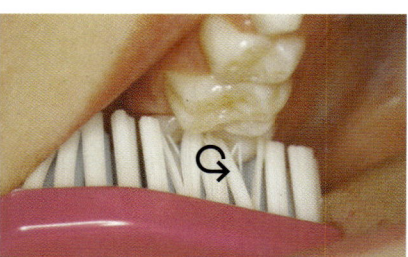

Figura 4.18 – Fotos demonstrativas do cuidado ao higienizarmos superfícies oclusais de dentes em erupção. Para que as cerdas da escova toquem na superfície oclusal, devem ser feitos movimentos de lateralidade que possibilitem o alcance.
Fonte: Carvalho e colaboradores.[19]

Além da retenção natural de biofilme que a anatomia da superfície oclusal oferece, existe uma constatação de que o período eruptivo torna-se ainda mais crítico para a prevalência de doença neste sítio (FIG. 4.17).[20] Para que o biofilme torne-se cariogênico e produza a quantidade necessária de ácido para induzir o processo de doença, é essencial um ambiente relativamente protegido. Este biofilme necessita não ser perturbado ou receber qualquer interferência por um certo período de tempo. Esta proteção ocorre quando a superfície oclusal não entrou ainda em oclusão e as forças mastigatórias ainda não começaram a perturbar o biofilme. Além das forças da oclusão não estarem atuando, este período é caracterizado por uma higienização deficiente, pois estas superfícies encontram-se em infraoclusão, abaixo da linha da oclusão. Cuidados especiais de higiene são necessários durante este período (FIG. 4.18). A estagnação do biofilme sobre a superfície oclusal do dente até a sua completa oclusão é a maior responsável pela alta prevalência de cárie desta superfície. As lesões de superfície oclusal, em sua maioria, iniciam neste período. Existe evidência de inativação do processo de cárie em várias superfícies oclusais quando o dente atinge a oclusão completa. Quando a superfície oclusal encontra a superfície do dente antagonista, a força mastigatória passa a atuar como fator de remoção natural do biofilme, além de a higienização tornar-se mais facilitada. A função mecânica mastigatória compreende o toque dos dentes, movimentos musculares, de lábio e também os mecanismos que envolvem a função de deglutição.[1]

O biofilme pode sofrer processo de calcificação. A formação de cálculo está relacionada com processo de deposição mineral (ver Cap. 2). A presença de cálculo na superfície oclusal pode ser considerada um selamento biológico, e ele não necessariamente tem de ser removido.

LESÕES RADICULARES

Quando a retração da gengiva ocorre por trauma, doença periodontal ou pelo processo fisiológico do envelhecimento, e consequente exposição da porção radicular, esta superfície pode também ser envolvida no processo da doença cárie. A lesão radicular inicia-se no cemento progredindo rapidamente para a dentina. As diferenças na resposta ao dano da superfície oclusal da superfície radicular são diversas, uma vez que o cemento é um tecido com menor espessura e conteúdo mineral do que o esmalte.

Algumas características morfológicas da porção radicular exposta contribuem para o desenvolvimento em superfície da doença. A porção dental adjacente à margem gengival já é por si só uma área de estagnação de biofilme, seja esta superfície dental recoberta por esmalte ou por cemento. Quando ocorre a exposição da raiz, os locais no cemento onde o sistema de fibras de Sharpey se inseriam para garantir a sustentação do dente no sistema que compõem a membrana periodontal, constituem-se canais que permitem a penetração facilitada dos microrganismos. Além disso, a invasão bacteriana lateral ocorre nas camadas incrementais do cemento, locais de maior material orgânico (FIG. 4.19).

A lesão em seus primeiros estágios clínicos apresenta-se como pequenas áreas amareladas ou marrom claro e bem definidas. A lesão pode ser única ou subdividida em várias pequenas lesões. Na sondagem, as lesões ativas apresentam tecido amolecido, e as lesões inativas são pigmentadas e endurecidas.[21] Devido às características morfológicas da porção radicular, a progressão da doença ocorre de uma maneira mais lateral do que profunda, e rapidamente o tecido cementário é destacado da estrutura, expondo a dentina. Histologicamente, observa-se também, a exemplo da lesão em esmalte, uma área de lesão subsuperficial com a presença de cristais maiores na região superficial (FIG. 4.20). Com o progresso da lesão da superfície radicular, e a exposição da dentina, a lesão passa a apresentar as mesmas características morfológicas da lesão em dentina já descritas.

As lesões de cárie radicular podem ser inativadas por meio do controle dos fatores responsáveis pela doença. Com uma mudança nas condições do meio bucal, pode resultar em um depósito de mineral no interior do biofilme (formação de cálculo). Assim, o cálculo pode cobrir áreas de lesão de cárie paralisadas (FIG. 4.21).

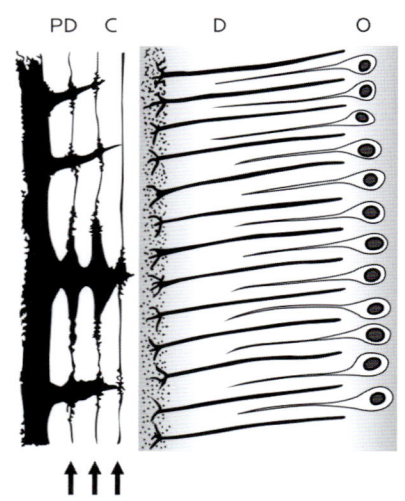

Figura 4.19 – Esquema demonstrando a placa dental (PD), ou biofilme depositado sobre o cemento, e sua penetração pelos caminhos deixados pelas antigas inserções das estrias de Retsius e o espalhamento lateral das camadas aposicionais de formação deste tecido, regiões de menor resistência pelo seu maior conteúdo orgânico. C, cemento; D, dentina; O, odontoblastos.
Fonte: Consolaro.[6]

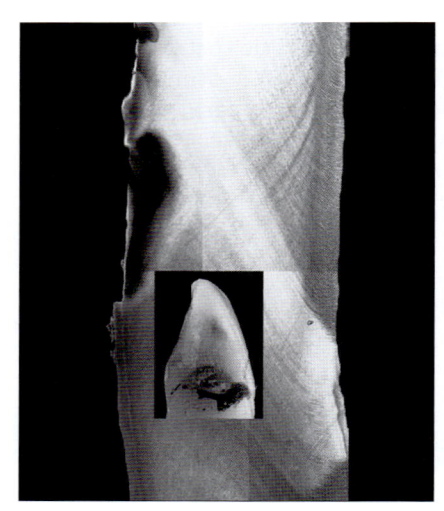

Figura 4.20 – Corte histológico que mostra lesão de cárie de cemento, demonstrando a presença de região superficial hipermineralizada cobrindo lesão subsuperficial. A área de lesão é demonstrada na imagem clínica sobreposta.
Fonte: Nyvad e Fejerskov.[21]

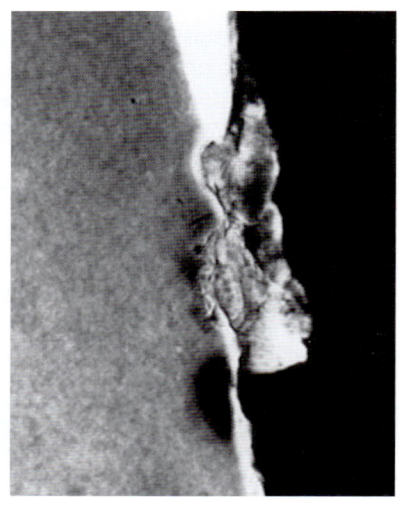

Figura 4.21 – Microradiografia demonstrando formação de cálculo (CA) sobre uma lesão radicular.
Fonte: Nyvad e Fejerskov.[21]

Epidemiologia da cárie dentária

Luana Severo Alves
Maurício dos Santos Moura
Sonia Groisman
Marisa Maltz

A epidemiologia pode ser definida como o estudo da distribuição e dos determinantes de estados ou eventos relacionados à saúde em populações específicas e a aplicação deste conhecimento no controle dos problemas de saúde.[1] Dois pressupostos fundamentam essa definição e, portanto, a epidemiologia em si: (1) as doenças, as condições de saúde e seus determinantes não se distribuem ao acaso na população; (2) o conhecimento desses fatores tem uma aplicação prática no controle e na prevenção das doenças e agravos à saúde.[2]

Para o adequado entendimento da epidemiologia da cárie dentária, a compreensão de alguns conceitos é de fundamental importância. Entre os conceitos básicos de epidemiologia aplicados ao estudo da cárie dentária, destacam-se os descritos a seguir.

PREVALÊNCIA: representa a proporção de indivíduos afetada por determinada doença, sendo, usualmente, expressa por um valor entre 0 e 100% **(FIG. 5.1)**. É obtida a partir de uma única coleta de dados, sendo uma medida característica de estudos transversais. No que concerne à cárie dentária, representa a proporção de pessoas com pelo menos uma lesão de cárie. O conceito de prevalência é capaz de distinguir indivíduos livres de cárie e aqueles afetados pela doença, entretanto, não é possível diferenciar indivíduos levemente e severamente afetados.

INCIDÊNCIA: representa a proporção de indivíduos que desenvolveu determinada doença em certo intervalo de tempo **(FIG. 5.2)**. É obtida a partir de duas coletas de dados, sendo uma medida característica de estudos longitudinais. Para ser considerado um caso incidente, o indivíduo deve apresentar-se livre da doença de interesse no momento da primeira coleta de dados, ou seja, em risco de desenvolvê-la. Assim como a prevalência, é, geralmente, expressa por valores entre 0 e 100%. No que se refere à cárie dentária, representa a proporção de indivíduos livres de cárie que desenvolveram pelo menos uma lesão de cárie ao longo do período de acompanhamento.

EXTENSÃO: representa o número de dentes (índice CPO-D) ou superfícies (índice CPO-S) afetados pela doença cárie em cada

OBJETIVOS DE APRENDIZAGEM

- Revisar conceitos básicos de epidemiologia aplicados ao estudo da cárie
- Conhecer critérios de detecção de cárie dentária e analisar seus impactos nas estimativas da doença
- Estudar a epidemiologia da cárie no mundo e na América Latina

$$\text{PREVALÊNCIA} = \frac{\text{N° de indivíduos com a doença em um determinado momento no tempo}}{\text{N° total de indivíduos estudados}} \times 100$$

Figura 5.1 – Fórmula para o cálculo da prevalência de determinada doença.

$$\text{INCIDÊNCIA} = \frac{\text{N° de novos casos durante o período de observação}}{\text{N° total de indivíduos em risco no período de observação}} \times 100$$

Figura 5.2 – Fórmula para o cálculo da incidência de determinada doença.

indivíduo. Esta medida resulta de uma contagem, sendo um número inteiro, que pode variar de 0 a 32 quando a unidade de medida é o dente, e de 0 a 148 quando a unidade de medida é a superfície. Em nível populacional, costuma-se calcular a média do índice CPO-D e CPO-S. O índice CPO será escrito em detalhes adiante.

SEVERIDADE: refere-se ao tipo de tecido dentário envolvido bem como à presença ou não de cavidade. De maneira geral, as lesões de cárie coronária podem ser classificadas em lesões não cavitadas, lesões cavitadas em esmalte e lesões cavitadas em dentina. Estas podem ainda ser classificadas de acordo com a sua atividade em ativas e inativas, conforme descrito nos Capítulos 4 e 7.

CRITÉRIOS DE DETECÇÃO DE CÁRIE DENTÁRIA

Diferentes critérios têm sido utilizados para a detecção da cárie dentária em estudos clínicos e epidemiológicos. Proposto inicialmente por Klein e Palmer[3] o índice CPO é recomendado pela Organização Mundial da Saúde (OMS) para uso em estudos epidemiológicos.[4] O componente C (cariado) é usado para registrar lesões de cárie não tratadas, o componente P (perdido) registra dentes perdidos ou com extração indicada por cárie, e o componente O (obturado) registra restaurações decorrentes do tratamento das cavidades cariosas.

O exame clínico é visual-tátil, realizado sob luz natural com a utilização de espelho bucal e sonda periodontal com extremidade arredondada (conhecida como sonda OMS). Pode-se utilizar gaze para remover o excesso de biofilme bacteriano e saliva, entretanto, este índice não preconiza a efetiva limpeza e secagem das superfícies dentárias. No índice CPO-D, a unidade de exame é o dente, mas há a possibilidade de se empregar a superfície dentária como unidade de exame, caso em que se adota a nomenclatura CPO-S.

Para a dentição decídua, a denominação utilizada é ceo-d ou ceo-s, e, neste caso, há uma particularidade no que concerne ao componente P. Enquanto no CPO registram-se tanto dentes extraídos quanto dentes com extração indicada por cárie, no ceo registram-se apenas os dentes com extração indicada, uma vez que é difícil determinar se um dente decíduo ausente foi extraído ou esfoliou naturalmente.

Uma das razões para o emprego da superfície dentária como unidade de exame é a utilização do índice em populações com baixa experiência de cárie. Quando o exame é realizado na dentição permanente, tanto a coroa quanto a raiz dentária são examinadas.

A principal desvantagem do índice CPO preconizada pela OMS é a não detecção de lesões não cavitadas, subestimando a real experiência de cárie das populações. Desta maneira, um número expressivo de indivíduos portadores de cárie é considerado livre da doença.

Entretanto, ele apresenta como vantagens o expressivo volume de dados já publicados, que oferecem relativa facilidade de comparação entre os estudos, maior reprodutibilidade e facilidade/rapidez de execução quando comparado com critérios de diagnóstico mais detalhados.[5]

Cariologia: Conceitos Básicos, Diagnóstico e Tratamento Não Restaurador

CPO-D médio = 2,25 | SiC = 4,7

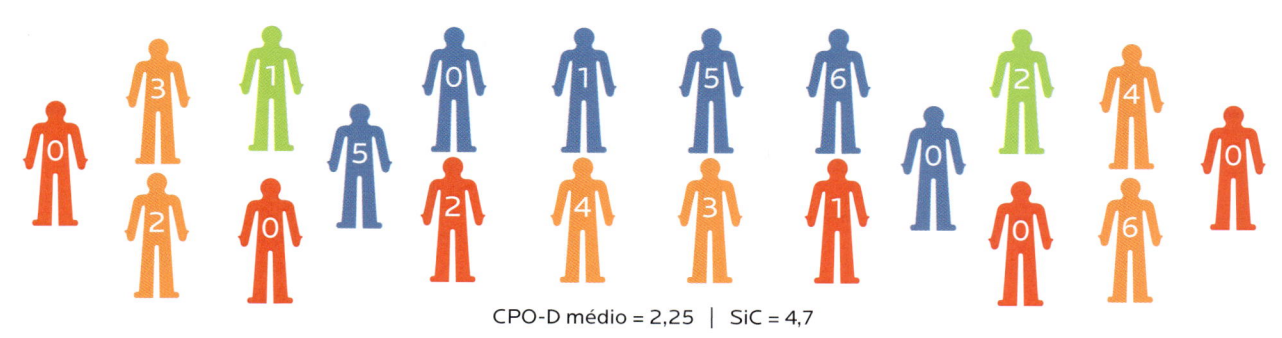

Figura 5.3 – Diferença entre o índice CPO-D médio e o Significant caries index (SiC) em uma população hipotética.

Em 1979, a OMS definiu um índice CPO-D ≤ 3 aos 12 anos de idade como a meta global para a saúde bucal no ano 2000. Passados 20 anos, a maioria dos países havia atingido esta meta como uma consequência da expressiva redução da experiência de cárie observada no mundo, como será discutido mais adiante neste Capítulo. Paralelamente à redução da experiência de cárie, outro fenômeno pôde ser claramente observado: os dentes afetados pela doença cárie passaram a se concentrar em uma proporção menor de indivíduos. Desse modo, atualmente, observa-se um pequeno grupo de indivíduos severamente afetados pela cárie dentária, caracterizando o fenômeno denominado **polarização**.

A partir destas modificações no padrão de ocorrência da cárie dentária (com muitos indivíduos livres de cárie ou pouco afetados pela doença), a OMS propôs um novo índice para basear suas metas, denominado Significant caries index (SiC).[6] Este índice corresponde ao CPO-D médio do terço dos indivíduos mais afetados pela cárie em uma população. O SiC pode ser entendido como uma variação do índice CPO-D que tem como objetivo dispensar mais atenção aos indivíduos mais doentes. A última meta global da OMS foi obter um índice SiC ≤ 3 aos 12 anos de idade no ano de 2015. A **FIGURA 5.3** exemplifica uma população hipotética composta por 20 indivíduos com diferentes índices CPO-D. Como pode ser observado, esta população teria atingido a meta da OMS se esta ainda fosse baseada no índice CPO-D, no entanto, o mesmo não aconteceria com a meta baseada no SiC. Isto acontece porque uma parte importante dos indivíduos é livre de cárie ou pouco afetada pela doença, embora exista uma parcela severamente afetada.

Com o avanço dos conhecimentos acerca da etiopatogenia da cárie dentária, modificações no critério padrão da OMS foram sugeridas para o registro do componente C do índice CPO. Inicialmente, as lesões não cavitadas ativas, brancas e opacas foram incluídas, caracterizando o chamado critério da OMS modificado.[7-10] A identificação destas lesões é importante quando se pretende utilizar os dados coletados em estudos epidemiológicos para o planejamento de estratégias de tratamento, uma vez que as lesões ativas requerem medidas de controle para conter sua progressão. Posteriormente, alguns estudos passaram a incluir também o registro das lesões não cavitadas inativas.[11-13] Apesar do registro de tais lesões, alguns autores não as incluem no cálculo do índice CPO do indivíduo por não demandarem tratamento.[12-13]

A necessidade de padronizar a detecção da cárie dentária em estudos clínicos e epidemiológicos, contemplando características clínicas como severidade e atividade, levou ao desenvolvimento de outros sistemas de classificação. Entre eles destacam-se o critério proposto por Nyvad e colaboradores,[14] que combina características de severidade e atividade em um único índice, e o ICDAS,[15] que inicialmente baseou-se apenas na severidade das lesões e, mais recentemente, propôs um critério adicional chamado LAA para ser combinado ao ICDAS na determinação da atividade das lesões.[16] É importante salientar que estes critérios não acrescentaram novidades importantes no que concerne ao diagnóstico clínico das lesões cariosas, mas sistematizam os critérios já utilizados em estudos anteriores.

CRITÉRIO DE NYVAD E COLABORADORES[14]

Este critério propõe a discriminação das lesões de cárie, de acordo com a presença ou não de cavidade, levando em consideração a sua atividade, conforme descrito no **QUADRO 5.1**. Ele preconiza que o exame clínico seja realizado após deplacagem da superfície dentária e utiliza a sonda da OMS para avaliação da textura da superfície.

QUADRO 5.1 — **Descrição do critério de detecção de cárie proposto por Nyvad e colaboradores[14]**

Escore	Diagnóstico	Descrição
0	Hígido	Translucidez e textura normais do esmalte.
1	Lesão de cárie ativa, com superfície intacta	Superfície do esmalte esbranquiçada/amarelada, opaca com perda de brilho; rugosa quando a sonda é gentilmente deslizada sobre a superfície; geralmente coberta por biofilme. Sem perda de substância detectável clinicamente. Superfície lisa: lesão de cárie tipicamente localizada próxima da margem gengival. Fossas e fissuras: fissura intacta; lesão se estende ao longo das paredes da fissura.
2	Lesão de cárie ativa, com descontinuidade da superfície	O mesmo critério do escore 1, com defeito de superfície (microcavidade) localizado somente em esmalte. Ausência de esmalte socavado ou assoalho amolecido detectável com sonda.
3	Lesão de cárie ativa, com cavidade	Cavidade em esmalte/dentina facilmente visível a olho nu; a superfície da cavidade se mostra amolecida à sondagem suave. Pode haver ou não envolvimento pulpar.
4	Lesão de cárie inativa, com superfície intacta	A superfície do esmalte apresenta-se esbranquiçada, acastanhada ou negra. O esmalte pode estar brilhante, liso e endurecido quando a sonda é deslizada gentilmente sobre a superfície. Ausência de perda de substância detectável clinicamente. Superfície lisa: lesão de cárie tipicamente localizada um pouco distante da margem gengival. Fossas e fissuras: fissura intacta; lesão se estende ao longo das paredes da fissura.
5	Lesão de cárie inativa, com descontinuidade da superfície	O mesmo critério do escore 4, com defeito de superfície (microcavidade) localizado somente em esmalte. Ausência de esmalte socavado ou assoalho amolecido detectável com sonda.
6	Lesão de cárie inativa, com cavidade	Cavidade em esmalte/dentina facilmente visível a olho nu; a superfície da cavidade pode estar brilhante e endurecida à sondagem, sob leve pressão. Sem envolvimento pulpar.
7	Superfície restaurada (sadia)	-
8	Superfície restaurada + lesão de cárie ativa	As lesões podem se apresentar cavitadas ou não.
9	Superfície restaurada + lesão de cárie inativa	As lesões podem se apresentar cavitadas ou não.

É importante salientar que os parâmetros clínicos utilizados pelo critério proposto por Nyvad e colaboradores[14] para a definição da atividade das lesões cariosas (baseados na sua coloração e consistência) foram amplamente utilizados em estudos anteriores e constituem um consenso na literatura no que se refere às características clínicas de atividade de doença.

ICDAS[15]

O ICDAS (International Caries Detection and Assessment System) foi proposto recentemente por uma equipe de pesquisadores internacionais com o objetivo de desenvolver uma padronização mundial para a detecção de lesões cariosas para uso em estudos laboratoriais, clínicos, epidemiológicos e para o monitoramento de pacientes.[15]

Cariologia: Conceitos Básicos, Diagnóstico e Tratamento Não Restaurador

QUADRO 5.2 — **Descrição do critério de detecção de cárie ICDAS[15]**

Escore	Interpretação Clínica
0	Superfície dentária hígida
1	Alterações iniciais em esmalte quando seco (> 5 segundos)
2	Alterações distintas em esmalte úmido
3	Cavidade em esmalte sem dentina visível ou sombreamento aparente
4	Sombreamento visível em dentina apresentando ou não cavidade em esmalte
5	Cavidade evidente com dentina visível
6	Cavidade extensa com dentina visível

O princípio fundamental desse método é a realização de um exame visual da superfície dentária limpa, sem presença de biofilme bacteriano, além da secagem cuidadosa para que até as lesões mais incipientes possam ser identificadas. A sonda da OMS pode ser utilizada como método auxiliar.

O ICDAS classifica as lesões de cárie em sete estágios, variando de 0 (hígido) a 6 (ampla cavidade em dentina). Este índice, além de incluir o diagnóstico de lesões não cavitadas, diferencia aquelas passíveis de visualização úmidas (escore 2) ou apenas após secagem (escore 1). O critério completo está descrito no **QUADRO 5.2**.

Conforme pode ser observado, o ICDAS classifica as lesões cariosas levando em consideração a sua severidade. O LAA (Lesion Activity Assessment) foi sugerido para uso combinado com o ICDAS para a determinação da atividade de lesões de cárie.[16] O ICDAS-LAA é um critério matemático no qual escores numéricos são atribuídos a características clínicas relacionadas à atividade de cárie: aparência visual (aspecto de acordo com o ICDAS), área em que se localiza a lesão (local com ou sem potencial para acúmulo de biofilme) e textura/consistência da superfície (rugosa/amolecida ou lisa/endurecida).

Embora o ICDAS-LAA possa ser um critério mais objetivo do que o critério padrão, ele parece superestimar a atividade das lesões quando comparado aos critérios tradicionais.[17-19] O método apresentou baixa especificidade,[18] classificando como ativas lesões consideradas inativas pelo critério padrão (alto número de casos falso-positivos). Desse modo, com base nas evidências disponíveis até o momento, o critério ICDAS-LAA não parece apropriado para a determinação da atividade de lesões de cárie, pois resultará em sobretratamento.

IMPACTO DOS DIFERENTES CRITÉRIOS DE DETECÇÃO NAS ESTIMATIVAS DE DOENÇA CÁRIE

Diante de um estudo epidemiológico avaliando a experiência de cárie de uma determinada população, a primeira pergunta a se fazer é "qual foi o critério de detecção de cárie utilizado?". Isto porque o limiar diagnóstico para o registro das lesões cariosas causa um importante impacto nos resultados obtidos.

Como pode ser observado na **FIGURA 5.4**, as lesões cavitadas em dentina representam apenas a "ponta do iceberg". Assim, ao se utilizar um critério que detecte apenas este tipo de lesão, como o índice CPO de acordo com o preconizado pela OMS, estaremos subestimando a experiência de cárie da população, pois toda a carga de doença representada pelas lesões não cavitadas deixará de ser detectada.[20-23] Tal impacto parece ser mais importante no que se refere às estimativas de prevalência de cárie, pois este índice superestima a proporção de indivíduos livres de cárie. Assim, a parcela da população que apresenta lesões não cavitadas como único sinal clínico indicativo da presença da doença cárie é considerada sadia, não sendo atingida por programas que visem o seu controle/tratamento.

Ao se avaliar o impacto da inclusão das lesões não cavitadas sobre as estimativas de cárie, é importante verificar o tipo de lesão não cavitada incluída. Em geral, a detecção das lesões não cavitadas ativas promove um aumento de 15 a 30% no índice CPO-D aos 12 anos.[9,13,24] Por outro lado, a inclusão de todas as lesões não cavitadas, ativas e inativas, praticamente triplica este índice.[21,24,25] Dessa forma, quando estudos epidemiológicos incluem lesões cavitadas ativas e inativas, taxas de prevalência de cárie ao redor de 80% são observadas aos 12 anos.[24,25]

Em um estudo epidemiológico de base populacional realizado com escolares de 12 anos de Porto Alegre, RS, os seguintes critérios de detecção de cárie foram comparados no que concerne às estimativas de prevalência e extensão de cárie: OMS (apenas cavidades), OMS modificado (cavidades + lesões não cavitadas ativas) e ICDAS (cavidades + lesões não cavitadas ativas e inativas).[24] Como pode ser observado na FIGURA 5.5, a prevalência de cárie de 55,23% encontrada de acordo com o critério preconizado pela OMS aumentou para 63,33% quando o critério da OMS modificado foi adotado – ou seja, 8,10% da população estudada apresentava apenas lesões não cavitadas ativas como sinais da doença cárie. Já com o uso do ICDAS, aproximadamente 80% da população estudada apresentou experiência de cárie. O aumento de 16,45% no índice CPO-D corresponde aos escolares que apresentavam apenas lesões não cavitadas inativas. Em relação à extensão de cárie, o índice CPO-D de 1,39 (OMS) aumentou para 1,95 quando foram incluídas as lesões não cavitadas ativas (OMS modificado) e para 3,78 com a inclusão das não cavitadas ativas e inativas (ICDAS). Tomando-se o CPO-D de acordo com o ICDAS como 100% (FIG. 5.6), as lesões não cavitadas inativas representaram quase a metade deste índice. Como as lesões não cavitadas inativas não requerem tratamento, sendo cicatrizes de episódios passados de atividade de doença cárie, há que se avaliar a utilidade de incluí-las em estudos epidemiológicos.

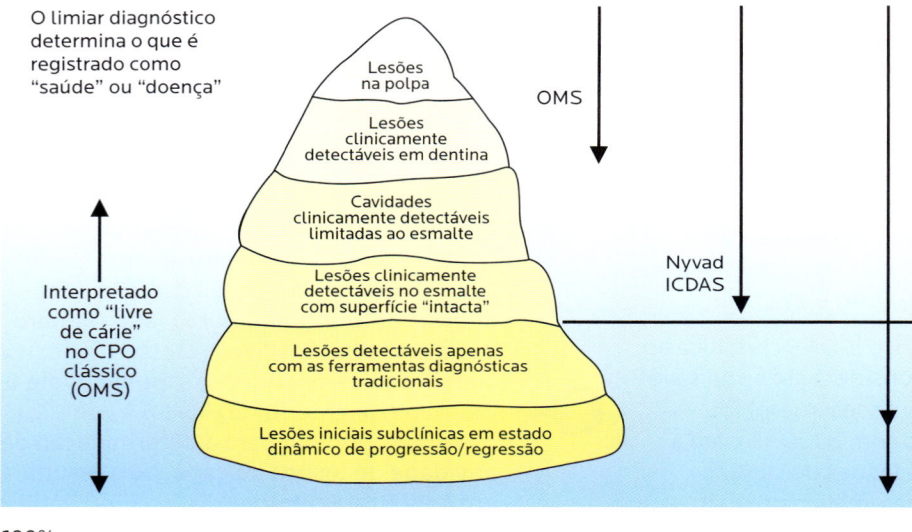

Figura 5.4 – A metáfora do iceberg na detecção da cárie dentária.
Fonte: Adaptada de Pitts.[23]

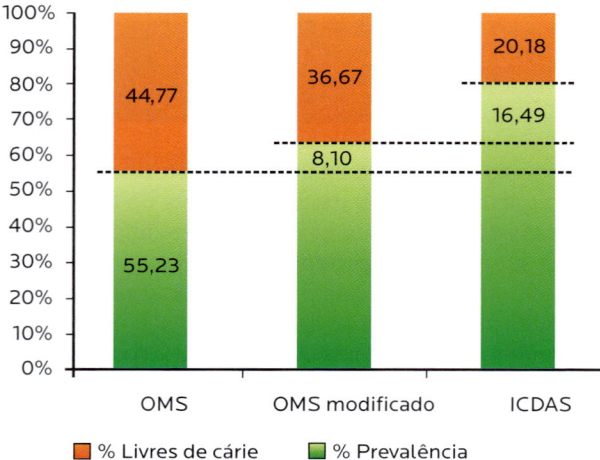

Figura 5.5 – Prevalência de cárie em escolares de 12 anos de Porto Alegre, RS, de acordo com diferentes critérios de detecção da cárie dentária.
Fonte: Alves.[24]

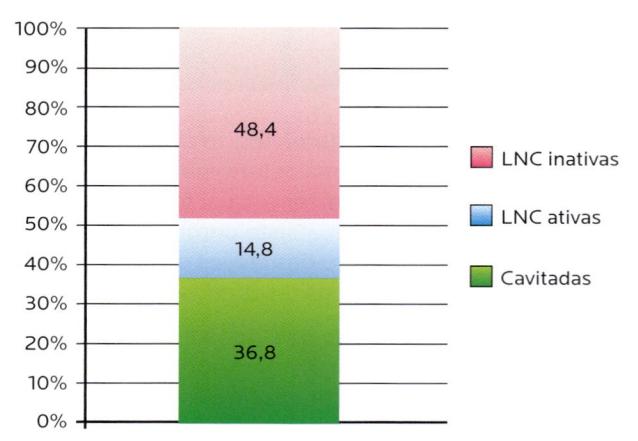

Figura 5.6 – Composição percentual do índice CPO-D em escolares de 12 anos de Porto Alegre - RS considerando o CPO-D = 3,78 (ICDAS) como 100%. LNC, lesões não cavitadas.
Fonte: Alves.[24]

EPIDEMIOLOGIA DA CÁRIE DENTÁRIA NO MUNDO

A distribuição da cárie dentária deve ser estudada levando-se em consideração a faixa etária, pois os índices de detecção da doença são cumulativos e tendem a aumentar com o passar do tempo. A idade de 12 anos é considerada uma "idade-índice" de acordo com a OMS e, por este motivo, uma grande riqueza de dados mundiais está disponível nesta faixa etária.

O último mapa mundial da OMS demonstrando a experiência de cárie aos 12 anos pode ser visto na **FIGURA 5.7**.[26] É possível observar que, em 2004, a maioria dos países apresentava experiência de cárie classificada como "baixa" ou "muito baixa" de acordo com os pontos de corte da OMS, incluindo América do Norte, Europa Ocidental, Oceania, África e metade Sul da Ásia. Enquanto a provável explicação para o baixo índice CPO-D nos países desenvolvidos ou países em desenvolvimento é o maior acesso a produtos fluoretados e melhores serviços de saúde, o reduzido acesso a produtos açucarados pode ser o responsável pela baixa experiência de cárie em países subdesenvolvidos como os africanos. América Latina, Europa Oriental e metade Norte da Ásia apresentavam um índice CPO-D considerado "moderado" e pouquíssimos países apresentavam um CPO-D classificado como "alto". Quando comparado com os mapas mundiais publicados em décadas anteriores (1969, 1985 e 1993), observa-se uma importante redução da experiência de cárie em todo o mundo.

Na América Latina não foi diferente. Uma revisão sistemática da literatura compilou os resultados de estudos publicados entre 1970 e 2000 que avaliaram a prevalência e a extensão de cárie na América Latina e no Caribe.[27] Ao avaliar os dados de indivíduos de 11 a 13 anos, foi observada uma redução importante da prevalência de cárie; no entanto, o maior efeito foi observado quando a extensão da doença foi avaliada. Um índice CPO-D em torno de 10, em 1970, foi reduzido para aproximadamente 3 no ano 2000.

A literatura internacional apresenta uma escassez de dados referentes aos índices de cárie na população adulta e idosa. Estudos conduzidos em países europeus e norte-americanos demonstraram um declínio na experiência de cárie coronária na faixa etária de 35 a 44 e 65 a 74 anos nas últimas décadas.[28,29] A maior responsável por esta mudança é a redução da prevalência de edentulismo em diferentes populações mundiais, isto é, adultos e idosos estão retendo mais dentes em boca ao longo da vida. Esta condição, apesar de ser resultado de uma melhora nas medidas preventivas da cárie dentária e no acesso e uso de serviços odontológicos, coloca mais dentes em risco de recessão gengival e, consequentemente, de cárie radicular.

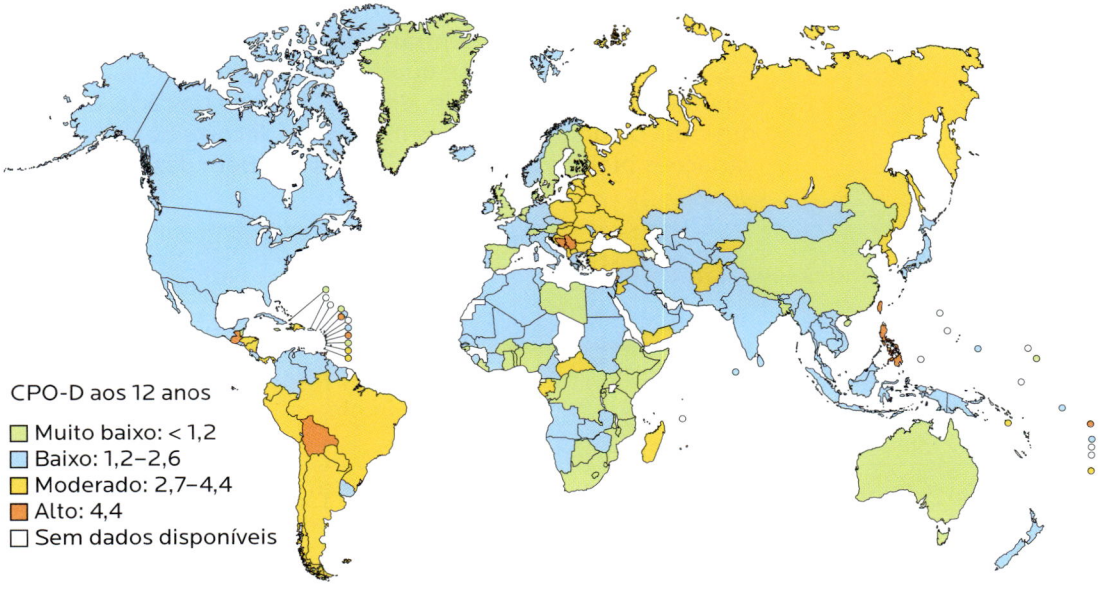

CPO-D aos 12 anos
- Muito baixo: < 1,2
- Baixo: 1,2–2,6
- Moderado: 2,7–4,4
- Alto: 4,4
- Sem dados disponíveis

Figura 5.7 – Experiência de cárie aos 12 anos ao redor do mundo em 2004.
Fonte: Adaptada de Peterson e colaboradores.[26]

A prevalência e extensão de cárie radicular são extremamente variadas quando se comparam estudos compreendendo países como Sri Lanka, Tailândia, Inglaterra, Alemanha, China e Grécia.[28,30-35] A prevalência variou entre 10% e 34,8% para os adultos e 18,2% e 89,7% para os idosos. O índice cod, que representa a extesão de cárie radicular, conforme descrito a seguir, também apresentou certa variabilidade, sendo reportados valores de 0,1 a 0,2 para os adultos e 0,2 a 3,8 para os idosos. As diferentes estimativas apresentadas podem ser resultado das diferenças sociodemográficas e metodológicas apresentadas por cada estudo.

EPIDEMIOLOGIA DA CÁRIE DENTÁRIA NO BRASIL

Cinco grandes levantamentos epidemiológicos foram conduzidos no Brasil e servem de fonte de dados para a avaliação do comportamento da doença cárie no país (QUADRO 5.3).

A FIGURA 5.8 demonstra a evolução do índice CPO-D em escolares brasileiros de 12 anos de idade no período de 1980 a 2010. Os dados relativos ao ano de 1980 foram extraídos da publicação de Pinto.[36] Como pode ser observado, um CPO-D médio de 7,3 em 1980 diminuiu para 2,1 em 2010.

Com relação à prevalência de cárie, um padrão semelhante tem sido observado. Uma prevalência de cárie, aos 12 anos, de 96,3%, observada em 1986, foi reduzida para 56% em 2010. O principal responsável por esta importante redução da experiência de cárie na população brasileira foi o maior acesso aos produtos fluoretados, primeiramente na água de abastecimento e, em seguida, nos dentifrícios, conforme discutido no Capítulo 7.

Apesar da melhora, Narvai e colaboradores[37] relatam que a distribuição da cárie ainda é desigual, evidenciando a polarização da doença na população brasileira, em que 20% da população de escolares passou a concentrar cerca de 60% da carga de doença. Segundo os autores, esse quadro pode estar expressando outro fenômeno: o da iniquidade, em que, no caso da cárie, o ataque desigual da doença entre os indivíduos decorre não apenas de variações biológicas inevitáveis, mas também das diferenças que

QUADRO 5.3 — Grandes levantamentos epidemiológicos avaliando a cárie dentária no Brasil (1986-2010)

Ano	Indivíduos examinados	Cidades	Fonte
1986	21.960	16 capitais	Brasil[47]
1993	110.640	114 municípios	Serviço Social da Indústria[48]
1996	30.240	27 capitais	Brasil[49]
2003	108.921	250 municípios	Brasil[50]
2010	38.000	117 municípios	Brasil[46]

têm origem na ordem social onde estão inseridos, e que se expressam por meio do processo saúde-doença.

O entendimento da polarização da cárie dentária como uma consequência das disparidades socioeconômicas estimulou o desenvolvimento de diversos estudos analisando a associação entre características socioeconômicas e demográficas e a experiência de cárie em diferentes populações e grupos etários. Apesar da variedade de indicadores socioeconômicos utilizados nos estudos, como renda;[38,39] classe social;[40,41] grau de escolaridade dos pais;[39,41,42] *status* profissional do chefe da família[43]; tipo de escola (pública ou particular);[44,45] e localização da escola (urbana ou rural),[45] os autores são unânimes em relatar que crianças de classes sociais menos favorecidas apresentam maior experiência de cárie.

A desigualdade na distribuição da cárie dentária não é observada apenas no nível individual. Ao se comparar o índice CPO-D nas diferentes regiões brasileiras em 2010, pode-se observar facilmente sua distribuição desigual **(FIG. 5.9)**. Enquanto a região Norte apresentou um índice CPO-D, aos 12 anos, de 3,16, este índice foi igual a 2,06 na região Sul e 1,72 na região Sudeste.[46] É possível observar, ainda, que a composição do CPO difere entre as regiões. As regiões

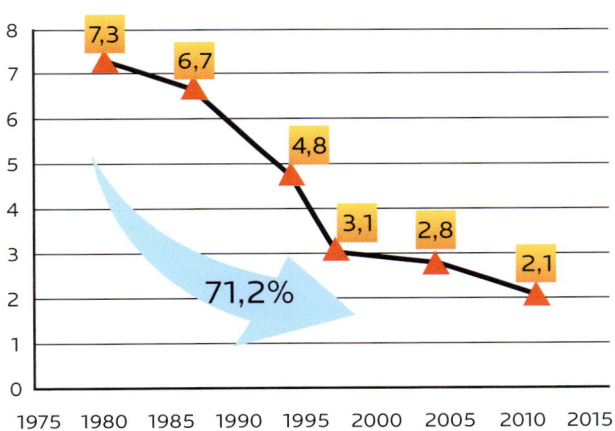

Figura 5.8 – Índice CPO-D aos 12 anos no Brasil, de 1980 a 2010.

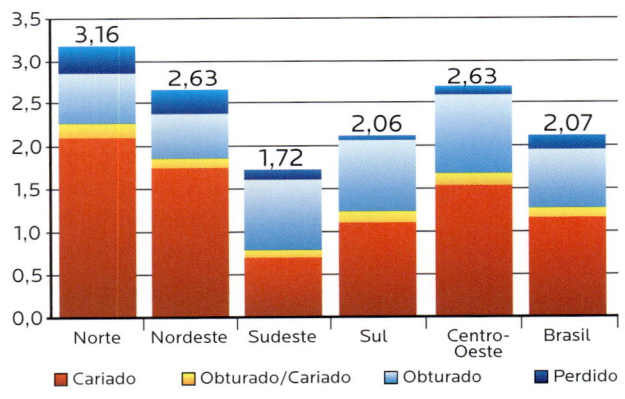

Figura 5.9 – Índice CPO-D aos 12 anos nas diferentes regiões brasileiras em 2010.
Fonte: Brasil.[46]

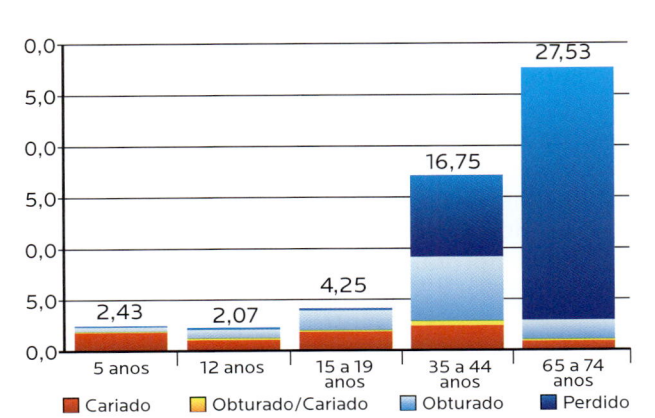

Figura 5.10 – Evolução do índice CPO-D nas diferentes faixas etárias em 2010.
Fonte: Brasil.[46]

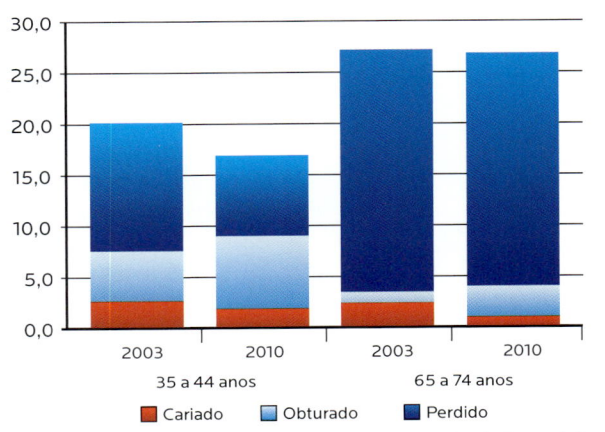

Figura 5.11 – Evolução da média do índice CPO-D na faixa etária de 35 a 44 e 65 a 74 anos, de acordo com os dados dos levantamentos nacionais de 2003 e 2010.

LEMBRETE

Entre as doenças orais crônicas mais prevalentes em adultos e idosos, pode-se destacar a cárie radicular.

PARA PENSAR

É possível sugerir que o controle da atividade de cárie coronária em idades precoces, previamente ao estabelecimento de recessão gengival, diminuirá a probabilidade de desenvolvimento de cárie radicular.

$$\text{ÍNDICE DE CÁRIE RADICULAR} = \frac{\text{N° de superfícies/dentes cariadas ou restauradas}}{\text{N° de superfícies/dentes com recessão gengival}} \times 100$$

Figura 5.12 – Fórmula para o cálculo do índice de cárie radicular.

Norte e Nordeste apresentam uma maior proporção de dentes com cárie não tratada do que as demais regiões brasileiras. Estes dados refletem as diferentes condições de vida da população nas cinco regiões brasileiras.

A **FIGURA 5.10** apresenta a evolução do índice CPO-D nas diferentes faixas etárias de acordo com os dados do levantamento de 2010. É possível observar que a experiência de cárie da população brasileira dobra entre as faixas etárias dos 12 aos 15 a 19 anos. O índice CPO-D continua aumentando exponencialmente, atingindo os valores de 16,75 na idade adulta (35 a 44 anos) e 27,53 na população idosa (65 a 74 anos).

A **FIGURA 5.11** demonstra a evolução do índice CPO-D em adultos e idosos registrada pelos levantamentos epidemiológicos nacionais no período entre 2003 e 2010. Os dados relativos à faixa etária de 35 a 44 anos indicam uma redução da média de CPO-D de 20,13, em 2003, para 16,75, em 2010. O componente perdido do índice CPO-D reduziu-se pela metade nesta faixa etária (13,23 em 2003; 7,48 em 2010). As principais responsáveis pela mudança na experiência de cárie da população adulta brasileira foram as medidas estabelecidas para controle da cárie dentária, tais como fluoretação da água (no fim da década de 70) e uso de dentifrícios fluoretados (no fim da década de 80). Adultos examinados em 2010 foram expostos ao flúor em todo o seu crescimento; por outro lado, os idosos examinados em 2010 não se beneficiaram destas medidas preventivas durante sua infância e adolescência. Desta maneira, é possível observar uma estabilidade da média do CPO-D em idosos (CPO-D em torno de 25,50). É provável que futuros levantamentos epidemiológicos sejam capazes de identificar um declínio na experiência de cárie dos idosos brasileiros.

Diversos países desenvolvidos e em desenvolvimento estão vivenciando um processo de transição demográfica, com modificação crescente na distribuição etária da população. À medida que se observa um aumento acelerado da população idosa, a população jovem diminui consideravelmente. Esta transição demográfica acarreta uma transição epidemiológica, em que se constata um aumento da prevalência das doenças crônicas em detrimento de doenças infectocontagiosas. Entre as doenças orais crônicas mais prevalentes em adultos e idosos, pode-se destacar a cárie radicular. Três condições básicas têm levado ao estudo da cárie radicular: (1) envelhecimento populacional; (2) redução do componente perdido do índice CPO-D na faixa etária de 35 a 44; (3) aumento da prevalência e extensão da recessão gengival. A exposição da superfície radicular ao ambiente oral é considerada um fator determinante para o desenvolvimento de cárie radicular.[51] Um estudo de base populacional conduzido em adultos e idosos de Porto Alegre, RS, mostrou que 75,4% dos indivíduos apresentaram pelo menos um dente com recessão gengival ≥ 3 mm.[52]

A ocorrência de cárie radicular na população é reportada por meio de prevalência e extensão (índice cod e índice de cárie radicular [ICR]). O índice cod representa a somatória do número de superfícies radiculares cariadas e restauradas, e sendo um número absoluto, desconsida o número de dentes/superfícies radiculares em risco. Desse modo, determinada população pode apresentar um baixo

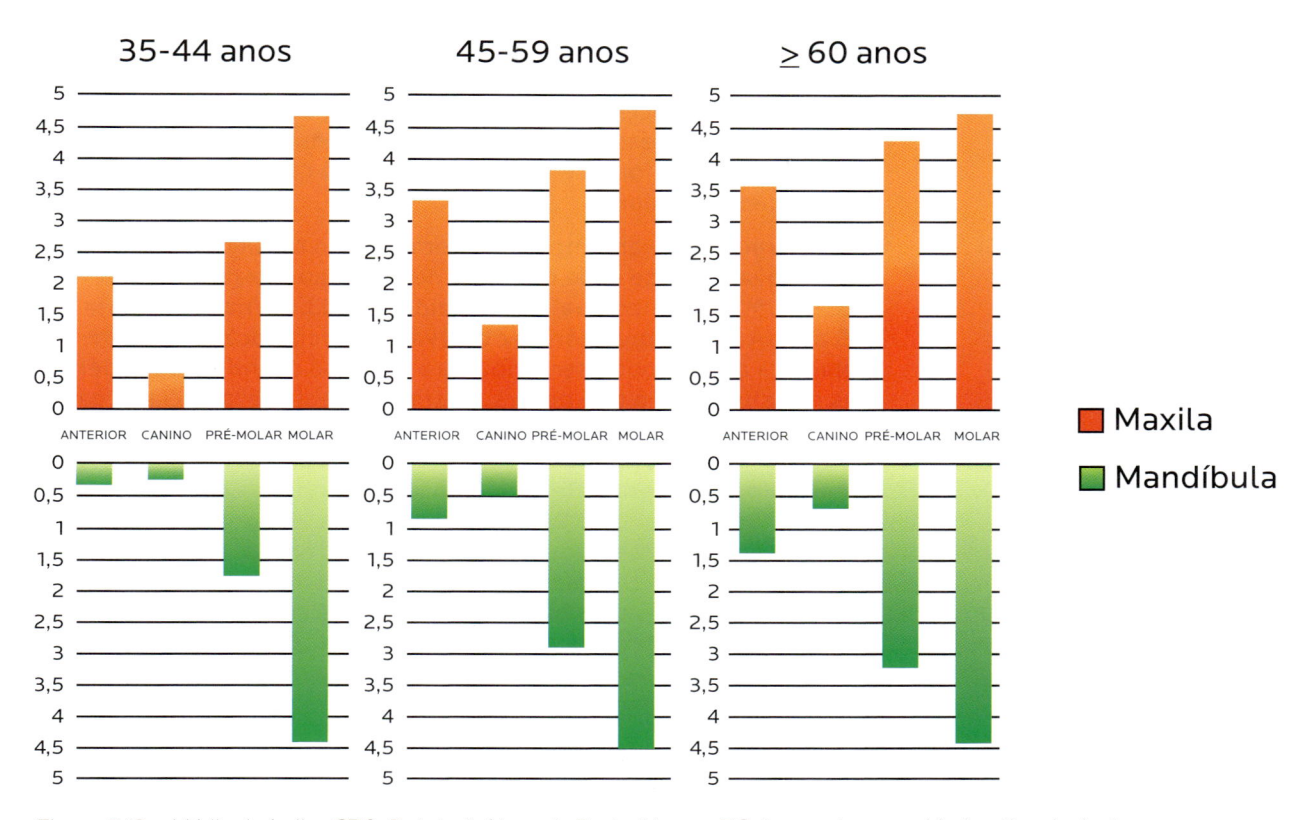

Figura 5.13 – *Média do índice CPO-D de indivíduos de Porto Alegre - RS de acordo com a idade e tipo de dente.*

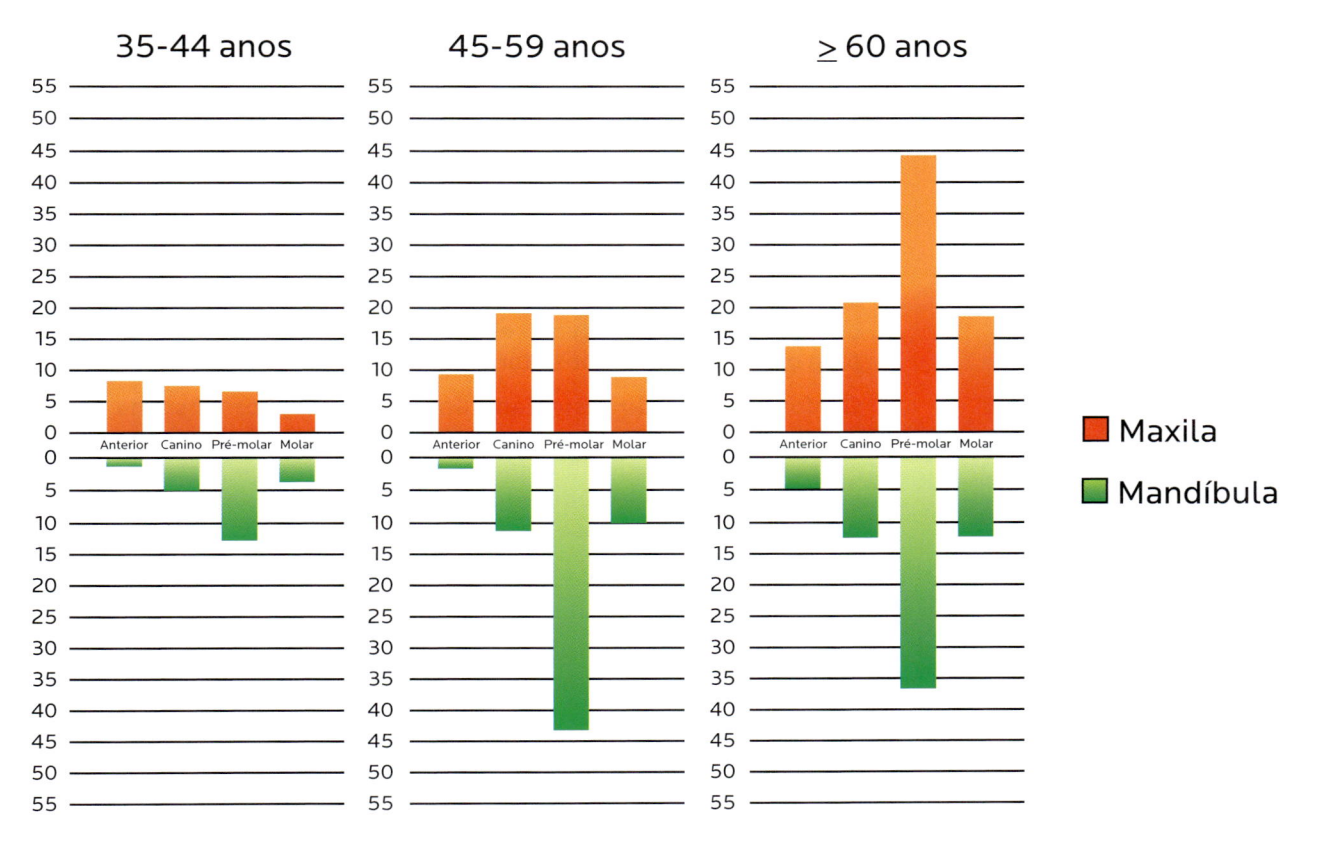

Figura 5.14 – *Índice de cárie radicular (%) em indivíduos de Porto Alegre - RS de acordo com a idade e tipo de dente.*

índice cod se apresentar poucos dentes em boca. Por outro lado, o ICR registra as superfícies radiculares cariadas e restauradas em relação às superfícies consideradas em risco, ou seja, aquelas apresentando recessão gengival (FIG. 5.12). Em termos epidemiológicos, este índice fornece a taxa de ataque da cárie dentária nas superfícies radiculares.

O mais recente levantamento epidemiológico brasileiro demonstrou uma prevalência de cárie radicular de 16,7% na faixa etária de 35 a 44.[40] Este percentual foi reduzido para 13,6% na faixa etária de 65 a 74. A menor prevalência observada na população idosa, em relação à adulta, pode ser atribuída à inclusão de indivíduos edêntulos na estimativa, o que pode subestimar a real prevalência de cárie radicular neste grupo etário, considerando que a ausência de dentes conduz à ausência de lesões radiculares. Similar a este raciocínio, uma maior experiência de cárie radicular foi observada para os adultos (média de cod = 0,42) do que para os idosos (média de cod = 0,32). Entretanto, quando foi calculada a taxa de ataque de cárie nas superfícies radiculares em risco, adultos apresentaram um menor número de superfícies cariadas ou restauradas entre o total de superfícies com recessão gengival, quando comparados aos idosos (ICR = 6,5% vs. ICR = 11,2%).

A descrição do índice CPO-D em adultos e idosos de Porto Alegre – RS indicou um decréscimo do número de lesões coronárias cavitadas em relação ao aumento da idade, enquanto o número médio de superfícies coronárias perdidas aumentou de 24,2, na faixa etária de 35 a 44, para 71,2, na faixa etária de 65 a 74.[53] No que concerne ao índice cod, o número de lesões radiculares cavitadas aumentou com o decorrer da idade, o que pode indicar uma necessidade de medidas para tratamento da cárie radicular. Entretanto, ainda é possível observar altos índices de cárie coronária principalmente em idosos, permanecendo necessárias medidas de controle desta condição em nível populacional.

A FIGURA 5.13 apresenta a distribuição intrabucal da cárie coronária nas faixas etárias de 35 a 44, 45 a 59 e ≥ 60 anos em Porto Alegre - RS.[53] Os molares apresentaram um maior índice CPO-D em ambas as arcadas em todos os grupos etários. Em relação à cárie radicular, um maior ICR foi observado em pré-molares de ambas as arcadas para os diferentes grupos etários (FIG. 5.14).

Conforme discutido neste Capítulo, a literatura já propôs uma discriminação das lesões de cárie levando em consideração a sua atividade. Um estudo epidemiológico de base populacional avaliou a prevalência de atividade de cárie coronária e cárie radicular na população adulta e idosa de Porto Alegre - RS.[53] Os resultados deste estudo indicaram que 34,26% dos indivíduos apresentaram pelo menos uma lesão de cárie ativa em superfície coronária, enquanto 14,73% apresentaram pelo menos uma lesão de cárie ativa em superfície radicular.

CONSIDERAÇÕES FINAIS

Atualmente, há diferentes critérios de detecção da cárie dentária, tanto no que se refere à severidade quanto à atividade das lesões cariosas. Dentro de um contexto de promoção de saúde, parece imperioso adotar um critério que contemple a detecção das lesões não cavitadas ativas, tendo em vista a possibilidade de controle por meio de medidas não invasivas, evitando, assim, a progressão para a cavitação. Por outro lado, a detecção das lesões não cavitadas inativas parece questionável, por não acrescentar informação no que se refere à necessidade de tratamento em nível individual ou populacional.

A experiência de cárie coronária teve uma redução expressiva nas últimas décadas, o que pode ser explicado, principalmente, pelo maior acesso a produtos fluoretados. Entretanto, ainda pode ser observada uma alta experiência de cárie coronária em adultos e idosos, o que indica a necessidade de medidas preventivas e operacionais para o controle da doença cárie. Ainda, com o envelhecimento crescente da população, a cárie radicular pode vir a representar um grande desafio para o controle da doença cárie em um futuro próximo.

6

Diagnóstico da cárie dentária

Sonia Groisman Monique H. van der Veen
Juliana Jobim Jardim Marisa Maltz

OBJETIVOS DE APRENDIZAGEM

- Conhecer as características das lesões que vão orientar o diagnóstico clínico da doença cárie
- Analisar os diferentes métodos de detecção de lesão de cárie e os métodos de avaliação de fatores determinantes e modificadores da doença

O diagnóstico da doença cárie é um fator essencial para a elaboração de um plano de tratamento abrangente, no qual a decisão terapêutica deve estar de acordo com os princípios de promoção da saúde e medidas preventivas, a fim de substituir intervenções desnecessárias.

Antigamente, o conhecimento do número total de dentes apresentando lesões cariosas cavitadas resumia bem o conceito de diagnóstico. O diagnóstico era baseado na identificação da sequela da doença, a cavidade de cárie, e não na presença de doença. A prática odontológica era focada no tratamento restaurador/cirúrgico do sinal clínico da doença cárie.[1] Entretanto, o melhor entendimento dos fatores etiológicos e do processo de desenvolvimento da doença ocasionou uma mudança fundamental no seu diagnóstico. A cárie dentária é atualmente entendida como uma doença complexa causada pelo desequilíbrio do processo fisiológico de desremineralização que ocorre entre o dente e o biofilme. O diagnóstico da doença está baseado na detecção deste desequilíbrio, observado pela presença de perda mineral atual, ou seja, na presença de lesão ativa de cárie (diagnóstico clínico da doença).

A detecção da lesão de cárie ativa é muito importante; entretanto, ela representa apenas parte do processo de diagnóstico da doença cárie. Uma vez estabelecido o diagnóstico clínico de doença, os fatores envolvidos no seu desenvolvimento devem ser investigados. Assim, a finalidade de um bom diagnóstico é poder oferecer ao paciente uma atenção pautada no(s) fator(es) etiológico(s) da doença cárie para assegurar um tratamento ideal e personalizado, incluindo sua prevenção e controle clínico

CARACTERÍSTICAS CLÍNICAS DAS LESÕES DE CÁRIE

Quando a perda mineral atinge um estágio em que a porosidade do esmalte pode ser observada, devido à diminuição da sua translucidez (ver Cap. 4), os primeiros sinais clínicos da doença podem ser detectados. É importante que o cirurgião-dentista consiga detectar estes sinais clínicos iniciais da perda mineral, a fim de que a intervenção para restabelecimento do equilíbrio na cavidade bucal seja iniciada precocemente.

Neste capítulo, serão abordadas as características das lesões que vão orientar o diagnóstico clínico da doença (presença de perda mineral dos tecidos mineralizados do dente), os diferentes métodos auxiliares de detecção de lesão de cárie (radiográfico, transiluminação por fibra ótica [FOTI e DIFOTI]), eletrocondutividade (ECM), fluorescência tecidual (QLF, DiagnoDent, Vistaproof, Spectra Caries) e os métodos de avaliação de fatores determinantes e modificadores da doença, como saliva, biofilme, microbiota, fatores socioeconômicos e ambientais.

CARACTERIZAÇÃO DE LESÕES SEM CAVIDADE

Para visualização e classificação diferencial de lesão sem cavidade ativa e inativa, deve-se executar a remoção profissional do biofilme dental. É de fundamental importância que as superfícies dentárias estejam limpas, secas e sejam bem iluminadas.

LESÃO ATIVA SEM CAVIDADE

A inspeção visual ocorre com a reflexão da luz angulada, visualizando-se uma superfície fosca ou opaca; à inspeção tátil, ao passar o explorador, da parte hígida do dente para a parte com a lesão, é possível sentir a rugosidade da superfície da lesão. O aspecto branco opaco resulta da diferença da refração da luz entre o esmalte sadio e o esmalte cariado. Após secagem com ar, a água que se encontra nas porosidades da lesão de cárie é substituída por ar, cujo índice de refração é menor do que o da água, tornando a lesões de esmalte mais visíveis (ver Cap. 4).[2]

As lesões ativas encontram-se abaixo de acúmulo de biofilme, portanto, nas superfícies livres vestibulares e palatinas, junto à margem gengival, nas superfícies proximais abaixo do ponto de contato e nas superfícies oclusais nas áreas inacessíveis à autolimpeza.

LESÃO INATIVA SEM CAVIDADE

A inspeção visual mostra uma superfície lisa e brilhante. À inspeção tátil (ao passar o explorador com ponta arredondada), da parte hígida do dente para a parte com a lesão, não se observa rugosidade, uma vez que a superfície se encontra lisa.

Conforme discutido no Capítulo 4, durante o processo de inativação, além da redeposição de minerais, as lesões sem cavidade sofrem um processo de polimento superficial, no qual a camada mais externa da lesão, com prismas mais desorganizados, é removida. Esse processo confere as modificações clínicas que podem ser observadas na lesão inativa: superfície lisa e brilhante.

CARACTERIZAÇÃO DE LESÕES COM CAVIDADE

LESÃO ATIVA COM CAVIDADE EM DENTINA

Nas lesões ativas com cavidade em dentina, observa-se o tecido com coloração amarelada, amolecido e úmido. Ao redor da cavidade, em geral, o esmalte também apresenta características de lesão ativa. Quando a atividade de doença está controlada no paciente,

> **ATENÇÃO**
>
> O explorador (de preferência com ponta arredondada) deve ser passado sem pressão. A lesão de cárie sem cavidade apresenta a zona interna mais desmineralizada do que a zona superficial. Sondagem realizada com pressão pode romper a zona superficial que é porosa e frágil, originando uma cavidade.

> **LEMBRETE**
>
> Quanto maior a extensão/profundidade da perda mineral em esmalte (lesão de cárie sem cavidade), mais facilmente identificada pelo exame visual ela se torna. Já lesões iniciais são mais dificilmente detectadas, requerendo maior tempo de secagem para que a diferença dos índices de refração da água e do ar seja percebida visualmente.

QUADRO 6.1 — Classificação e parâmetros de diagnóstico das lesões em esmalte e dentina relacionados ao status de atividade.

Parâmetros de diagnóstico	Classificação	Esmalte	Dentina
Textura	Hígido	Sup. lisa	Dura
	Lesão ativa	Sup. rugosa	Amolecida, coriácea, úmida
	Lesão inativa	Sup. lisa	Dura, seca
Brilho	Lesão ativa	Opaca	Opaca
	Lesão inativa	Brilhante	Brilhante
Cor*	Hígido	Translúcido	Amarelado
	Lesão ativa	Branca/amarelada	**Geralmente** amarelo escuro/marrom claro
	Lesão inativa	Branca/amarelada, marrom escurecido/preto	**Geralmente** marrom escurecido/preto

*__Importante:__ a cor não pode ser critério definitivo; ela é somente um **indicador**. Textura e brilho sãos critérios determinantes.

mas a lesão com cavidade impede a remoção do biofilme que se encontra no seu interior, a lesão pode progredir. Neste caso, o esmalte ao redor da lesão pode apresentar característica de lesão inativa.

LESÃO INATIVA COM CAVIDADE EM DENTINA

Nas lesões inativas com cavidade em dentina, o tecido encontra-se endurecido e seco e, na maioria das vezes, escurecido. O esmalte circundante também apresenta características de lesão inativa.

A aparência das superfícies hígidas e ou cariosas em esmalte e dentina, tanto em atividade quanto em inatividade, estão sintetizadas no **QUADRO 6.1**.[3,4]

O fato de a sonda ficar ou não retida não indica a presença ou ausência de lesão de cárie.[5] Se não há cavitação, a sondagem deve ser realizada com cuidado para não romper a superfície da lesão.

Contudo, se já existe cavitação, ela normalmente é visível, e o uso do explorador no diagnóstico de cárie deve ser restrito à remoção cuidadosa do biofilme dental e resíduos que podem estar depositados na superfície dentária, especialmente nas fissuras, antes do exame visual.[5-8]

LESÕES DE CÁRIE RADICULAR

Lesões de cárie radicular ativas se localizam junto da margem gengival, enquanto as inativas, a alguma distância da mesma.[4,9] Nyvad e Fejerskov observaram que as lesões ativas, amolecidas e amareladas, após dois anos de escovação meticulosa com dentifrício fluoretado, tornaram-se endurecidas e adquiriram coloração mais escura.[9] Entretanto, assim como para lesões coronárias, a cor da lesão de cárie radicular constitui fator preditivo precário no que se refere à avaliação da atividade **(QUADRO 6.2)**.[10]

QUADRO 6.2 — Características visuais e táteis de lesões ativas e inativas em superfície radicular.

	Coloração*	Dureza
Ativa	Amarelada/amarronzada	Amolecida/aspecto de couro
Inativa	Amarronzada/preta	Endurecida

*Valor preditivo precário.

MÉTODOS AUXILIARES PARA DETECÇÃO DE PERDA MINERAL

Vários métodos auxiliares de detecção de perda mineral podem ser utilizados em combinação ao exame visual. O método mais utilizado nos consultórios odontológicos é o exame radiográfico. A partir da década de 1990 vários outros métodos de detecção da perda mineral têm sido utilizados com o objetivo de aumentar a confiabilidade da detecção da perda mineral, assim como a possibilidade de quantificá-la.

DIAGNÓSTICO RADIOGRÁFICO

Embora o exame clínico convencional com sonda e espelho seja ainda o método mais utilizado para a detecção de lesões cariosas, deve-se salientar a incapacidade deste método para revelar pequenas lesões cariosas tanto nas superfícies proximais como nas superfícies oclusais. Uma técnica adicional como a radiografia interproximal deve ser associada ao exame clínico, com o objetivo de suprir as deficiências do exame clínico visual assim como auxiliar na avaliação da profundidade da lesão e na presença de processos periapicais.[5]

O uso da radiografia como meio auxiliar de diagnóstico por imagem tornou-se um instrumento fundamental na clínica odontológica a partir da década de 1930. Os exames radiográficos, quer sejam convencionais ou digitalizados, têm sido relatados na literatura como um relevante método auxiliar no diagnóstico de cáries.

RADIOGRAFIAS INTERPROXIMAIS

O método radiográfico mostra-se adequado para diagnóstico de cáries oclusais, proximais posteriores e lesões secundárias; moderado para inspeção de superfícies radiculares e deficiente para superfícies lisas livres, cáries oclusais em esmalte e cáries oclusais secundárias **(FIG. 6.1)**.[5] Imagem radiolúcida em dentina evidencia a progressão da lesão em dentina mesmo antes da presença clínica de cavidade tanto em lesões de superfície proximal como em lesões de superfície oclusal. A relação entre imagem radiográfica, extensão da lesão e a indicativa de tratamento operatório ou não destas superfícies é discutida no Capítulo 1 do livro Cariologia: aspectos de dentística restauradora, da Série Abeno.[11]

Para um diagnóstico correto é preciso cuidado na execução da técnica radiográfica e no momento da avaliação da imagem.[12] A modificação nas condições padronizadas de iluminação no momento da análise da imagem tem uma leve influência negativa na qualidade do diagnóstico. A principal fragilidade desse método parece ser a inconsistência e variabilidade a que está sujeita a análise da imagem entre dois ou mais observadores.[13,14]

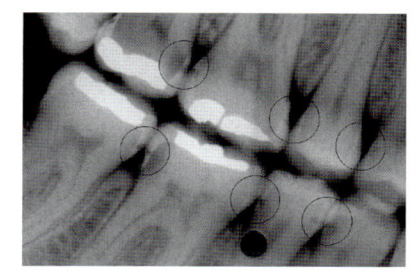

Figura 6.1 – Detecção de lesões cariosas por radiografias interproximais.

ELETROCONDUTIVIDADE

O dente é constituído de esmalte, dentina e cemento, cada qual com sua condutividade específica.[15] Quanto mais poroso o tecido dentário, mais alta será sua condutividade. Assim, a dentina é mais condutiva do que o esmalte. Quando se aplica uma corrente através de um dente saudável, a condutância é baixa e a resistência, seu inverso, é alta.

LEMBRETE

Quanto mais poroso o tecido dentário, mais alta será sua condutividade.

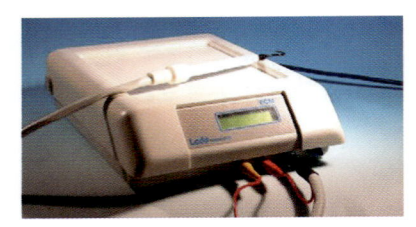

Figura 6.2 – Monitor elétrico de cárie (ECM).
Fonte: Pretty.[18]

Em uma lesão de cárie, a condutância está aumentada e a resistência reduzida. Um aparelho que se baseia nesse princípio é o monitor de frequência elétrica da cárie "Vanguard".[16] Esse sistema se baseia em uma única medida de frequência e condutância.

De modo geral, o monitor elétrico de cárie (FIG. 6.2) apresenta boa acurácia para diagnóstico de superfícies hígidas e de lesões profundas de cárie (metade interna de dentina). Sua acurácia é diminuída para detecção de lesões em esmalte e metade externa de dentina.[17]

TRANSILUMINAÇÃO

O mesmo fenômeno da dispersão é utilizado na transiluminação por fibra óptica (FOTI) ou DIFOTI, em que a luz transmitida é utilizada para detectar lesões de cárie. Em lesões de cárie em esmalte, a dispersão é aumentada e a luz é absorvida, em vez de transmitida. Assim, a lesão aparece como uma região escurecida. A FOTI pode ser facilmente utilizada para localizar lesões de cárie proximal, colocando-se a fibra óptica na região interproximal logo abaixo do ponto de contato (FIGS. 6.3).[19] Com seu sucessor, o DIFOTI, tornou-se possível uma avaliação quantitativa. Quando a capacidade diagnóstica de lesões de cárie proximais em dentina do FOTI é comparada ao exame radiográfico, os métodos apresentam especificidade semelhante (capacidade de diagnosticar superfície hígida), porém a radiografia interproximal mostra sensibilidade superior (capacidade de detecção de lesões).[20]

Em estudo que comparou a radiografia interproximal com o DIFOTI quanto à capacidade de estabelecer a profundidade de lesões proximais, concluiu-se que a radiografia interproximal apresentou alta correlação com o diagnóstico histológico das lesões. Entretanto, o DIFOTI não foi capaz de medir a profundidade das lesões em nenhuma das amostras. Os autores concluem que o DIFOTI não deve ser utilizado como auxiliar na tomada de decisão de tratamento para lesões proximais, quando esta está baseada na profundidade de lesões – decisão entre tratamento não invasivo versus invasivo.[21] Atualmente, o único equipamento que utiliza a tecnologia DIFOTI é o DEXIS CariVu™ (FIGS. 6.4 e 6.5).

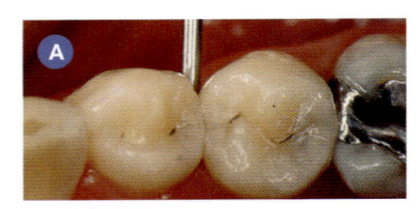

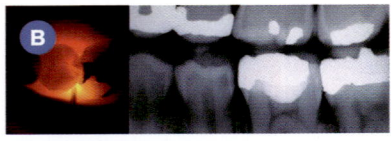

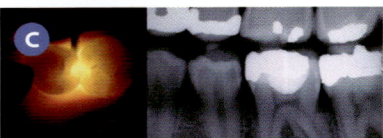

Figura 6.3 – (A) Caso clínico ilustrando uso do FOTI e da radiografia interproximal para diagnóstico das superfícies. (B) Distal do 44 e mesial do 45 (superfícies hígidas) e (C) distal do 45 (lesão de cárie em metade externa de dentina).
Fonte: Imagens gentilmente cedidas pela Prof. Dra. Denise Cortês.

FLUORESCÊNCIA

Na cavidade bucal é possível observar as fluorescências verdes e vermelhas. A fluorescência verde é intrínseca a todos os tecidos dentários duros, esmalte, dentina e osso, sob iluminação com luz azul ou azul-violeta (370-490 nm). Dentes saudáveis e limpos têm fluorescência verde brilhante, enquanto as lesões de cárie aparecem escuras.[22,23] A fluorescência vermelha é induzida em estruturas semelhantes às porfirinas formadas pelas bactérias bucais, principalmente as anaeróbicas exclusivas.[24,25] Ela é observada na placa madura, no cálculo e nas lesões cariosas. Essa fluorescência vermelha pode ser excitada pela luz da porção azul-violeta do espectro (405 nm), bem como da porção vermelha do espectro (655 nm), resultando em picos de fluorescência por volta de 630 a 720 nm e 700 a 750 nm, respectivamente.

A fluorescência quantitativa induzida pela luz (QLF) é um sistema de câmera que utiliza a fluorescência verde e vermelha da cavidade bucal para avaliar a saúde bucal, empregando luz de 405 nm para excitar a fluorescência. O DIAGNOdent® constitui um aparelho de detecção de

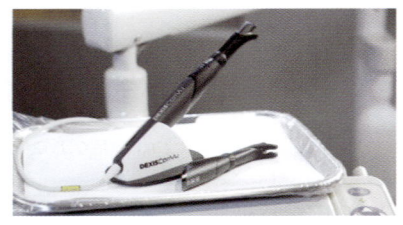

Figura 6.4 – Aparelho DIFOTI.
Fonte: Dexis.[26]

fluorescência com ponteira de laser baseado na fluorescência vermelha excitada a 655 nm (FIG 6.6). Quanto maior a perda mineral e, consequentemente, o conteúdo orgânico da lesão, maior o valor detectado pelo aparelho. O Spectra Caries (Air Techniques) e o Vista Proof (Durr dental) são sistemas semelhantes ao QLF, com câmera intraoral e iluminação por LED. O SOPROLIFE™ é um aparelho cuja técnica está baseada no que se presume ser a fluorescência da ruptura do colágeno,[27,28] resultando na formação dos produtos de Mayard. Atualmente, estão sendo realizadas pesquisas sobre o que a câmera visualiza e como essas imagens podem ser utilizadas.

Ainda na gama de aparelhos que utilizam a fluorescência tecidual, está disponível a câmera QLF-D Biluminator™ (Inspektor Research Systems BV, Amsterdam, Holanda), que maximiza o contraste entre o tecido dentário saudável e a lesão de cárie não cavitada, enquanto otimiza o contraste entre os sinais fluorescentes vermelho e verde, transformando a aparência verde do dente em um branco radiante de aparência mais natural. O sistema QLF-D Biluminator™ consiste em um tubo de iluminação acoplado a uma câmera SLR (Canon modelo 550-D com lente Macro, Canon Inc., Tóquio). O tubo de iluminação consiste em um anel montado com LEDs azul-violeta (405 ± 20 nm) e LEDs brancos (amplo espectro, 6500 K) com filtros ópticos em frente à lente da câmera. Na FIGURA 6.7, pode-se ver um exemplo de fotografias obtidas com o sistema QLF-D Biluminator™.

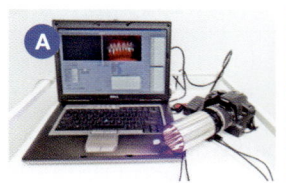

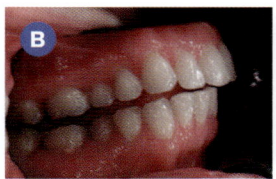

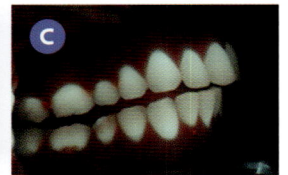

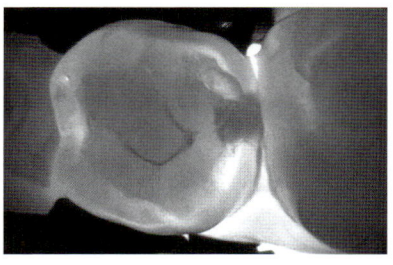

Figura 6.5 – Imagem obtida com o aparelho DEXIS CariVu, evidenciando lesão de cárie na face proximal de pré-molar.
Fonte: Dexis.[29]

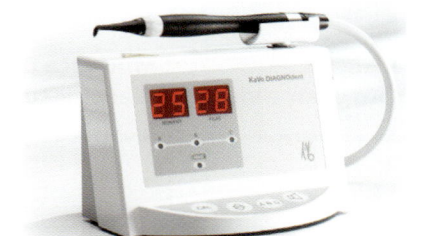

Figura 6.6 – Aparelho DIAGNOdent.
Fonte: Dexis.[29]

Figura 6.7 – (A) QLF-D Biluminator. (B) Registro hemiarcada com luz natural. (C) Registro hemiarcada por meio de QLF.

CONSIDERAÇÕES SOBRE MÉTODOS DE DIAGNÓSTICO DE LESÃO

Apesar da existência de uma gama de métodos avançados para diagnóstico de lesão de cárie, como transiluminação por fibra ótica, radiografias digitais, *laser* fluorescente, corrente elétrica e ultrassom, ainda não há um método ideal de diagnóstico em termos de fidedignidade, de aceitabilidade do paciente e de disponibilidade para o profissional.[30] Esses métodos devem sempre ser utilizados como adjuntos à inspeção visual e tátil.

A inspeção visual é o único método de diagnóstico de lesão de cárie que possibilita a avaliação da atividade da lesão por meio das suas características clínicas. Os métodos auxiliares de diagnóstico determinam a presença ou não de perda mineral.

A possibilidade de tratamento não operatório das lesões de cárie aumenta com a detecção das lesões em seus estágios mais precoces. O objetivo do método de detecção é ajudar no diagnóstico e, desta maneira, subsidiar a decisão de tratamento. Estudos sugerem que o exame visual acrescido de métodos auxiliares aumenta a acurácia do diagnóstico de lesões oclusais.[31-36] Porém, com o aumento do conhecimento da histopatologia da lesão de cárie e o uso de critérios de diagnósticos baseados neste conhecimento,[37,38] a vantagem destas tecnologias tem diminuído. A maioria das decisões de tratamento são realizadas baseadas no exame visual.[39,40]

Entretanto, estudo realizado por Pereira e colaboradores[41] analisando o desempenho do DIAGNOdent, ECM, QLF e radiografias interproximais demonstrou que estes métodos utilizados em conjunto com o exame visual não aumentaram a acurácia de detecção de lesões de cárie em esmalte (com e sem cavidade) na superfície oclusal em relação ao exame visual. Contudo, demonstraram modificação nos valores de sensibilidade e de especificidade. Houve um aumento de sensibilidade (capacidade de detectar perda mineral) com uma diminuição significativa de especificidade (aumento de superfícies detectadas com lesão, quando, na verdade, não

TABELA 6.1 — **Mudança no número e tipo de tratamentos indicados por examinador para superfícies oclusais, com base no exame visual e no exame visual combinado com outros métodos**

Examinador	Exame visual → Exame visual + outros métodos		
	Nenhum tratamento	Tratamento não invasivo	Tratamento invasivo
1	51 → 37	34 → 29	11 → 30
2	53 → 42	41 → 41	02 → 13
3	24 → 17	48 → 43	24 → 36

Fonte: Adaptada de Pereira e colaboradores.[41]

TABELA 6.2 — **Mudança de indicação de subtratamento, tratamento correto ou sobretratamento com exame visual e exame visual combinado com outros métodos**

Examinador	Exame visual (%) → Exame visual + outros métodos (%)		
	Subtratamento	Tratamento correto	Sobretratamento
1	27 (28) → 14 (15)	62 (65) → 58 (60)	7 (7) → 24 (25)
2	35 (36) → 26 (27)	53 (55) → 55 (57)	8 (8) → 15 (16)
3	13 (14) → 8 (8)	52 (54) → 46 (48)	31 (32) → 42 (44)

Fonte: Adaptada de Pereira e colaboradores.[41]

apresentavam nenhuma perda mineral). Este aumento da sensibilidade às expensas da especificidade leva ao aumento de diagnósticos falso positivos e pode afetar a decisão de tratamento operatório.

Neste trabalho, foi observado um aumento do número de superfícies indicadas para tratamento operatório, com efeito no aumento da indicação de sobretratamento, quando resultados de vários métodos de detecção foram utilizados combinados **(TABS. 6.1 E 6.2)**. O sobretratamento pode existir em dois níveis: (1) aplicação de tratamento de controle de doença para dentes hígidos e (2) tratamento restaurador para lesões sem cavidade. O primeiro é inofensivo, apesar de caro, e o segundo é desastroso.

O limiar de diagnóstico para a decisão restauradora foi, durante muito tempo, a extensão radiográfica em dentina. Este conceito não é mais aceito, sendo a impossibilidade de controle do biofilme em lesões com cavidade o fator primordial para a decisão restauradora. Vários dos métodos auxiliares de diagnóstico identificam a perda mineral em dentina mesmo antes da presença de cavidade de cárie. Portanto, o uso destes métodos auxiliares de diagnóstico devem ser utilizados com cautela na decisão do tratamento (controle da doença e tratamento operatório) (ver discussão adicional sobre tratamento da lesão de cárie no Capítulo Decisão de tratamento restaurador baseada em evidências científicas do livro Cariologia: Aspectos de Dentística Restauradora desta mesma Série Abeno).

Cariologia: Conceitos Básicos, Diagnóstico e Tratamento Não Restaurador

AVALIAÇÃO DE FATORES ETIOLÓGICOS E DETERMINANTES

As relações entre o fator etiológico primário da doença – biofilme dental – e os fatores determinantes de cárie – composição do biofilme e da saliva, dieta e acesso a fluoretos – devem ser investigadas para que se possa estabelecer o papel de cada um na atividade de doença do paciente, e consequentemente direcionar as estratégias de ação para o seu controle. Fatores considerados modificadores – fatores socioeconômicos e de comportamento – também devem ser analisados, uma vez que podem influenciar significativamente os fatores determinantes.

Os diferentes métodos de avaliação da dieta e métodos de controle da dieta cariogênica são abordados no Capítulo 7. Neste capítulo, será abordada a avaliação do biofilme e das condições salivares relacionadas com o processo carioso.

CONDIÇÕES SALIVARES

A saliva é um importante fluido corporal elaborado a partir de secreções glandulares de diferentes volumes, viscosidades e componentes, que se misturam na cavidade oral. As funções salivares são essenciais para a manutenção da saúde bucal e da saúde geral. Elas incluem equilíbrio da microbiota bucal, lubrificação bucal, mastigação, facilitação da fala, processo de digestão, proteção das estruturas dentárias mineralizadas e da mucosa bucal.

Os **testes salivares** são indicados para:

- Refletir a colonização bacteriana das diferentes superfícies da cavidade bucal;
- Evidenciar o potencial cariogênico do biofilme dental (atividade metabólica, metabolismo de açúcar e composição bacteriana associada à produção de ácidos e tolerante ao meio ácido relacionadas com o processo de desmineralização);
- Pontuar a presença de um alto consumo de sacarose e/ou carboidratos (contagens de bactérias acidogênicas e acidúricas);
- Avaliar as condições da saliva relacionadas com o processo da doença (fluxo salivar e capacidade tampão).

TIPOS DE TESTES SALIVARES

TESTE DO FLUXO DE SECREÇÃO SALIVAR: O fluxo de secreção salivar é uma condição endógena que revela a defesa natural individual. Porém, ela pode ser alterada. O uso de alguns medicamentos, tratamentos e a presença de certas doenças sistêmicas podem levar à diminuição do fluxo salivar, interferindo na sua capacidade tampão e na aderência de microrganismos à superfície dentária.[42]

Medição da secreção salivar: Para medir a velocidade de fluxo salivar estimulado, pede-se ao paciente, sentado, que mastigue 1 g de goma de mascar sem açúcar ou parafina por um minuto. Despreza-se esta saliva e coleta-se toda a saliva formada nos cinco minutos subsequentes, em recipiente graduado. A secreção salivar é expressa em mL/min **(QUADRO 6.3)**.

ATENÇÃO

Os testes salivares nunca devem ser considerados isolados do exame clínico, que é determinante no diagnóstico da doença do paciente. Eles auxiliam o cirurgião-dentista na determinação dos fatores relacionados com o processo da doença cárie do paciente, orientando o tratamento.

LEMBRETE

Os testes salivares realizados durante o tratamento do paciente ajudam a avaliar a sua efetividade. Mudanças dietéticas têm repercussão na atividade metabólica do biofilme e na composição bacteriana do biofilme. Da mesma maneira, as modificações medicamentosas ou estímulo mastigatório podem modificar o fluxo salivar e consequentemente a capacidade tampão da saliva.

SAIBA MAIS

Geralmente, há uma relação entre o fluxo e a capacidade tampão da saliva, pois, com o aumento do fluxo salivar, aumenta a concentração de bicarbonato na saliva (seu principal sistema tampão).

QUADRO 6.3 — Taxas de secreção salivar

Normal	> 1,0 a 0,7 mL de secreção salivar estimulada por minuto
Baixa	< 0,7 mL de secreção salivar estimulada por minuto

QUADRO 6.4 — Índices de referência da capacidade tampão da saliva

Adequada	pH final > 6,0
Reduzida	pH final 4,5 à 5,5
Baixa	pH final < 4,0

TESTE DA CAPACIDADE TAMPÃO DA SALIVA:

A capacidade tampão da saliva também é uma condição endógena e revela a defesa individual em modificar o pH da saliva a um ponto de neutralidade. Quanto mais acurada é esta capacidade, menores são as chances de baixa de pH e consequente desenvolvimento de lesões cariosas. Este teste está associado à resistência à dissolução do esmalte dentário e potencial de remineralização. Entretanto, boa capacidade tampão por si só não denota resistência à dissolução de esmalte, pois esta é fortemente influenciada pela frequência de consumo de sacarose.

A capacidade que a saliva possui de neutralizar o ácido formado (capacidade tampão da saliva) pode ser medida de maneira simplificada adicionando 3 mL de ácido clorídrico a 1 mL da saliva estimulada. Após 2 minutos, o pH da saliva+ácido é medido com uma fita indicadora de pH. Existem *kits* disponíveis no comércio. Nestes *kits*, o indicador de pH é geralmente adicionado ao ácido. Os índices de referência da capacidade tampão da saliva estão expressos no **QUADRO 6.4**.

TESTES SALIVARES MICROBIOLÓGICOS:

O entendimento dos princípios dos sistemas ecológicos dos biofilmes gerou mudanças nos conceitos etiológicos da cárie dentária. A microbiota de biofilmes orais é complexa, e a diversidade de bactérias está relacionada à manutenção da homeostase do biofilme.[43,44] A lesão de cárie pode desenvolver-se na presença de um amplo espectro de espécies microbianas (hipótese da placa ecológica). O desenvolvimento ocorre devido à ruptura da homeostase do biofilme no sítio doente. As bactérias patogênicas (causadoras do processo de desmineralização do tecido dentário) estão presentes em saúde, mas em níveis baixos. A exposição prolongada à acidez pela maior disponibilidade de carboidratos fermentáveis inibe o crescimento de bactérias não acidúricas e favorece bactérias acidogênicas.[45,46]

A aciduricidade da bactéria permite a sua sobrevivência em condições ácidas, e contribui para o seu potencial cariogênico e progressão da cárie. Bactérias como estreptococos do grupo mutans (EGM) e lactobacilos são bactérias acidúricas e acidogênicas presentes em biofilmes expostos a frequente consumo de carboidratos fermentáveis, sendo bons indicadores de microflora cariogênica. A quantidade de EGM está relacionada com consumo de sacarose e de lactobacilos, mais relacionados com consumo de carboidratos e com presença de lesões de cárie com cavidade.

O uso dos testes microbiológicos se baseia em observações de associações entre a quantidade de microrganismos na saliva e no biofilme dental.

A presença e contagem de EGM ou LB na saliva pode ser realizada por meio de testes laboratoriais, utilizando-se meios de cultura específicos, ou testes simplificados (Dentocult SM Strip mutans® [Orion Diagnostica]; Cariescreen® [John O. Butler Co.]; Mucount® [Showa Yakuhin Kako Co.]; CRT® bactéria [Ivoclar Vivadent]; CarioCheck® Plus [Hain Diagnostika]). Sempre que possível, o teste microbiológico em laboratório deve ser o método de escolha em comparação aos métodos de cadeira, uma vez que estes podem apresentar pequenos erros no nível de detecção.[47,48]

Considera-se um número elevado de Estreptococos do Grupo Mutans (EGM) na saliva quando há mais de um milhão de unidades formadoras de colônias (> 10^6 UFC/mL de saliva). Esse número indica que a maioria das superfícies está colonizada por essa bactéria.[49] O número de lactobacilos considerado alto, em geral, é > 100.000 UFC (> 105 UFC/mL de saliva).[49]

TESTE DE AVALIAÇÃO DO POTENCIAL CARIOGÊNICO DE BIOFILME: A avaliação do potencial cariogênico de amostras de biofilme é um teste que está disponível para ser realizado em consultório odontológico. Nesse *kit* comercial (*plaque indicatorkit*, GC), também estão disponíveis evidenciadores de biofilme, que diferenciam se o mesmo é maduro (está a mais de 48 horas no dente) ou recente. Esse teste avalia a habilidade do biofilme do paciente em metabolizar açúcares. Para uma pequena amostra do biofilme coletado, é adicionada uma solução de açúcar e um corante sensível a variações no pH. Se for observada alteração na coloração, entende-se que o biofilme possui potencial cariogênico.

A avaliação do potencial cariogênico de amostras de biofilme está indicada para educar o paciente sobre a cariogenicidade do biofilme e para demonstrar o efeito de açúcares da dieta na patogenicidade do biofilme. Entretanto, a aplicação desse teste como preditor da atividade de cárie não foi validado em estudos laboratoriais e clínicos.

Outro dispositivo disponível atualmente é a **bioluminescência**. Ela já é utilizada há bastante tempo em outras áreas,[50] e sua aplicação na odontologia baseia-se no fato de que bactérias acidúricas precisam expulsar o íon hidrogênio do ambiente intracelular para suportarem o ambiente ácido, o que é realizado à custa de um grande gasto de energia, ou seja, de trifosfato de adenosina (ATP).[51] A bioluminescência, assim, quantifica os níveis de ATP no biofilme, predizendo sua atividade. Estudos têm demonstrado uma forte correlação entre os valores de bioluminescência e a quantidade de estreptococos ou o risco à cárie.[52] O teste é simples e requer a obtenção de uma amostra da superfície dentária e a medição durante 15 segundos com um aparelho específico.

AVALIAÇÃO DA ESTAGNAÇÃO BACTERIANA: Na década de 1960, havia o predomínio da teoria da "placa inespecífica". Nesse período foi criado um índice que determinava o grau de acúmulo de biofilme supragengival, proposto em 1964 por Silness e Löe,[53] sendo denominado índice de placa (IP). Posteriormente, com o estabelecimento da teoria da "placa específica", a qual citava que alguns microrganismos específicos induziriam maior inflamação do periodonto do que outros, Ainamo e Bay, em 1975,[10] propuseram a dicotomização deste índice apenas na presença ou ausência de biofilme visível após leve secagem dos tecidos com jato de ar. Desta forma, o novo sistema foi denominado índice de placa visível (IPV) **(QUADRO 6.5)**.

De forma a simplificar a rotina do consultório e reduzir a subjetividade na avaliação do índice descrito por Löe e Silness, Ainamo e Bay, em 1975, propuseram a dicotomização em presença ou ausência de sangramento, denominando-o índice de sangramento gengival (ISG).[54] Essa dicotomização foi proposta devido ao aparecimento de edema e rubor dos tecidos, fatores que precedem o processo de sangramento e que poderiam confundir a aplicação dos escores. O ISG é cientificamente aceito para fins de trabalhos de pesquisa e uso clínico e se encontra descrito na **QUADRO 6.6**.[54]

Para mensuração do ISG, a sonda periodontal milimetrada penetra minimamente com leve pressão no sulco gengival e percorre toda a extensão da margem gengival. Dez segundos após a estimulação, nota-se a presença ou não de sangramento da margem gengival, ou seja, determina-se o índice de sangramento gengival (ISG) daquele tecido. Essa avaliação é realizada tanto nas faces vestibulares, quanto linguais/palatinas e proximais (distal e mesial), totalizando quatro sítios por elemento dental. Em seguida, é calculada a porcentagem de sítios sangrantes e esta é compa-

QUADRO 6.5 — Escores do índice de placa visível

Escore	Descrição
IPV 0	Sem biofilme visível após leve secagem com jato de ar
IPV 1	Acúmulo de biofilme visível na margem gengival após leve secagem com jato de ar

QUADRO 6.6 — **Relação entre os índices gengival e de sangramento gengival**

Índice gengival (IG)	Índice de sangramento gengival (ISG)
IG 0 e IG1	ISG 0 = sangramento gengival ausente
IG 2 e IG3	ISG 1 = sangramento marginal presente até 10 segundos após estimulação

QUADRO 6.7 — **Escores do índice de sangramento gengival interproximal**

Escore (ISGI)	Interpretação
Ausente	Sangramento não detectado (nenhuma marcação realizada na ficha)
Presente	Sangramento da papila observado até 30 segundos após estimulação com o fio dental (realizar marcação na ficha clínica)
Não avaliado	Dentes mal posicionados, com dificuldade de visualização, espaço interdental grande ou ausência de elemento dental adjacente (marcação de um X na área correspondente da ficha)

rada com as demais sessões, a fim de verificar o grau de colaboração do paciente com o tratamento.

Em 1974, Carter e Barnes[55] tentaram estabelecer um índice de sangramento gengival interproximal (ISGI), no qual a presença ou sangramento da papila interdental eram avaliados. Apesar de pouco utilizado, alguns estudos populacionais empregam esta metodologia por sua facilidade de uso. O método consiste na passagem de uma tira de fio dental pelo ponto de contato e estimulação gengival com o fio por meio de dois movimentos rápidos de oclusal em direção à gengiva marginal, penetrando no sulco ou bolsa gengival. Um dos movimentos é realizado na face mesial e outro na distal da papila. Deve-se tomar cuidado para não causar lacerações no tecido papilar devido ao emprego de força excessiva. Em geral, o sangramento é imediato. Porém, pode-se aguardar até 30 segundos para avaliação. O índice é composto por três escores conforme apresentado no QUADRO 6.7.

CONSIDERAÇÕES FINAIS

O tratamento da doença cárie está baseado no seu correto diagnóstico. Desta maneira, é de extrema importância que este diagnóstico avalie a presença do processo de desmineralização que está ocorrendo no paciente e dos fatores associados a este processo para que o tratamento seja realizado de maneira adequada.

7

Tratamento não restaurador da doença cárie dentária

7.1 O papel da higiene bucal no controle da doença cárie

Sandra Liana Henz
Juliana Jobim Jardim

IMPORTÂNCIA DO CONTROLE DE PLACA NA ETIOLOGIA DA DOENÇA

O controle mecânico desempenha um importante papel preventivo na redução dos microrganismos envolvidos no início e na progressão da cárie dentária, assim como na manutenção do balanço dinâmico entre a saliva e a superfície dentária.[1]

O controle mecânico caseiro é reconhecidamente o meio mais simples e com melhor custo/benefício para o paciente. O encorajamento do autocuidado por meio da educação em saúde é favorável no manuseio de doenças crônicas como a cárie e a doença periodontal.[2] No entanto, a obtenção da colaboração do paciente para sua execução pode ser bastante trabalhosa devido não só à dificuldade técnica e à habilidade, mas também à necessidade de alterações de hábitos de higiene bucal já adquiridos.[3,4]

O controle mecânico é o resultado da interação de vários fatores, como conhecimento sobre as doenças bucais (etiologia, patogenia, tratamento/controle) e instrução em higiene bucal, destreza manual e adequação dos instrumentos de limpeza.[2] Os procedimentos de controle mecânico são difíceis, exigem tempo, destreza, perseverança e, consequentemente, só são obtidos com a participação adequada de pacientes bem motivados.[5] O cirurgião-dentista é o responsável pela manutenção da saúde bucal dos indivíduos de sua comunidade, devendo transmitir conhecimento sobre prevenção, com a finalidade de educação em saúde bucal.

OBJETIVOS DE APRENDIZAGEM

- Conhecer a importância do controle químico/mecânico como prevenção da doença cárie
- Compreender a importância da escovação feita por profissional e pelo próprio paciente, bem como sobre meios e métodos de controle de placa

ATENÇÃO

Para que se obtenha êxito no controle e prevenção das doenças bucais, o profissional deve trabalhar com os hábitos e comportamentos dos pacientes, procurando modificá-los e adequá-los às necessidades individuais.

EVIDÊNCIAS DA RELAÇÃO ESCOVAÇÃO X CÁRIE DENTÁRIA

Para melhor construção da relação entre cárie e escovação, as evidências geradas por estudos com diferentes delineamentos serão discutidas.

ESTUDOS IN SITU

Estudo realizado por Arends e colaboradores[6] analisou a eficácia do controle de lesões artificiais de esmalte *in situ*, quando as lesões não eram escovadas, quando eram escovadas com dentifrício sem flúor ou com dentifrício contendo flúor por 3 meses. O principal resultado desse estudo, nas condições *in situ* descritas, mostrou que, quando as lesões não foram escovadas, houve um aumento de 40% na profundidade das lesões, enquanto a escovação com dentifrício não fluoretado paralisou a progressão das lesões. Quando se utilizou um dentifrício contendo flúor, a profundidade da lesão diminuiu em torno de 35%, mostrando o benefício da associação entre a remoção mecânica do biofilme e um agente fluoretado.

Marta e colaboradores[7] avaliaram *in situ* o potencial de remineralização do dentifrício fluoretado ou não, isoladamente ou associado à profilaxia profissional com jato de bicarbonato de sódio, em esmalte bovino com lesão superficial artificial de cárie. Dez jovens voluntários usaram estes dispositivos durante 10 dias, com intervalo de 7 dias entre cada fase do experimento (estudo cruzado), realizando higiene bucal habitual (4 x/dia, sendo 3 após as refeições e 1 à noite). Estabeleceram-se 4 grupos: G1-controle-escovação com dentifrício sem flúor; G2-escovação com dentifrício fluoretado; G3-antes da instalação do dispositivo, realizando-se uma profilaxia com jato de bicarbonato de sódio e escovação com dentifrício sem flúor; G4-profilaxia e dentifrício fluoretado. A análise de variância (Anova, $p = 1,04 \times 10^{-6}$) e o teste de Student-Newman-Keuls ($p < 0,05$), realizados para a comparação entre o percentual de recuperação de dureza (%reh) dos 4 grupos, indicaram diferença entre todos eles, exceto entre G2 e G4. Concluiu-se que a associação da profilaxia não alterou o desempenho do dentifrício fluoretado na recuperação da dureza superficial do esmalte. Porém, na ausência do flúor, a remoção da placa dentária incrementou a recuperação da dureza superficial do esmalte dental.

> Tais estudos deixam claro que o controle mecânico é indispensável para o controle da perda mineral e da progressão das lesões de cárie, podendo ser potencializado pela associação a fluoretos.

ESTUDOS IN VIVO

O clássico estudo experimental de cárie em humanos,[8] realizado com 12 estudantes de odontologia, avaliou a influência da escovação sobre a cárie. A fase pré-experimental compreendeu 3 meses; nessa fase, os indivíduos receberam instrução de higiene para que fossem capazes de realizar uma boa escovação e tivessem um IPV e ISG próximo do zero. A fase experimental foi de 23 dias, sendo que o grupo controle não realizou escovação e o grupo teste não realizou escovação e bochechou sacarose 9 x/dia. A severidade e modificações das novas lesões de cárie eram avaliadas com um microscópio. Observou-se que, durante o período sem higiene oral, todos os participantes acumularam placa, e aqueles que bochecharam sacarose tiveram um índice de placa consistentemente maior do que os controles. Todos os participantes desenvolveram gengivite generalizada ao final dos 23 dias. Em relação à cárie no final do período sem higiene, o número de novas lesões no grupo controle foi de 6 lesões, enquanto no grupo da sacarose foi de 24 lesões. Após 30 dias de higiene oral e bochechos diários com fluoreto de sódio (NaF) a 0,2%, todos os grupos apresentaram controle das lesões de cárie.

Estudo realizado para avaliar a presença de cárie em uma população adulta e sua relação com diferentes níveis de higiene oral e com a concentração de *Streptococcus mutans* (SM) na saliva foi realizado por Apostolska e colaboradores.[9] Um grupo de 50 adultos foi dividido em 5 grupos de 10 indivíduos conforme a idade (G1 - 20-30 anos; G2 - 31-40 anos; G3 - 41-50 anos; G4 - 51-60 anos; G5 - 61-65 anos). Os resultados obtidos indicaram que o IP e o número de *S. mutans* na saliva estavam correlacionados com o número de dentes cariados em todas as idades analisadas, com exceção do grupo com idade entre 61 e 65 anos, onde o IP e o nível de *S. mutans* na saliva foram muito maiores, comparados com o número de dentes cariados. Segundo os autores, isso ocorreu, provavelmente, porque esses pacientes usavam próteses.

> Sinais iniciais de cárie podem aparecer em apenas uma semana se um ambiente protegido é exposto a bactérias na cavidade bucal, e se as mesmas não são perturbadas. Esses sinais não são visíveis clinicamente, somente são detectados em nível ultraestrutural.[10] Entretanto após 2 semanas de acúmulo de placa sem distúrbio, as lesões progridem e começam a se tornar clinicamente visíveis.

Os autores decidiram comparar o que acontece em superfícies nas quais a placa foi removida com locais onde a mesma permaneceu sem distúrbio por um período de 5 semanas. Participaram do estudo 14 crianças em tratamento ortodôntico, que tiveram pré-molares homólogos nos quais foi colocada uma banda ortodôntica, com um espaço, a fim de criar uma área protegida. Um lado teve a banda mantida por todo o período de 5 semanas, e o outro teve a banda removida semanalmente para o controle mecânico da face vestibular com creme dental contendo pedra-pomes não fluoretada ou simplesmente com um cotonete. Os resultados mostraram que, após o acúmulo de placa sem distúrbio por 5 semanas, todos os indivíduos apresentavam desmineralização visível no esmalte; entretanto, a remoção profissional realizada uma vez por semana, independentemente do método, foi capaz de prevenir a progressão da lesão. Dessa maneira, fica claro que o distúrbio mecânico da placa dental é capaz de suprimir a atividade bacteriana e o desenvolvimento da cárie dentária.[11]

ESTUDOS CLÍNICOS E POPULACIONAIS

Em estudos populacionais, nos quais a higiene bucal é realizada pelo indivíduo, fica difícil demonstrar a relação entre cárie dentária e biofilme dental, devido ao caráter multifatorial da doença. Vários estudos têm sido realizados a fim de elucidar essa relação.

Sutcliffe[12] realizou um estudo clínico longitudinal em crianças de 11 a 12 anos, avaliando a limpeza oral 4 x/ano e o incremento de cárie que ocorreu em um período de 3 anos. As crianças foram agrupadas de acordo com o grau de higiene oral em boa, razoável e pobre. Comparações no incremento de cárie nos 3 anos revelou que as crianças com dentes limpos a cada exame tinham um incremento menor do que as com dentes não limpos, entretanto, essa diferença era pequena e não significativa. Concluindo, não foi possível demonstrar uma relação entre a limpeza oral e a cárie dentária.

Maltz,[13] realizou estudo no qual escolares eram submetidos a um programa preventivo que incluía sessões semanais de higiene oral supervisionada, utilizando fio dental e escovação com dentifrício não fluoretado, aconselhamento dietético e instruções de higiene oral. Observou-se que, após 14 meses, apesar do decréscimo na gengivite, não houve diferenças significativas entre o grupo teste e o controle em relação à incidência de cárie.

Petry e colaboradores[14] realizaram um estudo de caso-controle sobre conhecimentos, práticas e atitudes em adultos livres de cárie, em que estes eram os casos e os controles eram os pacientes com atividade ou história de doença cárie. Eles verificaram que, entre os casos, 18,5% faziam apenas uma ou 2 escovações diárias e 28% escovavam 4 vezes ou mais por dia. Entre os controles, essas proporções foram de 13% e 35%, respectivamente. Apenas 44% dos casos sustentavam usar fio dental; destes, 81% já tinham recebido orientação quanto ao seu uso correto. Entre os controles, 62% usavam o fio dental e 84% tinham recebido orientação para este fim. Tal orientação foi dada pelo cirurgião-dentista para cerca de 70% tanto dos casos quanto dos controles. Os autores concluíram que os hábitos de higiene bucal nesta amostra não demonstraram o efeito protetor esperado contra a doença cárie.

> **LEMBRETE**
>
> O distúrbio mecânico da placa dental é capaz de suprimir a atividade bacteriana e o desenvolvimento da cárie dentária.

Mascarenhas[15] avaliou indicadores de risco para cárie em esmalte e dentina na dentição permanente em uma população com acesso limitado a atendimento odontológico e flúor. O escore médio de placa ficou em 1,0 ± 0,48, variando entre 0,04 a 2,46, e a relação com higiene oral pobre foi estatisticamente significativa para todos os tipos de lesões. Os resultados mostraram que as crianças com os piores níveis de limpeza oral tiveram o maior incremento no CPO-D em novos dentes. Os resultados desse estudo também suportam o fato de que uma higiene oral pobre aumenta o risco de as crianças desenvolverem tanto a cárie em dentina quanto em esmalte. Entretanto, se fluoretos estão consistentemente presentes no ambiente oral, como acontece com a água fluoretada e a escovação regular com creme dental fluoretado, essa associação entre higiene oral e cárie pode ser perdida.

A associação entre cárie dentária e higiene oral deficiente com um alto consumo de açúcar foi analisada levando-se em consideração possíveis fatores de interação e fatores confundidores. Com o aumento total da ingestão de açúcar, o risco de cárie aumentou significativamente somente quando a higiene oral foi simultaneamente pobre.[16] Concluindo, a remoção do biofilme pode desempenhar um papel importante no controle da cárie pela interação com a dieta, mostrando que, quando o consumo de açúcar é alto, uma remoção adequada do biofilme pode ser um método eficaz para o controle do desenvolvimento e progressão da cárie.

ESCOVAÇÃO DENTÁRIA REALIZADA PELO PROFISSIONAL

ESTUDO DE KARLSTAD

No estudo de Karlstad, o controle profissional regular de cárie fez parte de um programa preventivo aplicado a um grupo de escolares com alta prevalência de cárie.[17] Os escolares receberam aconselhamento dietético e os pais foram motivados a participar do programa. Além disso, limpeza profissional dos dentes com dentifrício fluoretado e instruções de higiene oral também foram realizadas. O programa resultou em um alto nível de limpeza oral e uma significativa redução de cárie. Resultados de 30 anos de manutenção desses indivíduos indicaram uma baixa incidência de cáries, doença periodontal e perdas dentárias, confirmando a duração a longo prazo dos benefícios de manter um alto padrão de higiene oral.[18]

A prevalência de cárie na Suécia há 30 anos estava entre as mais altas do mundo. O município de Värmland possuía a maior prevalência, enquanto o de Uppsala, que possuía água de abastecimento público naturalmente fluoretada, tinha a prevalência mais baixa. Como a fluoretação artificial não é permitida na Suécia, foi introduzida uma série de ações como parte dos Estudos de Karlstad, com a finalidade de avaliar os efeitos isolados ou associados de diferentes medidas de controle de placa. Quando o programa teve início, a escovação diária e o uso de dentifrício fluoretado eram praticamente inexistentes. Com a instituição de programas escolares de bochechos fluoretados, semanais ou quinzenais supervisionados, ocorreu uma redução de cárie de 30%-50%. Em relação ao índice de placa, no início do estudo, os 3 grupos apresentavam 50 a 60% das superfícies com placa, e as superfícies proximais tinham o maior acúmulo de placa. Em 2002, observou-se que o índice de placa era menor que 20% nos 3 grupos e que as superfícies vestibulares estavam praticamente sem placa, enquanto as superfícies proximais exibiam quantidades variáveis de placa. Em 1980, a cárie havia reduzido tanto que nenhuma redução adicional era obtida com os bochechos. O programa foi interrompido e substituído por programas preventivos individualizados. Entre as várias conclusões desse estudo, observou-se que o grande declínio de cárie pode, pelo menos parcialmente, ser atribuído aos novos hábitos de escovação dos dentes. Atualmente, as crianças suecas escovam os seus dentes de maneira regular utilizando dentifrício fluoretado.

Lima,[19] em seu estudo de 25 anos de acompanhamento, defende que o controle mecânico da placa bacteriana dentária, por meio da profilaxia profissional mensal, parece ser o caminho mais curto para resolver o problema da cárie dentária porque é um método de prevenção possível de ser aplicado em qualquer criança, independentemente de suas condições psicomotoras e sociais.

FREQUÊNCIA DE ESCOVAÇÃO X CÁRIE DENTÁRIA

Ainda não existe um consenso para a frequência de escovação, assim como sobre qual seria a quantidade de placa a ser removida para prevenir as doenças dentais.[20]

Em estudo epidemiológico de 7 anos de acompanhamento com crianças de 6 a 8 anos,[21] a frequência de escovação de mais de 2 x/dia foi apontada como fator de proteção à cárie. Crianças que escovavam os dentes mais de 2 vezes apresentavam 63% menos chance de apresentar cárie no período inicial do estudo quando comparadas às crianças com frequência de escovação igual ou menor do que 2 x/dia.

Quando a frequência de escovação foi estudada em adultos,[22] não foi observada relação com a experiência de cárie. Entretanto, observou-se que pessoas com maior frequência de escovação ($\geq$ 2 x/dia) mantiveram mais dentes em boca e apresentavam menor número de dentes restaurados.

Estudo longitudinal com 26 anos de acompanhamento que avaliou o efeito da prática de higiene oral na manutenção da dentição observou que a escovação constante, pelo menos uma vez ao dia, reduziu em 49% o risco de perda de dentes quando comparada à prática de indivíduos que não tinham cuidados constantes de higiene oral.[23]

LIMPEZA INTERPROXIMAL E CÁRIE DENTÁRIA

Tem sido reportado que a placa interproximal pode ser mais acidogênica que em outras áreas da boca;[24] uma vez que o fio dental tem a habilidade de desorganizar e remover essa placa interproximal,[25] é possível pensar que a utilização do fio dental pode auxiliar na redução das cáries interproximais.

FIO DENTAL

O uso do fio dental de maneira correta pode reduzir depósitos bacterianos em superfícies proximais.[26,27] A utilização de diferentes tipos de fio dental é efetiva na remoção do biofilme interproximal, e o fio dental não encerado mostrou uma remoção mais efetiva quando comparado ao encerado.

Em comparação com a limpeza interproximal com palitos, o fio dental apresentou maior remoção de placa. Entretanto, as diferenças na remoção de placa para cada indivíduo usando fio encerado ou não encerado ou palito foram pequenas em comparação com as diferenças observadas entre os indivíduos. Isso significa que a motivação e a instrução são mais importantes para o sucesso da limpeza interproximal do que os recursos utilizados.[28]

Wright e colaboradores[29] notaram que redução de cárie só pode ser observada com a utilização diária do fio dental realizada pelo profissional. Chaet e Wei[30] testaram um fio dental impregnado com flúor e analisaram *in vitro* a captação de flúor do esmalte interproximal. Também avaliaram o efeito do fio dental tratado com fluoreto de sódio nas contagens de *S. mutans* na superfície interproximal de jovens adultos. Após a utilização do fio dental, a maior parte da liberação de

ATENÇÃO

Quando realizada corretamente, a utilização de fio dental pode auxiliar no controle do biofilme associado à cárie dentária, relacionando-se diretamente a fatores como habilidade, motivação e coordenação motora do indivíduo.

PARA PENSAR

É importante que o profissional conheça os produtos utilizados e disponíveis no comércio para indicá-los conforme a necessidade de cada indivíduo.

flúor ocorreu 30 segundos após e se manteve por mais 30 minutos; a quantidade liberada foi pequena sendo seu significado biológico questionável. As superfícies proximais tratadas *in vitro* com o fio dental impregnado com flúor incorporaram mais flúor na superfície do esmalte. Em relação aos *S. mutans*, os números diminuíram significativamente após a utilização do fio dental contendo flúor.

O uso do fio dental foi avaliado em 473 universitários; destes, 72% o utilizavam, e 66% usavam mais de uma vez ao dia. Observou-se também diferença em relação ao sexo quanto ao uso do fio: as mulheres tinham maior conhecimento e utilizavam-no com maior frequência.[31]

A prevalência dos hábitos de higiene bucal interproximal foi avaliada em um grupo de 154 jovens de 14 a 18 anos. Neste estudo, verificou-se que o simples uso de dispositivo para higiene complementar à escovação, sem nenhuma orientação prévia pelo profissional, não é sinal de uma boa higienização interproximal realizada pelo paciente.[32]

Uma revisão sistemática realizada por Hujoel e colaboradores[33] não mostrou nenhuma evidência da efetividade do uso do fio dental em adultos, sob condições clínicas reais. Já o mesmo estudo mostrou que o uso do fio dental pelo profissional em crianças com baixa exposição ao flúor é altamente efetivo na redução de risco de cárie interproximal.

ESCOVAS INTERDENTAIS

A avaliação da possível relação entre a utilização de escovas interdentais, cárie e outros desfechos como gengivite, doença periodontal, índice de placa, halitose e qualidade de vida foi avaliada em uma revisão sistemática.[34]

A revisão mostrou baixa qualidade de evidências da efetividade da limpeza interproximal associada com a escovação interdental, quando comparada com a escovação sozinha para placa e gengivite. Existe alguma evidência de que o uso da interdental associada à escovação durante um mês reduz a gengivite, quando comparado com o fio dental associado à escovação. Não foram identificados estudos com cárie como desfecho, embora a presença de placa possa implicar no desenvolvimento de cárie. Portanto, não foi possível demonstrar a efetividade ou não da utilização da escovação associada à escovação interdental em relação à cárie dentária.

> Em termos práticos, existe pouca evidência de que a escovação interdental associada à escovação é mais benéfica do que a escovação sozinha para gengivite e placa no período de um mês.

MEIOS E MÉTODOS DE CONTROLE DE PLACA

O controle mecânico do biofilme dental realizado pelo paciente pode ser realizado por meio de diferentes instrumentos, como escovas dentais manuais ou elétricas, escovas interdentais, escovas unitufo, fios ou fitas interdentais, palitos dentais, limpadores e raspadores de língua.

O profissional deve avaliar as necessidades do paciente e individualizar a instrução e o treinamento de higiene bucal, procurando levá-lo a obter níveis de controle de placa compatíveis com saúde. Por isso, é importante que o profissional conheça os produtos utilizados e disponíveis no comércio para indicá-los conforme a necessidade de cada indivíduo.

ESCOVAS

A escovação é o procedimento de higiene bucal realizado regularmente pela maioria dos indivíduos, entretanto, a escovação por si só não é sinônimo de limpeza, uma vez que sua atuação está restrita às faces livres e oclusais dos dentes. Além disso, mais importante do que a frequência é a qualidade da limpeza.[35]

Vários estudos avaliaram o efeito de diferentes técnicas de escovação em adultos, a fim de verificar se existe superioridade de uma técnica em relação a outra. Normalmente os índices adotados para avaliar a eficiência das técnicas de escovação foram o índice de placa e de gengivite. Os resultados dos estudos são conflitantes, mostrando que diferentes técnicas têm resultados diferentes quando comparadas entre si.[36-39]

Existe no mercado uma gama imensa de escovas manuais e elétricas com características diferentes de tamanho, forma, dureza, tipo de cerdas e formato do cabo (FIG. 7.1.1). Apesar disso, nenhuma diferença significativa tem sido encontrada entre a capacidade de remoção de placa com os diferentes tipos de escova e métodos de escovação.[37] Normalmente, recomenda-se o uso de escovas com cerdas macias ou extramacias, com as pontas arredondadas e com a cabeça compatível com o tamanho da boca do paciente.[40] O ideal é que o material das cerdas das escovas seja sintético, normalmente náilon, pois facilita a manutenção da higiene das cerdas. As escovas elétricas têm sido mais recomendadas para pacientes com limitações motoras ou portadores de deficiência; no entanto, mesmo com a utilização desse tipo de escova, a variável crítica no controle de placa é o paciente.[2] A escovação com escovas multicerdas tem efeito restrito no controle da placa interproximal. Para melhorar o controle de placa nessa zona, podem-se utilizar as escovas interdentais ou o fio dental.

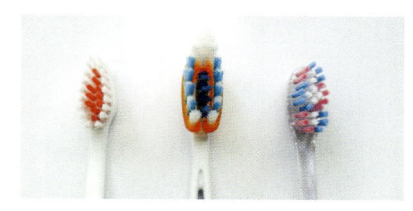

Figura 7.1.1 – Escova multicerdas.

ESCOVAS INTERDENTAIS

As escovas interdentais (FIG.7.1.2) são indicadas para pacientes que tiveram doença periodontal avançada ou moderada, com espaços interdentais aumentados e superfícies radiculares expostas, pois é efetiva na limpeza de superfícies côncavas.[41-43] O tipo e o tamanho da escova interdental devem ser selecionados de acordo com o tamanho do espaço a ser higienizado.

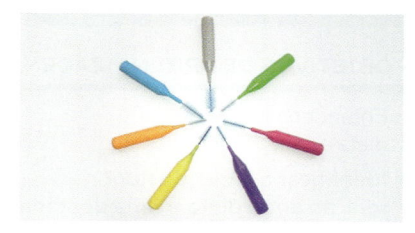

Figura 7.1.2 – Escovas Interdentais.

ESCOVA UNITUFO

São utilizadas para higienizar locais difíceis de serem acessados com a escova multicerdas, normalmente as superfícies vestibulares de molares superiores e as linguais de molares inferiores; também são úteis na limpeza em torno de *brackets* e tubos em pacientes com aparelho ortodôntico, regiões de furca e pré-furca de molares e dentes mal posicionados.[44] Em geral, apresentam cabeça pequena e um tufo único concentrado de cerdas (FIG. 7.1.3).

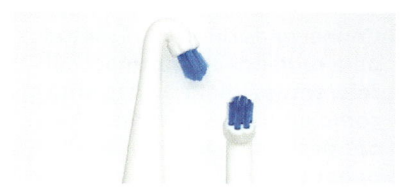

Figura 7.1.3 – Escovas unitufo.

FIO E FITA DENTAL

A utilização do fio ou da fita dental é importante para complementar a escovação e auxiliar a remoção da placa dental das superfícies interproximais, onde a papila preenche completamente o espaço interdental.

Existem vários tipos de fio/fita dental (FIG. 7.1.4) no mercado, entretanto, não foi detectada superioridade de um tipo de fio sobre o outro na remoção da placa dental.[40,43] A utilização do fio dental requer habilidade e coordenação, e atualmente existem dispositivos que facilitam o seu manuseio (FIG. 7.1.5). Também existe no mercado um tipo especial de fio dental que tem uma extremidade de plástico rígida, o Super Floss® (FIG. 7.1.6), que pode ser utilizado em pacientes com aparelho ortodôntico, próteses fixas e espaços interproximais estreitos.

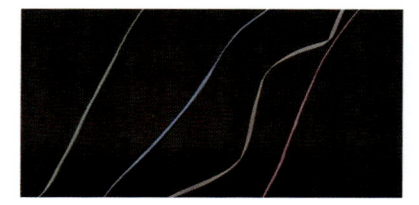

Figura 7.1.4 – Fio e fita dental.

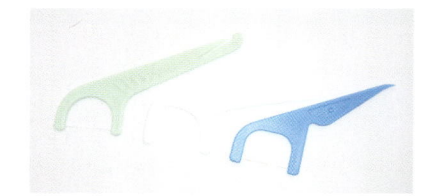

Figura 7.1.5 – Dispositivos para fio dental.

PALITO DENTAL

Os palitos de dentes triangulares (FIG. 7.1.7) podem ser utilizados em áreas com pequena recessão gengival, sendo um substituto adequado ao fio dental nessa situação.[2,43] Não devem ser confundidos com os palitos redondos comumente utilizados para remover resíduos após as refeições.

Os palitos triangulares não devem ser utilizados em pacientes que têm o espaço interdental totalmente preenchidos pela papila, pois podem causar retrações ou lesões na gengiva. No mercado nacional, eles são difíceis de ser encontrados.

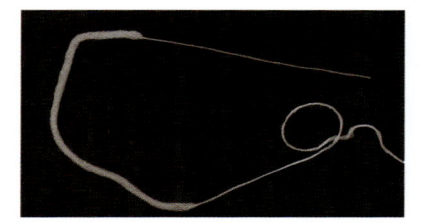

Figura 7.1.6 – Fio dental com extremidade de plástico rígida.

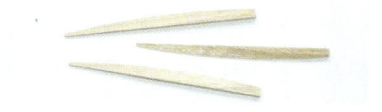

Figura 7.1.7 – Palitos interdentais.

7.2 O papel da dieta/nutrição no controle da doença cárie

Luana Severo Alves
Clarissa Cavalcanti Fatturi Parolo
Marisa Maltz

OBJETIVOS DE APRENDIZAGEM

- Entender a relação entre dieta e cárie
- Identificar o efeito do flúor na relação entre dieta e cárie dentária
- Explicar o metabolismo dos carboidratos
- Conhecer os diferentes métodos para registrar as informações referentes à dieta do paciente e como utilizar as informações obtidas no tratamento da doença cárie

Apesar da grande importância da dieta no processo carioso, muitas vezes esse aspecto do tratamento é negligenciado. Mudanças de hábitos alimentares são frequentemente necessárias no tratamento da doença cárie, e isso por si só é um desafio para a equipe de saúde.

O efeito das intervenções dietéticas na mudança de hábitos tem sido discutido atualmente e colocado como limitação no tratamento dos pacientes.[1] A dieta tem um papel-chave no processo carioso, e basear o tratamento da atividade da doença somente na higiene bucal acaba sendo um equívoco comum na prática odontológica. A cárie dentária, como doença de causalidade complexa, é resultado da interação de um conjunto de determinantes biológicos e psicossociais. Além do biofilme recobrindo as superfícies dentárias, a disponibilidade de substratos fermentáveis no meio bucal é indispensável para o estabelecimento da doença. A avaliação dos hábitos alimentares deve ser realizada para todos os pacientes com atividade de cárie, conforme descrito no Capítulo 6. É preciso diagnosticar o que está causando a atividade de cárie do paciente para podermos atuar de forma eficaz. Para uma adequada intervenção alimentar, precisamos ter clareza do nível de evidência científica que relaciona a dieta e a cárie, entender o mecanismo biológico envolvido no metabolismo dos alimentos no biofilme dental e saber fazer o manejo clínico da dieta na prática odontológica.

DIETA E CÁRIE DENTÁRIA

A literatura acerca da relação entre dieta e cárie dentária é vasta e bastante antiga. Registros históricos e estudos observacionais demonstraram claramente a associação entre o consumo de açúcar e a ocorrência de cárie dentária, como pode ser observado resumidamente abaixo:

- Baixa ocorrência de cárie foi observada na Europa até a Revolução Industrial. Com a industrialização e urbanização que dela decorreram, a ampliação do consumo de açúcar e mudanças no padrão alimentar, a cárie tornou-se uma doença altamente prevalente.

- Foi observada uma queda importante na prevalência de cárie na Europa durante a Segunda Guerra Mundial, como um resultado da menor oferta de alimentos açucarados e processados.[2]

- Prevalência de cárie muito baixa era observada em populações isoladas da Austrália, Nova Zelândia e da Ilha de Tristão da Cunha, no Atlântico. A partir da inclusão de alimentos processados e refinados em suas dietas, a experiência de cárie passou a aumentar.

- Crianças de 6 a 13 anos vivendo no orfanato Hopewood House, que recebiam uma dieta lactovegetariana e quantidades mínimas de açúcar e farinha refinada, apresentavam uma prevalência de cárie muito baixa enquanto estavam institucionalizadas. Um aumento drástico na prevalência de cárie foi observado quando deixaram o orfanato e adquiriram hábitos alimentares sem restrição.[3]

- Crianças da Igreja Adventista do Sétimo Dia, que preconiza dieta vegetariana e desestimula o uso de açúcar e o hábito de comer entre as refeições, apresentavam menor experiência de cárie que a média da população.[4]
- Crianças com diabetes controlada possuem menor experiência de cárie que crianças saudáveis.[5]
- Pessoas que trabalham em confeitarias e padarias possuem prevalência de cárie relativamente alta.[6]
- Pacientes portadores da Síndrome de Intolerância Hereditária à Frutose, na qual os pacientes devem abster-se do uso da frutose e sacarose, apresentavam uma baixa experiência de cárie, com 59% livres da doença.[7]

Além destas evidências observacionais, alguns estudos de intervenção também demonstraram a estreita relação entre consumo de açúcar e cárie dentária. O clássico estudo de Vipeholm, realizado em um hospital para doentes mentais na Suécia, de 1946 a 1951, demonstrou claramente a relação entre dieta e cárie em 436 pacientes adultos.[8] Este estudo comparou grupos com diferentes frequências de consumo (durante as refeições e entre refeições) e consistências de alimentos açucarados (forma líquida, pão, chocolate e balas de caramelo). Suas principais conclusões foram:

- O consumo de sacarose aumenta a ocorrência de cárie, porém de maneiras diferentes, de acordo com a forma de consumo.
- O fator mais importante para a ocorrência de cárie não é a quantidade total ingerida, mas a frequência de consumo de açúcar.
- A consistência do alimento desempenha um papel relevante: quanto maior o tempo em que o alimento permanecer na cavidade bucal, mais cariogênico ele será.
- Existe uma variabilidade individual, com alguns indivíduos sendo mais suscetíveis ao desenvolvimento da cárie dentária do que outros, mesmo sob condições alimentares semelhantes.

Em outro estudo experimental, conhecido como "Estudo de Turku", 125 adultos foram divididos em 3 grupos de acordo com o tipo de açúcar utilizado para adoçar alimentos por um período de 25 meses: sacarose, frutose e xilitol (substituto do açúcar).[9] Neste trabalho, todo o consumo dos produtos doces foi substituído pelo fornecido pela pesquisa. Como pode ser observado na **FIGURA 7.2.1**, o grupo que consumiu sacarose apresentou uma experiência de cárie significativamente maior do que os indivíduos dos outros grupos. Os grupos que consumiram frutose e xilitol apresentaram incrementos de cárie 32% e 85% menores do que o grupo que consumiu sacarose, respectivamente. Além de demonstrar claramente a relação entre consumo de açúcar e cárie, este estudo também evidenciou a maior cariogenicidade da sacarose quando comparada à frutose. A diferença de 32% entre sacarose e frutose foi observada com a total substituição dos doces da dieta por frutose, motivo pelo qual ela não pode ser transferida diretamente para a clínica. Na vida real, o indivíduo consome, além da frutose, a sacarose, podendo ter a formação de uma placa porosa (pelo consumo de sacarose) e ter a baixa de pH pelo consumo da frutose.

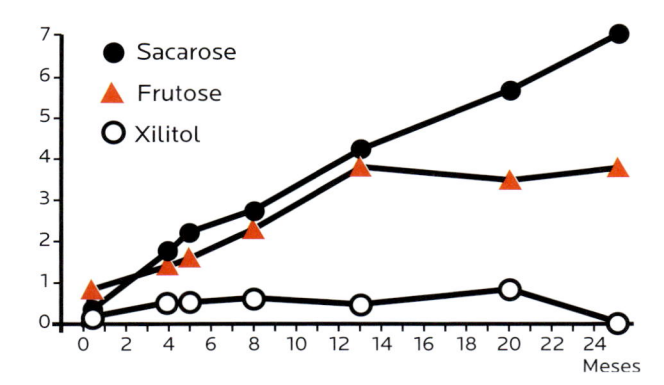

Figura 7.2.1 – Incidência de cárie após 25 meses de uso de sacarose, frutose e xilitol.
Fonte: Adaptada de Scheinin e Mäkinen.[9]

É importante lembrar que as quedas de pH utilizando-se a frutose e a sacarose são semelhantes. No estudo de Turku, o consumo de amido foi alto e similar entre os 3 grupos, o que evidencia seu baixo potencial cariogênico. Um estudo similar conduzido com crianças de 3 a 12 anos demonstrou que o consumo de alimentos adoçados com sorbitol por 3 anos resultou em uma redução de 45% no incremento de cárie, quando comparado ao grupo que consumiu alimentos adoçados com sacarose.[10]

LEMBRETE

É preciso diagnosticar o que está causando a atividade de cárie do paciente para podermos atuar de forma eficaz.

O clássico estudo de Von der Fehr e colaboradores[11] denominado "Cárie Experimental em Humanos" também contribuiu para definir a relação entre consumo de sacarose e cárie, uma vez que os resultados deste estudo demonstraram que, em condições de acúmulo de biofilme semelhantes, a presença frequente de sacarose no meio bucal foi responsável por uma incidência de cárie expressivamente maior quando comparado ao grupo controle, que não fez os bochechos. Este estudo foi interrompido antes que cavidades de cárie se formassem, e as lesões não cavitadas desenvolvidas pelo modelo experimental foram paralisadas com o retorno da higiene bucal e uso de produtos fluoretados.

A partir desta série de evidências observacionais e experimentais, fica clara a forte associação entre consumo de açúcar, especialmente a sacarose, e cárie dentária.

O EFEITO DO FLÚOR NA RELAÇÃO ENTRE DIETA E CÁRIE DENTÁRIA

É importante notar que todos os estudos descritos anteriormente foram conduzidos em uma época na qual o acesso a produtos fluoretados era restrito ou inexistente. Com a disseminação do flúor por meios de abrangência coletiva (água de abastecimento público fluoretada e sal fluoretado) e com a larga oferta de dentifrícios fluoretados, a relação entre dieta e flúor passou a se alterar gradualmente. No Brasil, observamos modificações significativas na prevalência de cárie a partir da década de 70, com a adição do flúor na água de abastecimento público de algumas cidades, e a partir da década de 90, com a oferta de dentifrícios fluoretados no mercado nacional.

O efeito do flúor na relação entre dieta e cárie pode ser facilmente observado ao comparar os estudos realizados por Sreebny[12] e Woodward e Walker.[13] Ao compilar dados de 47 países, Sreebny[12] observou uma forte correlação entre o consumo de açúcar e a prevalência de cárie aos 12 anos, em um período sem acesso a produtos fluoretados. Foi observada uma alta experiência de cárie nos países em que o consumo de açúcar era superior a 50g/pessoa/dia, sendo que o consumo de quantidades inferiores esteve associado a índices CPO-D < 3. Quando um estudo semelhante foi realizado em 1994, com amplo acesso a produtos fluoretados, esta forte associação não foi encontrada (FIG. 7.2.2).[13]

A relação entre a frequência do consumo de açúcar, o uso de dentifrício fluoretado e a desmineralização do esmalte foi avaliada por Duggal e colaboradores[14] e Ccahuana-Vásquez e colaboradores.[15] Neste estudo *in situ*,[8] voluntários utilizaram aparelhos mandibulares removíveis contendo blocos de esmalte e gotejaram solução de sacarose em diferentes

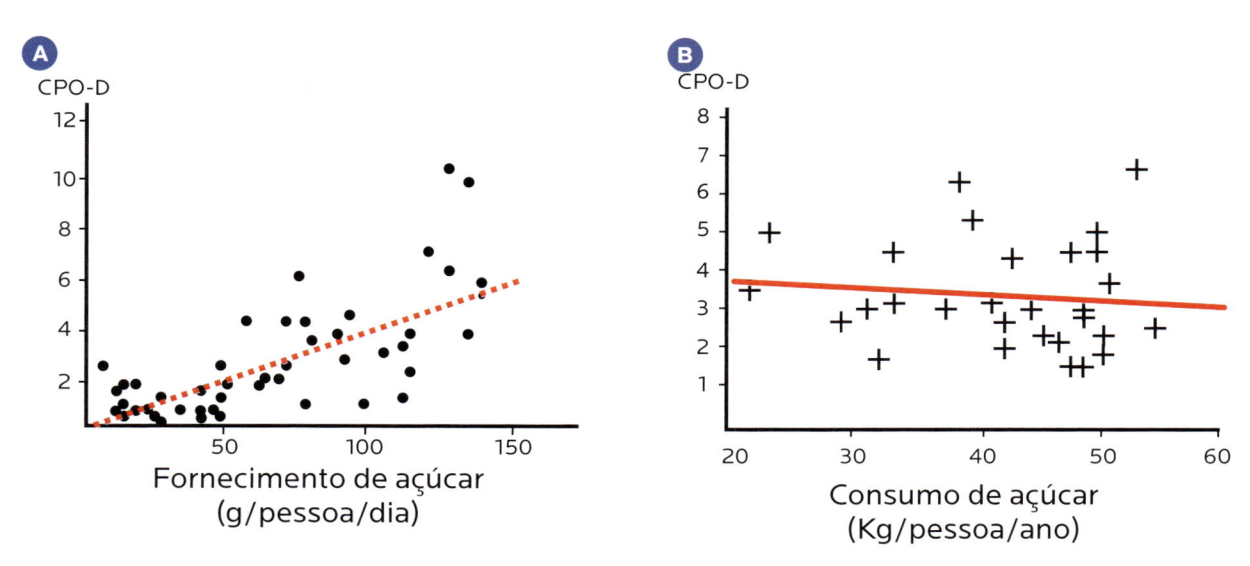

*Figura 7.2.2 – (A) Índice de cárie (CPO-D) em crianças com 12 anos e fornecimento de açúcar (g/pessoa/dia) em 47 países; (B) Relação entre CPO-D e consumo anual de açúcar **per capita** em países industrializados.*
Fonte: (A) Adaptada de Sreebny,[12] e (B) Adaptada de Woodward e Walker.[13]

frequências diárias. Um volume de 500 mL de solução de sacarose 12% foi dividido nas seguintes frequências diárias: 1, 3, 5, 7 ou 10 vezes. Este estudo foi dividido em duas fases, uma com uso de dentifrício fluoretado e outra com uso de dentifrício não fluoretado. Os resultados demonstraram que, durante o uso de dentifrício fluoretado, a exposição à sacarose 7 ou 10 x/dia foi capaz de causar perda mineral. Por outro lado, durante o uso de dentifrício não fluoretado, o uso de sacarose superior a 3 x/dia já foi capaz de causar perda mineral significativa. Este estudo demonstra que, na presença de agentes fluoretados, uma maior frequência de ingestão de alimentos açucarados é tolerada sem resultar em perda mineral, reforçando a influência do uso de fluoretos na relação entre dieta e cárie. É importante ressaltar que esta frequência de consumo de sacarose (observada em um estudo *in situ*) não pode ser transferida diretamente para a clínica, pois a cárie é resultante da interação de vários fatores.

O uso disseminado de fluoretos conferiu uma "margem de segurança" em relação ao consumo de açúcar. Em outras palavras, na presença de flúor no meio bucal, uma maior frequência de consumo de açúcar é necessária para o estabelecimento da doença cárie. Assim, com o amplo acesso a produtos fluoretados existentes hoje, a relação entre açúcar e cárie é mais fraca do que era antigamente.

Na **FIGURA 7.2.3**, esta "margem de segurança" está exemplificada. Newbrun[16] propôs que a relação entre consumo de açúcar e cárie pode ser representada por uma curva sigmoide a partir de estudos em animais (curva a). Com o uso disseminado de flúor, a curva poderia ser movida para a direita (curva b), mostrando uma maior permissividade para o consumo de açúcar. Os dados de Woodward e Walker[13] mostram uma relação linear entre o consumo de açúcares em 90 países (curva

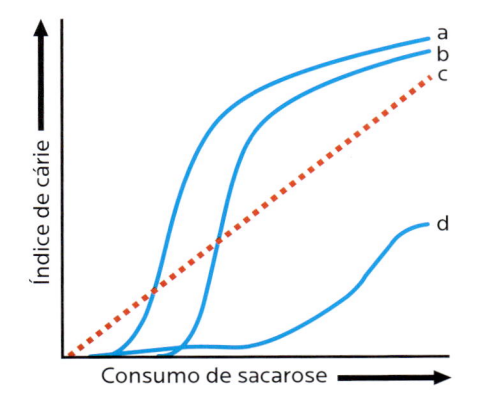

Figura 7.2.3 – Relação entre consumo de açúcar e cárie. (A) relação em forma sigmoide antes do uso disseminado do flúor; (B) relação em forma sigmoide deslocada para a direita com o uso disseminado do flúor; (C) Relação linear a partir dos dados de 90 países; (D) indivíduos com boa higiene oral e uso regular de flúor.
Fonte: (A) e (B) Adaptadas de Newbrun,[16] (C) Adaptada de Woodward e Walker[13] e (D) Adaptada de Zero.[17]

LEMBRETE

O flúor presente na água de abastecimento e nos dentifrícios confere uma "margem de segurança" em relação ao consumo de açúcar. Entretanto, seu efeito é limitado, não permitindo ao indivíduo consumo irrestrito de açúcar.

c). Em indivíduos com boa higiene e exposição regular a fluoretos, níveis ainda mais elevados de açúcar poderiam ser tolerados (curva d). Por isso, na prática clínica, não há necessidade de modificar os hábitos alimentares de pacientes sem atividade de cárie. O consumo de sacarose é uma realidade, e pacientes que apresentam o processo de desmineralização e remineralização em equilíbrio dispensam qualquer intervenção dietética.

Esse raciocínio, de uma maior permissividade em relação ao consumo de açúcar, não pode ser utilizado no manejo dos pacientes com atividade de cárie. Embora o flúor tenha tido um efeito importante na redução da prevalência de cárie, ele não eliminou a doença, não tendo o poder de anular fatores causais importantes, como a dieta cariogênica e a presença de biofilme dental. Assim, a restrição do consumo de açúcar continua sendo uma parte justificável do controle da doença cárie.[18]

Estudos conduzidos recentemente demonstram o importante papel da dieta na ocorrência de cárie mesmo na presença de flúor. Os estudos transversais mostram a associação entre dieta e cárie.[19-22] Os estudos populacionais longitudinais demonstram que a dieta pode ser considerada um fator de risco para a doença cárie, aumentando a chance de novas lesões, tanto em crianças quanto em adultos.[23,24] Com base neste conjunto de evidências, contata-se que a dieta é um fator fundamental na etiologia da cárie dentária e os hábitos alimentares podem trazer riscos a novas lesões.

METABOLISMO DOS CARBOIDRATOS

Os carboidratos podem ser classificados, quanto à sua composição química, em monossacarídeos, dissacarídeos e polissacarídeos. Do ponto de vista nutricional, os monossacarídeos e dissacarídeos são classificados como açúcares, e os polissacarídeos, como amidos. Os carboidratos mais fortemente associados à cárie dentária são os açúcares, por serem facilmente fermentados pelas bactérias, embora os amidos, alimentos com alto peso molecular, possam ser degradados em moléculas menores, servindo como fonte potencial de nutrientes para as bactérias do biofilme.

Diversas espécies bacterianas presentes no biofilme são capazes de metabolizar carboidratos e gerar ácidos que causam a desmineralização dos tecidos dentários. Após o consumo de açúcar, o pH do biofilme bacteriano cai bruscamente, alcançando o nível mínimo em aproximadamente 10 minutos, quando começa a retornar vagarosamente à neutralidade, até atingir seus valores basais em aproximadamente 30 minutos (FIG. 7.2.4). Quanto mais frequentemente este processo ocorrer ao longo do dia, mais tempo o pH do biofilme permanecerá abaixo do pH crítico, ocorrendo um predomínio dos processos de desmineralização do esmalte em relação aos períodos de remineralização, sendo maior a chance de estabelecimento da lesão de cárie.

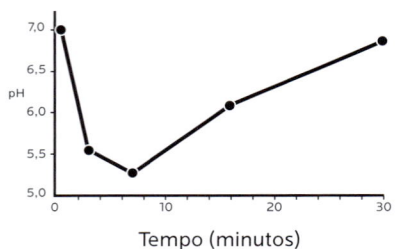

Figura 7.2.4 – Curva de pH do biofilme após bochecho com açúcar
Fonte: Adaptada de Stephan.[25]

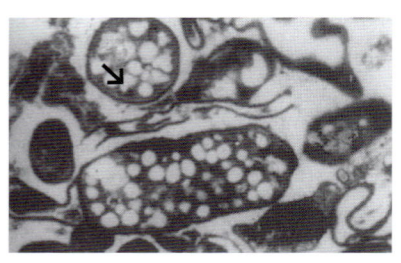

Figura 7.2.5 – Micrografia eletrônica de transmissão mostrando a secção de bactérias com presença de reserva intracelular de polissacarídeos (seta).
Fonte: Uzeda.[26]

Quando a oferta de carboidratos é abundante, além de causar queda de pH, eles podem ser armazenados na forma de polissacarídeos intracelulares (PIC) e extracelulares (PEC). Os PIC podem ser formados a partir de diferentes açúcares e atuarão como reserva de nutrientes, a serem utilizados no metabolismo bacteriano em momentos de escassez, como entre as refeições (FIG. 7.2.5). Os PEC são importantes na adesão bacteriana e alteram a porosidade da matriz do biofilme, aumentando sua permeabilidade. Desta maneira, a difusão de nutrientes das camadas mais externas do biofilme (em contado com o ambiente bucal) até suas camadas mais profundas (próximas à estrutura dentária) é facilitada (FIG. 7.2.6). Diferentemente dos PIC, que podem ser formados a partir de diferentes açúcares, somente a sacarose pode servir de substrato para produção de PEC, razão pela qual ela é o açúcar mais cariogênico.

Na presença de sacarose, várias espécies bacterianas são capazes de sintetizar diversos tipos de polissacarídeos, sendo os polímeros de glicose e os polímeros de frutose os principais:

POLÍMEROS DE GLICOSE (GLICANOS): formados pela enzima glicosiltransferase, apresentando-se como uma massa gelatinosa extracelular sobre a superfície da bactéria. Podem apresentar a maioria das ligações na posição α-1.6, sendo denominados "dextranos", ou predominância de ligações α-1.3, sendo chamados "mutanos". Os mutanos são altamente insolúveis e rígidos e podem formar agregados fibrosos enquanto os dextranos formam cadeias flexíveis, sendo mais solúveis.

POLÍMEROS DE FRUTOSE (FRUTANOS): formados pela enzima frutosiltransferase, são polímeros extracelulares de frutose bastante solúveis, com ligações β-2.6. Estes polímeros são formados em uma extensão menor do que os glicanos.

CARIOGENICIDADE DOS ALIMENTOS

AÇÚCARES E AMIDOS

Devido ao seu baixo peso molecular, os açúcares são rapidamente metabolizados pelas bactérias do biofilme, causando queda de pH e desmineralização dos tecidos dentários. Como pode ser observado na **FIGURA 7.2.7**, o consumo de glicose, maltose, frutose e sacarose gera quedas de pH semelhantes. A lactose, porém, é menos cariogênica que os demais açúcares por ser capaz de causar uma menor queda de pH. É válido lembrar que, conforme relatado anteriormente, a sacarose é o açúcar mais cariogênico; contudo, sua maior cariogenicidade não está relacionada à queda de pH que ela promove, mas sim à formação de um biofilme espesso e poroso devido à produção de PEC.

Diferentemente dos açúcares, os amidos são moléculas grandes e complexas que necessitam da ação enzimática para serem degradadas em moléculas menores, passíveis de utilização no metabolismo bacteriano. Dessa forma, sua cariogenicidade depende da forma de preparo dos alimentos. Durante o processamento industrial, as moléculas de amido sofrem uma série de modificações denominada gelatinização, como resultado do calor e dos processos mecânicos aos quais elas são submetidas. Quanto maior o grau de gelatinização do amido, mais suscetível ele estará à degradação enzimática, aumentando o seu potencial cariogênico. Por esta razão, o amido cru promove uma menor queda de pH do que o amido cozido (FIG. 7.2.7). Quando consumidos em uma dieta com pequena inges-

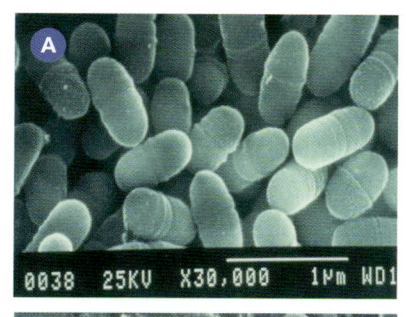

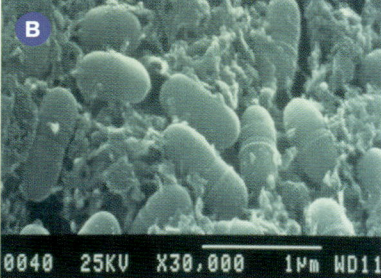

Figura 7.2.6 – Microscopia eletrônica de varredura mostrando: (A) biofilme formado sem a presença de sacarose, não há polissacarídeos extracelular entre as células bacterianas; (B) biofilme formado em presença de sacarose, há formação de polissacarídeo extracelular entre as células bacterianas
Fonte: Zero e colaboradores.[27]

LEMBRETE

A sacarose é o açúcar mais cariogênico porque é o único que pode servir de substrato para a formação de PEC. Diversos outros açúcares geram quedas de pH semelhantes à sacarose e podem servir de substrato para a formação de PIC.

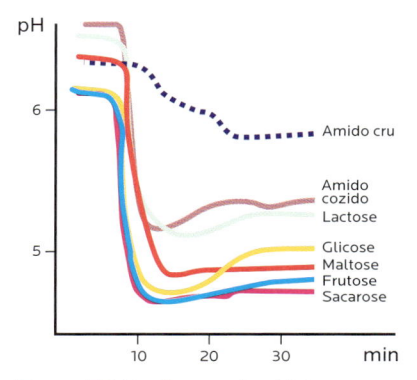

Figura 7.2.7 – Curvas do pH do biofilme após o uso de diferentes monossacarídeos, polissacarídeos e amidos.
Fonte: Adaptada de Neff.[28]

tão de açúcar, acredita-se que os amidos apresentem um baixo potencial cariogênico, como demonstrado no estudo de Turku,[9] citado anteriormente. Apesar do alto consumo de amido, o grupo de indivíduos que utilizou xilitol para adoçar os alimentos por 25 meses apresentou um incremento de cárie muito pequeno.

A cariogenicidade relativa do açúcar e do amido foi investigada em um estudo longitudinal com escolares ingleses.[29] Ao monitorar o incremento de cárie por 2 anos, observou-se que o grupo que apresentou alto consumo de açúcar e baixo consumo de amido desenvolveu mais lesões de cárie do que o grupo que apresentou alto consumo de amido e baixo consumo de açúcar. É importante salientar que quando estes carboidratos encontram-se associados, sua cariogenicidade é potencializada devido à maior capacidade de retenção na cavidade bucal que o amido confere aos alimentos. Como demonstrado no Estudo de Vipeholm, quanto mais tempo o alimento ficar retido nos dentes, maior será sua cariogenicidade.[8]

Os estudos citados até o momento avaliaram o efeito do consumo de amido sobre a ocorrência de cárie coronária. No que concerne à cárie radicular, o consumo de carboidratos pode promover quedas de pH suficientes para causar desmineralização da dentina (FIG. 7.2.7). Nesse sentido, indivíduos com superfícies radiculares expostas ao meio bucal devem atentar para o consumo de amido, além de açúcar.[30]

ALIMENTOS PROTETORES

> **LEMBRETE**
> O leite é conhecido por apresentar fatores de proteção contra cárie como cálcio, fosfato e caseína.

Enquanto alguns alimentos são vistos como "vilões" por apresentarem um alto potencial cariogênico, outros são considerados protetores, como é o caso do leite. Além de possuir lactose, um açúcar menos cariogênico, o leite é conhecido por apresentar fatores de proteção contra cárie como cálcio, fosfato e caseína. Estudos epidemiológicos recentes demonstraram o efeito positivo ou nulo do consumo de leite na ocorrência de cárie.[31,32]

De modo semelhante ao leite, o consumo de queijo tem sido descrito como anticariogênico, por estimular o fluxo salivar e aumentar a concentração de cálcio no biofilme. Além destas propriedades, o queijo apresenta fosfopeptídeos de caseína e fosfato de cálcio amorfo, que parecem desempenhar um papel importante no processo de remineralização. Um recente estudo avaliando a relação entre dieta e cárie em crianças com baixa prevalência da doença demonstrou que o consumo de queijo foi inversamente associado à cárie dentária.[33]

ADOÇANTES

Em virtude do reconhecido potencial cariogênico dos açúcares, uma série de adoçantes está disponível no mercado, podendo ser classificados em não calóricos e calóricos (QUADRO 7.2.1).

Adoçantes não calóricos, como sacarina, ciclamato e aspartame são comumente utilizados para adoçar refrigerantes, sorvetes e geleias. Por não serem metabolizados pelas bactérias do biofilme, não apresentam potencial cariogênico.

Com relação aos adoçantes calóricos, o sorbitol e o xilitol são alcoóis de açúcares bastante utilizados para adoçar chocolates, gomas de mascar e outros doces livres de açúcar. O sorbitol pode ser fermenta-

QUADRO 7.2.1 — Adoçantes não calóricos e calóricos

Adoçantes não calóricos	Adoçantes calóricos
Acesulfame-k	Isomalte
Alitame	Licasin
Aspartame	Maltitol
Ciclamato	Manitol
Glirririzina	Sorbitol
Miraculina	Xilitol
Monelina	
Neoesperdina DC	
Sacarina	
Sucralose	
Taumatina	

do por algumas espécies bacterianas que compõem o biofilme (como a maioria das cepas do S. mutans e lactobacilos); no entanto, a queda de pH decorrente desta fermentação é muito lenta e não atinge o pH crítico para a desmineralização dos tecidos dentários.[34]

Diferentemente do sorbitol, o xilitol, com raras exceções, não é metabolizado pela maioria das bactérias do biofilme e, além disso, possui um efeito antibacteriano contra S. mutans. Tal efeito está relacionado ao acúmulo intracelular de xilitol 5-fosfato. Estudos atuais usando metaboloma evidenciam a regulação metabólica no biofilme supragengival in vivo após bochecho com xilitol 10%. O xilitol não teve efeito na produção de ácidos do biofilme supragengival, embora o xilitol 5-fosfato tenha sido produzido. Os resultados sugerem que o xilitol não é um inibidor da produção de ácidos, mas sim um poliol não fermentado pelo biofilme supragengival.[35] O uso de produtos à base de xilitol é capaz de selecionar um biofilme com menor produção de ácidos e com diminuição do número de bactérias cariogênicas.[36-38]

A literatura é consistente em demonstrar que o uso de produtos com xilitol reduz a contagem de S. mutans em comparação ao sorbitol.[39,40] Apesar desta redução na contagem bacteriana, o principal desfecho a ser considerado, por sua relevância clínica, é a ocorrência de cárie dentária. Conforme descrito anteriormente, o clássico estudo de Turku demonstrou um incremento de cárie praticamente nulo no grupo de indivíduos que usou xilitol por 25 meses, diferentemente dos grupos que utilizaram frutose e sacarose.[9] Esse é um dos poucos estudos no qual o uso do xilitol era a única fonte de adoçante presente na dieta dos indivíduos. Essa situação controlada de dieta não ocorre no dia a dia dos pacientes. É mais comum termos o uso de xilitol associado a outros açúcares e carboidratos da dieta.

O Lycasin® é um produto comercial que tem como base sorbitol, maltitol e alcoóis de açúcares de alto peso molecular, e é utilizado em balas duras, pirulitos e pastilhas. É considerado não cariogênico, assim como o sorbitol.

A redução do consumo de doces em pacientes com atividade de cárie pode ser difícil de ser obtida durante o aconselhamento dietético. Nessas circunstâncias, opções de adoçantes que sejam seguros para os dentes e que possam ser usados em pequenas quantidades são muito úteis na prática clínica. Os substitutos do açúcar podem ser recomendados, atuando como coadjuvantes no tratamento dos pacientes com cárie.

DIAGNÓSTICO: COMO REGISTRAR AS INFORMAÇÕES

Existem diferentes métodos para registrar as informações referentes à dieta dos pacientes: o diário alimentar, a entrevista de 24 horas e questionários específicos. No diário alimentar, um formulário é entregue ao paciente e solicita-se que ele registre todos os alimentos e bebidas consumidos por um período que varia de 3 a 7 dias. Deve ser registrado o horário de ingestão e as porções ingeridas de cada alimento.

É muito importante que o paciente seja bem orientado quanto ao correto preenchimento do diário, pois tudo o que for consumido deve ser registrado, inclusive medicamentos, petiscos, pequenos lanches, cafezinhos, balas e gomas de mascar, entre outros. A **FIGURA 7.2.8** apresenta um exemplo de diário alimentar e a forma correta de preenchê-lo.

Outro método comumente utilizado para o registro dos hábitos alimentares é a entrevista de 24 horas. Neste caso, o paciente relata verbalmente ao profissional todos os alimentos e bebidas consumidos nas últimas 24 horas. Por ser realizado sem aviso prévio, reduz-se o risco de o paciente modificar sua dieta previamente ao registro. O uso da entrevista de 24 horas pode ficar prejudicado em pacientes idosos, os quais frequentemente relatam não se lembrar de todos os alimentos ingeridos. Recomenda-se a utilização do diário alimentar como primeira alternativa. No caso de pacientes não colaboradores, que não realizam o correto preenchimento do diário, a entrevista de 24 horas será a segunda alternativa.

Existem vários formulários especiais de frequência de consumo de alimentos. Neles, geralmente são preenchidas as frequências de consumo de alimentos do ponto de vista da cárie dentária. Após seu preenchimento, o formulário nos dá uma ideia do risco de cárie que a alimentação do paciente lhe causa.

Recentemente, foi desenvolvido um questionário de frequência alimentar (QFA) específico para a quantificação de açúcar.[41] Neste instrumento, o indivíduo é questionado sobre o consumo de 94 itens, incluindo pães, biscoitos e cereais; leites e derivados; molhos; carnes; frutas; bebidas; cereais, tubérculos e massas; leguminosas; verduras e legumes; sopas; pratos mistos; e doces e miscelâneas. A partir de dados referentes à frequência de consumo e à quantidade ingerida, é possível calcular em massa a quantidade de açúcar ingerido. Este QFA deverá ser validado e ter sua reprodutibilidade avaliada previamente ao seu uso na prática clínica.

SAIBA MAIS

O registro de informações sobre hábitos alimentares está indicado apenas para pacientes cárie-ativos.

Data	Hora	Alimentação
06/02	07:30	1 copo de leite com 2 colheres de açúcar + 1 colher de café solúvel, 2 fatias de pão com manteiga e 2 fatias de queijo
	10:00	1 copo de refrigerante normal e uma barra de chocolate
	12:00	2 colheres de sopa de arroz, 1 concha de feijão, 1 bife de alcatra, alface com vinagre e óleo de oliva, 1 copo de refrigerante normal
	13:30	1 barra de chocolate e 1 xícara de café preto com 3 colheres de açúcar
	15:00	1 fatia de bolo de cenoura com calda de chocolate e 1 xícara de café preto com 3 colheres de açúcar
	20:00	4 fatias de pizza e 1 copo de refrigerante normal
	22:00	3 bolas de sorvete de creme

Figura 7.2.8 – Exemplo de um dia do diário alimentar mostrando uma frequência alimentar de 7 x/dia com consumo de produtos adoçados em todas elas, sendo o consumo de sacarose entre refeições de 4 x/dia.

TRATAMENTO: COMO UTILIZAR OS DADOS COLETADOS

De posse das informações coletadas, a partir do diário alimentar ou da entrevista de 24 horas, o profissional deverá avaliar a dieta do paciente cário-ativo e propor modificações que favoreçam o reequilíbrio dos processos de des-remineralização. Embora o consumo de carboidratos fermentáveis seja o foco do aconselhamento dietético, visando ao controle da cárie dentária, é importante lembrar que os hábitos alimentares são determinantes da saúde geral do indivíduo.

Recomenda-se que o aconselhamento dietético se inicie com informações gerais sobre a etiologia da cárie dentária e sua forte relação com a dieta. Em seguida, com base nas informações coletadas do próprio paciente, devem-se sugerir modificações que visem reduzir a frequência do consumo de açúcar e restringir seu consumo ao momento das refeições.[42] A substituição de balas, gomas de mascar e refrigerantes convencionais por produtos dietéticos (livres de açúcar, contendo adoçantes artificiais) é uma boa alternativa. A substituição do açúcar por adoçantes em sucos, chás e cafés ou a redução gradual da quantidade de açúcar até atingir sua completa eliminação também pode ser negociada com o paciente. Nos casos em que é difícil remover ou substituir o açúcar, deve-se recomendar que o paciente procure consumir alimentos açucarados nas principais refeições, reduzindo, assim, a frequência diária de consumo.

É importante que o aconselhamento dietético seja feito de maneira individualizada, com base na realidade de cada indivíduo. Somente desta forma será possível discutir com o paciente a possibilidade de modificações realistas. Sempre que possível, deve-se solicitar auxílio de nutricionistas e tentar associar a saúde oral à saúde sistêmica.[1] Neste contexto, a substituição de refrigerantes por água ou sucos naturais seria mais interessante do que a simples substituição por um refrigerante *diet*. Da mesma forma, a remoção do açúcar da dieta seria mais interessante do que a sua substituição por adoçantes artificiais.

Os efeitos do aconselhamento dietético sobre a ocorrência de cárie têm sido avaliados na literatura. Uma recente revisão sistemática avaliou a efetividade de intervenções individualizadas visando à modificação de hábitos alimentares realizadas em consultório odontológico em diferentes idades.[1] Após a avaliação de 5 estudos, os autores concluíram que existe alguma evidência de que o aconselhamento dietético pode modificar hábitos alimentares, embora a maioria das intervenções tenha sido voltada para o consumo de frutas/verduras e redução do consumo de álcool. Um estudo realizado no Sul do Brasil demonstrou o efeito do aconselhamento dietético sobre a ocorrência de cárie em crianças a longo prazo.[43] Duzentas mães receberam aconselhamento dietético visando à adoção de hábitos saudáveis para seus filhos recém-nascidos. Visitas domiciliares foram realizadas mensalmente até os 6 meses de vida das crianças, e novas visitas foram realizadas aos 8, 10 e 12 meses. Trezentas mães foram utilizadas como controle. Após 4 anos, foi possível observar que o aconselhamento dietético reduziu a incidência de cárie precoce da infância em 22%, demonstrando seu efeito benéfico no padrão de saúde oral das crianças a longo prazo.

PARA PENSAR

O aconselhamento dietético pode ser benéfico não apenas para a saúde oral do paciente, mas também para a sua saúde geral. Com a crescente prevalência de sobrepeso e obesidade em todas as faixas etárias, estimular a adoção de hábitos alimentares saudáveis é dever de todo profissional da saúde.

7.3 Uso de fluoretos no controle da doença cárie

Livia Maria Andaló Tenuta
Jaime Cury

OBJETIVO DE APRENDIZAGEM

- Aprender sobre o uso de fluoreto no controle da doença cárie, especialmente sobre onde, quanto e como usar

De todas as estratégias para o controle da cárie como doença, sem dúvida a mais bem-sucedida historicamente é a utilização de fluoretos. Desde que uma redução nos índices de cárie foi observada em populações que passaram a ser expostas ao fluoreto, a epidemiologia da doença sofreu mudanças drásticas, em nível mundial. A seguir serão descritos os princípios que embasam os mecanismos de ação dos fluoretos no controle da doença, bem como os meios de sua utilização.

O USO DE FLUORETO NO CONTROLE DA CÁRIE DENTÁRIA

Quando disponível na cavidade bucal, o íon flúor (ou fluoreto) exerce um enorme efeito físico-químico no processo de des/remineralização dental, que resulta em diminuição na velocidade de progressão das lesões de cárie. Como descrito nos Capítulos 2 e 3, o processo de desenvolvimento de lesões de cárie é resultado da interação entre um biofilme cariogênico formado sobre a estrutura dental e a dieta cariogênica consumida em alta frequência. A fermentação de produtos da dieta induz a desmineralização da estrutura dental. No entanto, na presença de fluoreto, o processo pode ser desacelerado, uma vez que o fluoreto é um potente ativador da precipitação de minerais na estrutura dental. Assim, a perda mineral total é menor se o desafio cariogênico (exposição do biofilme dental a açúcares fermentáveis) ocorrer na presença de fluoreto. Esse é o chamado efeito do fluoreto na **diminuição da desmineralização dental**. Além disso, quando a saliva está exercendo seu efeito remineralizador natural (quando cessa o desafio cariogênico), a disponibilidade de fluoreto na cavidade bucal ativa a remineralização. A esse efeito denomina-se **ativação da remineralização** pelo fluoreto.

Pelo descrito sucintamente acima, o processo de cárie sofre modificações quando ocorre na presença de fluoreto, o que está ilustrado na **FIGURA 7.3.1**. Essa desaceleração do processo de progressão de lesões de cárie pelo fluoreto é tão importante que é capaz de causar mudanças epidemiológicas drásticas, como observado nas últimas décadas no Brasil (**FIG. 7.3.2**).

Também é possível entender o efeito do fluoreto no controle de progressão de lesões de cárie quando imaginamos que estas são formadas como resultado de processos gradativos de perda e ganho de mineral, quando prevalece a perda mineral. Assim, havendo interrupção do processo de perda (por qualquer uma das estratégias descritas neste capítulo), a lesão será paralisada ou revertida (**FIG. 7.3.3**). O efeito do fluoreto no processo é sempre positivo, quer seja evitando perda mineral significativa, mesmo quando há um desafio cariogênico presente (**FIG. 7.3.1**, diminuição da desmineralização), quer seja auxiliando no processo de reversão de

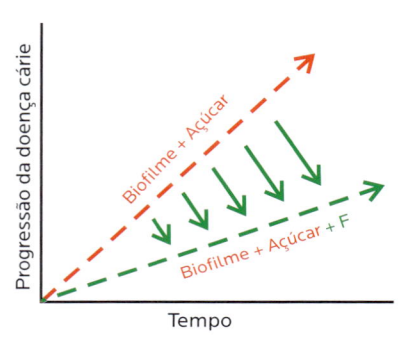

Figura 7.3.1 – Progressão de lesões de cárie como resultado da interação entre biofilme e açúcar, na ausência ou presença de fluoreto.

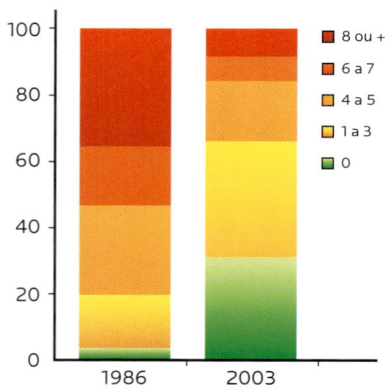

Figura 7.3.2 – Mudança epidemiológica ocorrida no Brasil entre os anos de 1986 e 2003, exemplificada pelas porcentagens de crianças aos 12 anos com CPODs variando de 0 até mais de 8.
Fonte: Adaptada de Narvai e colaboradores.[1]

QUADRO 7.3.1 — Meios de uso de fluoreto e como mantêm o íon na cavidade bucal

Meio	Abordagem	Manutenção de fluoreto na cavidade bucal
Água fluoretada	Coletiva	Elevação das concentrações salivares por até uma hora após a ingestão de alimentos ou bebidas fluoretadas; após absorção gastrintestinal, retorno do fluoreto à cavidade bucal pela secreção salivar
Dentifrício fluoretado	Coletiva ou individual	Elevação das concentrações salivares por até 2 horas após a escovação (dependente da concentração utilizada); retenção no biofilme dental não removido pela escovação
Soluções fluoretadas para bochecho	Coletiva ou individual	Elevação das concentrações salivares por até 2 horas após o uso (dependente da concentração utilizada); retenção no biofilme dental presente na cavidade bucal
Géis e espumas fluoretados	Profissional	Formação de reservatórios de fluoreto (fluoreto de cálcio) sobre a estrutura dental durante a aplicação e sua dissolução gradativa durante períodos prolongados (meses)
Vernizes fluoretados	Profissional	Formação de reservatórios de fluoreto (fluoreto de cálcio) sobre a estrutura dental durante a manutenção do verniz sobre os dentes e sua dissolução gradativa durante períodos prolongados (meses)
Materiais odontológicos liberadores de fluoreto	Profissional	Liberação de fluoreto dos materiais (dependente de sua composição química) durante períodos prolongados (meses); possibilidade de recarga dos materiais por fluoreto utilizado a partir de dentifrícios, soluções ou produtos de aplicação profissional

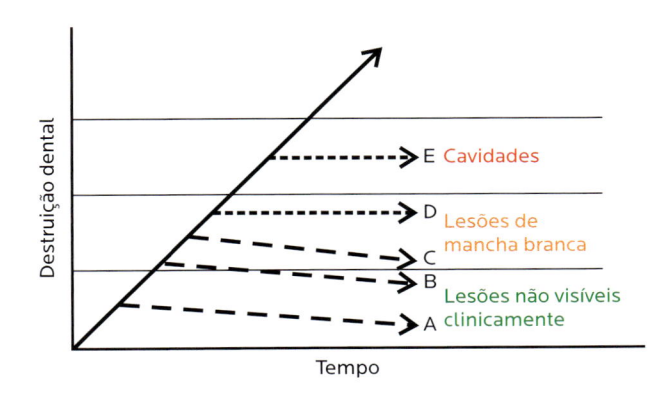

Figura 7.3.3 – Progressão da doença cárie no sentido da destruição dental e sua paralização (D e E) ou reversão (A, B e C).
Fonte: Adaptada de Cury e Tenuta.[2]

lesões de cárie ativas (ativação da remineralização), quando o paciente passa a controlar o processo de desenvolvimento da doença.

Independentemente do meio como o fluoreto é utilizado, exerce seu efeito da mesma forma, interferindo com os processos de des/remineralização dental quando presente na cavidade bucal. No entanto, os diferentes meios de uso de fluoreto possuem processos distintos para disponibilizar o íon na cavidade bucal. O mecanismo de ação do fluoreto a partir dos diferentes meios de uso está descrito sucintamente na **QUADRO 7.3.1**. No presente capítulo, serão abordados aspectos práticos da utilização de fluoreto para o controle da cárie.

FLUORETO NO CONTROLE DA CÁRIE: ONDE, QUANTO, COMO E QUANDO?

Quando a importância do fluoreto no controle da cárie foi descoberta, em regiões que possuíam fluoreto natural na água, acreditou-se que seu efeito seria pré-eruptivo, tornando os dentes mais resistentes à cárie. Hoje já há conhecimento consolidado de que o fluoreto importante é aquele presente na cavidade bucal, em contato com a estrutura dental, para exercer seu efeito nos processos de des/remineralização.[3,4] Assim, seu efeito é basicamente pós-eruptivo, agindo nos dentes presentes na cavidade bucal. Portanto, **onde** age? Na saliva e no biofilme dental!

O grande efeito do fluoreto no controle da cárie dentária pode ser explicado pelas diminutas concentrações necessárias para que exerça seu efeito. **Quanto**? Concentrações menores do que 1 micromolar (0,019 ppm F, mais de 35 vezes menor do que a concentração de 0,7 ppm F presente na água fluoretada) já são suficientes para reduzir a desmineralização dental e ativar a remineralização dental. Assim, é possível entender o conceito de que são necessárias concentrações baixas constantemente disponíveis na cavidade bucal do íon para que seu efeito anticárie seja exercido.

Como manter essas concentrações? Os diferentes meios de uso de fluoreto agem pelo mesmo efeito físico-químico, mas diferem na forma como mantêm o íon na cavidade bucal, como descrito a seguir:

ÁGUA FLUORETADA: Seu uso contínuo mantém concentração ligeiramente superior a 1 micromolar na saliva de quem a consome continuamente.[5] Essa concentração elevada na saliva se reflete também no biofilme dental, que fica enriquecido pelo fluoreto disponibilizado pela água fluoretada.[6] Quando a água é ingerida, ou alimentos com ela cozidos são mastigados, concentrações de fluoreto da ordem de 0,3 a 0,4 ppm de F são liberadas e vão gradativamente diminuindo pela ação do fluxo salivar. Cerca de uma hora após a ingestão da água ou alimento, a concentração de fluoreto já caiu bastante, porém, se mantém acima de 0,019 ppm F (1 micromolar) como resultado da liberação na saliva do fluoreto que foi absorvido no trato gastrintestinal.[7] Enquanto água fluoretada (ou alimentos cozidos com ela) estiver continuamente sendo consumida, o efeito anticárie é mantido. Interrompido o acesso à água fluoretada, também é interrompido o efeito.

DENTIFRÍCIO FLUORETADO: É a forma mais racional da utilização de fluoreto, pois, ao mesmo tempo em que o biofilme dental é desorganizado pela escovação, o fluoreto é disponibilizado para a cavidade bucal para o controle da cárie.[8] Suas concentrações de 1000 a 1500 ppm de fluoreto (padrão) são diluídas na saliva durante escovação, porém, devido à alta concentração original, mantém concentrações elevadas por cerca de 1 a 2 horas. Além disso, também são capazes de enriquecer de fluoreto o biofilme dental que não foi adequadamente removido pela escovação. Assim, horas após a escovação com dentifrícios fluoretados, a concentração de fluoreto no biofilme remanescente – o local onde é mais necessário – ainda está elevada.[9,10] Assim como para a água fluoretada, o efeito dos dentifrícios requer que sejam continuamente utilizados, pois não são capazes de reter seu efeito quando seu uso é interrompido.

SOLUÇÕES FLUORETADAS PARA BOCHECHO: Seu efeito é muito similar ao dos dentifrícios, porém não têm associada a remoção do biofilme dental. Assim, devem funcionar como coadjuvantes dos meios anteriormente citados, para pacientes que possuem um desafio cariogênico alto e que não conseguem controlar a cárie apenas com a água e o dentifrício fluoretado.

PRODUTOS DE APLICAÇÃO PROFISSIONAL DE FLUORETO (GÉIS, ESPUMAS E VERNIZES): Sua capacidade de manutenção de concentrações ligeiramente elevadas de fluoreto no biofilme dental é bem distinta do mecanismo descrito para água e dentifrícios. Aplicados nas superfícies dentais em alta concentração (geralmente > 9.000 ppm F), reagem com o mineral da estrutura dental, formando reservatórios solúveis de fluoreto de cálcio. A quantidade de produtos de reação formados é maior na dentina do que no esmalte e maior nas superfícies com lesão de cárie do que nas hígidas **(FIG. 7.3.4)**. Esses reservatórios se dissolvem gradativamente, liberando o íon F, e por isso mantendo o efeito por semanas ou meses após a aplicação. Essa é a grande diferença entre esses meios de uso de fluoreto e a água/dentifrício: seu efeito é prolongado e independe do uso diário. Daí sua indicação para pacientes que não conseguem controlar a doença cárie pelo uso de apenas água e dentifrício fluoretado.

MATERIAIS ODONTOLÓGICOS QUE LIBERAM FLUORETO: Assim como os produtos de aplicação profissional de fluoreto, são fontes mais duradouras do íon na cavidade bucal, pois são capazes de liberá-lo por meses. Sua indicação, paralelamente ao protocolo clínico escolhido pelo profissional, tem base nos pacientes que não controlam a doença cárie pelo uso de dentifrício e água fluoretada.[11]

Nem sempre a combinação dos meios de uso de fluoreto anteriormente descritos resulta em efeito adicional. Essa é uma consideração importante a ser feita quando da sua indicação. Assim, água fluoretada e dentifrício fluoretado estão indicadas para todos os indivíduos, mas o uso profissional de fluoreto (produtos de aplicação e materiais restauradores) beneficiará principalmente aqueles que requerem um adicional de fluoreto, quer seja devido a um desafio cariogênico muito grande, quer seja pelo uso irregular do dentifrício fluoretado. O atendimento integral do paciente com o uso de fluoreto deve, portanto, estar embasado no conhecimento do profissional das limitações de higiene e controle da dieta de seus pacientes, bem como de possíveis fatores agravantes, como drástica redução do fluxo salivar causada por doenças ou medicamentos. Portanto, **quando** usar as diferentes abordagens terapêuticas pelo uso de fluoreto deve ser decisão do profissional com base nas evidências científicas disponíveis.

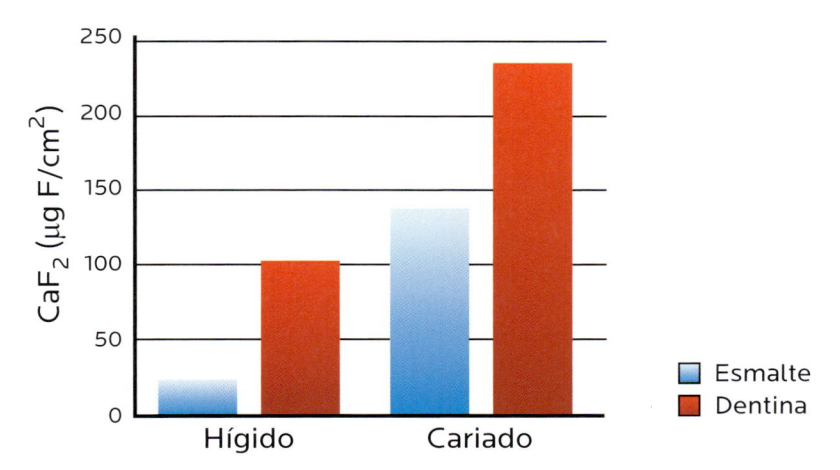

> **ATENÇÃO**
>
> Concentrações de fluoreto menores do que 1 micromolar já são suficientes para reduzir a desmineralização dental e ativar a remineralização dental.

> **PARA PENSAR**
>
> Nem sempre a combinação dos meios de uso de fluoreto resulta em efeito adicional embora esse seja visível quando da associação água fluoretada e dentifrício fluoretado.

Figura 7.3.4 – Condição do substrato dental. Formação in situ de reservatórios de mineral tipo fluoreto de cálcio (CaF_2) sobre esmalte ou dentina, hígidos ou cariados, mediante aplicação de flúor fosfato acidulado em gel.
Fonte: Adaptada de Fernández-González.[12]

7.4 Uso de produtos não fluoretados no controle da doença cárie

Juliana Jobim Jardim
Luana Severo Alves
Marisa Maltz

Além dos produtos fluoretados, reconhecidamente eficazes no controle da doença cárie, uma série de produtos não fluoretados está disponível no mercado com potenciais efeitos anticárie. Estes produtos podem ser classificados em agentes antimicrobianos e agentes remineralizantes e estão descritos a seguir.

OBJETIVOS DE APRENDIZAGEM

- Identificar os produtos não fluoretados disponíveis no mercado com potenciais efeitos anticárie
- Conhecer os produtos com ação antimicrobiana e remineralizante no tratamento da doença cárie

AGENTES ANTIMICROBIANOS

A cárie dentária é uma doença biofilme-dependente. O biofilme, associado com o início e o desenvolvimento das lesões de cárie, é composto por bactérias acidogênicas e acidúricas. Vários microrganismos associados com a cárie tais como S. mutans (SM), lactobacilos, bifidobactérias e fungos, têm sido utilizados como marcadores da atividade da doença. A fim de controlar a atividade de cárie, várias medidas podem ser tomadas, incluindo a modificação da dieta, a melhora dos hábitos de higiene bucal, o uso de agentes fluoretados (descritos anteriormente neste Capítulo) e o controle químico do biofilme. O uso de antimicrobianos como coadjuvantes no controle da cárie dentária pode ter dois objetivos, dependendo da concentração ou frequência do uso dos produtos:

- **Controle do biofilme** – Os antimicrobianos podem inibir a formação do biofilme, por meio da modificação de suas propriedades de adesão. Nesse caso, o controle químico do biofilme se dá de forma não específica, mas parte do pressuposto de que, inibindo a formação de biofilme, atua-se no fator etiológico da doença.
- **Alteração da composição do biofilme** – Alguns antimicrobianos podem reduzir expressivamente o número de microrganismos cariogênicos no biofilme. Normalmente, os SM são utilizados como parâmetro (marcadores) para verificar a efetividade do produto utilizado. Nesse caso, a atuação do antimicrobiano se dá de forma específica, direcionada ao controle de biofilme cariogênico.

A seguir, os principais antimicrobianos serão discutidos em relação ao seu papel no controle da doença cárie e, no QUADRO 7.4.1, é apresentado um resumo sobre sua efetividade de acordo com o objetivo da terapia.

CLOREXIDINA

Entre os antimicrobianos utilizados atualmente na odontologia, a clorexidina (CLX) tem sido bastante estudada há mais de 40 anos, sendo considerada o "padrão-ouro" dos agentes antimicrobianos em razão da sua eficácia na redução/controle do biofilme oral. Além do efeito inibidor na formação do biofilme, a CLX pode ser utilizada como um modificador da sua composição. Entre os microrganismos suscetíveis, os SM são particularmente sensíveis à CLX. Por meio da redução dos níveis de SM com uso da CLX, uma modificação ecológica do biofilme pode ocorrer e alterar o processo de desmineralização/remineralização, favorecendo um estado de equilíbrio.[1]

A CLX pode ser encontrada em uma variedade de formulações e de veículos, tais como enxaguatórios bucais, dentifrícios, géis, fio dental impregnado e vernizes.[2] Com concentração de 0,12%, na forma de enxaguatório, ou adicionada a dentifrícios, a CLX tem seu uso direcionado à redução da formação de biofilme. Em concentrações maiores, de 1 a 40%, na forma de gel ou verniz, a CLX modifica a composição do biofilme. A redução do número de microrganismos cariogênicos, por exemplo, o número de SM, tem sido utilizada como parâmetro de avaliação do tratamento.

Em revisão sistemática da literatura analisando o efeito de diferentes formulações de CLX em níveis de SM,[3] o uso de soluções para bochechos teve efeito de curto prazo. O gel CLX 1% mostrou uma redução significativa através de tratamento intensivo (3-4 aplicações diárias em 2 dias) ou por meio de aplicação diária por 10 e 14 dias. Entretanto, não se pode afirmar que verniz CLX 1% oferece melhores resultados quando aplicado de forma intensiva, em comparação com as aplicações realizadas em intervalos de um ou mais meses. O tratamento com verniz a 1% mostra grandes variações na contagem e duração da diminuição dos níveis de SM. Apesar da variabilidade nos resultados, o verniz a 40% tem um efeito maior sobre o período de diminuição dos níveis de SM do que o verniz a 1%. No que concerne ao veículo utilizado, os estudos não demonstraram uma diferença estatisticamente significativa entre o gel e o verniz. Apesar de diversos estudos demonstrarem o efeito positivo da CLX na redução do número de SM na saliva e biofilme, o tempo necessário para a regeneração de níveis basais apresentou uma grande variação, provavelmente devido à grande variabilidade individual em resposta a este tratamento.

Todos estes estudos avaliaram o efeito da CLX sobre a contagem bacteriana, que pode ser considerado um desfecho intermediário ou substituto com significância clínica questionável. Quando o

QUADRO 7.4.1 — Efetividade dos antimicrobianos de acordo com o objetivo da terapia

Produto	Auxiliar no controle do biofilme	Auxiliar no controle de gengivite	Redução da experiência de cárie	Controle de microrganismos cariogênicos
Clorexidina 0,12%	+++	+++	-	-
Clorexidina 1-40%	+	NA	++	+++
Óleos essenciais	++	++	-	-
Triclosan	++	++	+	-
Cloreto de cetilpiridínio	+	+	-	-

+, ++, +++: Nível crescente de evidência na literatura.
-: Não há evidência na literatura.
NA: Não se aplica.

efeito da CLX na redução da cárie dentária é analisado, não existe consenso na literatura. Uma metanálise de van Rijkom e colaboradores,[4] que incluiu 8 estudos clínicos publicados entre 1975 e 1994, utilizando géis, bochechos e dentifrícios em crianças e adolescentes, mostrou um efeito significativo da CLX na redução da cárie, independentemente do método de aplicação utilizado. Entretanto, alguns dos estudos incluídos na referida revisão foram de curta duração ou não apresentaram grupo controle adequado. Este resultado não foi confirmado por estudos publicados posteriormente.[5-10]

Uma revisão sistemática da literatura foi conduzida pelas autoras deste Capítulo, incluindo ensaios clínicos randomizados controlados com uso de CLX em altas concentrações (gel 1%, verniz 1%, 10% e 40%), que apresentassem desfecho combinado de alteração da microbiota cariogênica – mensurada por meio dos níveis de SM – e da experiência de cárie (dados não publicados). Os resultados dos estudos incluídos na revisão podem ser observados no **QUADRO 7.4.2**. Apesar da grande heterogeneidade de resultados e diferentes protocolos de aplicação observados, uma correlação positiva foi encontrada entre a redução de níveis de SM e a redução na incidência de cárie coronária. Nos estudos em que essa relação foi encontrada, o efeito do tratamento com CLX foi avaliado de forma adequada, e um controle sobre os níveis de SM muito próximo da terapia foi realizado. Assim, a terapia antimicrobiana com CLX, no sentido de reduzir a incidência ou progressão da cárie, pode ser aplicada com sucesso, desde que os níveis de SM sejam verdadeiramente reduzidos. A fim de alcançar estes resultados, deve ser estabelecido um acompanhamento regular do paciente.

POLIÓIS

O consumo de goma de mascar com xilitol tem sido estudado como método coadjuvante no tratamento e prevenção da cárie. Diversos estudos avaliando o uso de produtos à base de xilitol demonstram sua incontestável eficácia clínica na prevenção de cárie.[11] Existem, até o presente momento,[4] revisões sistemáticas que abordam o uso de gomas de mascar com polióis e cárie **(QUADRO 7.4.3)**.

> **ATENÇÃO**
>
> A terapia química com clorexidina em altas concentrações, por período de tempo controlado, objetivando reduzir a incidência/progressão de cárie, pode ser aplicada com sucesso, desde que os níveis de SM sejam efetivamente reduzidos. Para isso, um acompanhamento rigoroso do paciente deve ser estabelecido.

QUADRO 7.4.2 — Resultados dos estudos avaliando o efeito da clorexidina em altas concentrações sobre a incidência/progressão de cárie e níveis de *Streptococcus mutans*

Estudo	Concentração e veículo utilizados	Progressão ou incidência de cárie Valores de p	Níveis de *Streptococcus mutans* Valores de p	Avaliação de cárie dentária (meses após início do estudo)
Lindquist e colaboradores[12]	1% gel	< 0,001	> 0,05	24
Bratthall[13]	1% verniz (Cervitec®)	< 0,001	Correlação cárie de fissura e SM no biofilme	24
Twetman e Petersson[5]	1% verniz (Cervitec®)	> 0,05	Diferença significativa até o terceiro mês	24
Forgie e colaboradores[6]	10% verniz (Clorzoin®)	> 0,05	Diferença significativa até o sexto mês	36
Joharji e Adenubi[14]	1% verniz (Cervitec®)	< 0,001	< 0,001; correlação SM no biofilme e cárie de fissura	9
Araujo e colaboradores[15]	1% verniz (Cervitec®)	0,0039	< 0,001 (biofilme e saliva)	24
De Soet e colaboradores[7]	40% verniz	> 0,05	> 0,05	30
Dasanayake e colaboradores[8]	10% verniz (Clorzoin®)	> 0,05	Mães: meses 1, 12 e 18; crianças: > 0,05	42
Petti e Hausen[10]	1% gel	> 0,05	> 0,05	18

Em 2013, um estudo longitudinal com adultos avaliou o efeito de pastilhas contendo xilitol na prevenção de cárie.[16] Nesse estudo, o xilitol usado como método suplementar preventivo não reduziu a experiência de cárie geral (coronária + radicular). Apesar disso, o acompanhamento longitudinal mostrou efeito preventivo para cárie radicular.

Quando o efeito terapêutico de um agente anticárie limita-se a superfícies dentárias ou a faixas etárias específicas,[16-18] isso pode significar que sua eficácia clínica é questionável.

Vários estudos têm avaliado o efeito anticárie dos polióis e, em especial, do xilitol, que apresenta propriedades antimicrobianas. Os veículos testados incluem gomas de mascar, pastilhas/balas, dentifrícios e xaropes. Há evidências na literatura comprovando que o xilitol não é cariogênico, é seguro e apresenta um efeito antimicrobiano no biofilme dental que é dose/frequência dependente. Apesar disso, a interpretação dos dados sobre seu efeito anticárie é bastante controversa devido à grande variabilidade dos estudos em termos de dose, formulações e desfechos testados. Em muitos estudos, não há um grupo controle utilizando a goma de mascar sem o poliol, o que limita a avaliação do efeito do adoçante em comparação com o efeito do estímulo da salivação pela mastigação.

Revisões sistemáticas recentes apontam para um limitado número de estudos com bom nível/força de evidência **(QUADRO. 7.4.3)**. Não há concordância entre as revisões sistemáticas, levando a diferentes conclusões. Ainda há necessidade de ensaios clínicos controlados

LEMBRETE

O xilitol não é cariogênico, podendo ser utilizado como substituto da sacarose para a prevenção da cárie dentária. Entretanto, não há evidências suficientes que suportem sua indicação como agente terapêutico.

QUADRO 7.4.3 — Principais resultados de revisões sistemáticas sobre os polióis usados no controle e prevenção de cárie

Referência	Número de artigos incluídos	Principais resultados
Mickenautsch e colaboradores[19]	7 estudos	Há uma redução de cárie quando gomas de mascar sem açúcar são usadas imediatamente após as refeições. A redução se deve à: estimulação da saliva pela mastigação da goma de mascar, ausência de sacarose na goma de mascar e incapacidade das bactérias em metabolizar os substitutos de açúcar. Não houve uma evidência terapêutica do uso do sorbitol e do xilitol isoladamente.
Deshpande e Jadad[20]	19 estudos	O uso de gomas de mascar à base de xilitol foi responsável por uma diminuição média do incremento de cárie superior a 50%, enquanto o uso de gomas à base de sorbitol reduziu o incremento de cárie em 20%. Há evidência científica que suporte o uso de gomas de mascar contendo xilitol e sorbitol para prevenir cárie.
Antonio e colaboradores[21]	3 estudos	O uso de xilitol pode reduzir a incidência de cárie em superfícies livres, mas não em superfícies proximais.
Rethman e colaboradores[22]	15 estudos	Apesar dos estudos incluídos apontarem para um efeito na redução da incidência de cárie quando as gomas de mascar foram consumidas após as refeições, esta evidência é moderada. Participantes do grupo controle dos estudos revisados não mascaram chiclete, o que torna impossível distinguir entre possíveis benefícios da mastigação *versus* associação com os efeitos dos polióis (apenas xilitol ou combinações de polióis). Considerando o risco-benefício do uso de gomas de mascar, a evidência para fazer uma recomendação de uso do produto não é forte o suficiente.

randomizados para que recomendações terapêuticas e preventivas possam ser utilizadas na clínica.

AGENTES NATURAIS

Alguns agentes naturais têm sido estudados em virtude de suas possíveis propriedades anticárie; entre eles se destacam o extrato da casca da magnólia e os chás derivados da *Camellia sinensis* (especialmente o chá-verde).

> O extrato da casca da magnólia é uma substância amplamente utilizada na medicina chinesa devido a suas propriedades farmacológicas, incluindo efeitos anti-inflamatórios e antimicrobianos.

Estudos *in vitro* demonstraram sua eficácia na inibição do crescimento de diversas espécies bacterianas periodontopatogênicas e cariogênicas.[23-25] O único estudo clínico disponível na literatura demonstrou que o uso por 30 dias de gomas de mascar contendo extrato da casca da magnólia resultou em um biofilme menos acidogênico, menor contagem de SM na saliva e menos sangramento gengival.[26] Apesar destes resultados, não há, até o momento, nenhum estudo clínico avaliando o efeito do uso de produtos contendo o extrato da casca da magnólia na experiência de cárie.

Os chás derivados da *Camellia Sinensis*, como o chá-verde e o chá-preto, têm demonstrado diversas propriedades anticariogênicas, como (1) inibição da adesão bacteriana à superfície dentária; (2) inibição da glicosiltransferase, enzima responsável pela produção de polissacarídeos extracelulares que conferem maior cariogenicidade ao biofilme; (3) inibição da amilase salivar, enzima responsável pela degradação do amido em moléculas de menor peso molecular, passíveis de metabolização pelas bactérias do biofilme; e (4) ação antibacteriana.[27] Sua capacidade de reduzir o crescimento de SM tem sido demonstrada tanto em estudos *in vitro* quanto *in vivo*.[28] O recente estudo *in vivo* desenvolvido por Ferrazzano e colaboradores[29] demonstraram que o uso de uma solução à base de extrato de chá-verde foi capaz de reduzir significativamente a contagem salivar de SM e lactobacilos em comparação a uma solução placebo.

O potencial anticariogênico da própolis também vem sendo estudado. Várias investigações realizadas com extratos de própolis bruto, frações isoladas e compostos purificados mostraram reduções nas contagens de SM, assim como interferência em sua capacidade de adesão e atividade de glicosiltransferase (propriedades anticariogênicas).[30] Resultados de estudos *in vivo* demonstraram reduções na contagem de SM na saliva, índice de placa e formação de polissacarídeo insolúvel, assim como inibição de desenvolvimento de lesões de cárie, apontando a própolis como um cariostático promissor.[30,31]

Como pode ser observado, os estudos disponíveis na literatura avaliando a eficácia de agentes naturais utilizaram desfechos considerados substitutos ou intermediários, e não desfechos clinicamente relevantes como a ocorrência de cárie dentária. Até o momento, não existem ensaios clínicos randomizados controlados avaliando o efeito do uso prolongado de produtos contendo agentes naturais sobre a incidência de cárie.

Outros agentes naturais como o café e o cacau estão sendo investigados com relação ao seu possível potencial anticárie. No entanto, os resultados são preliminares e nenhuma conclusão pode ser tirada até o presente momento.[32,33]

PROBIÓTICOS

Recentemente, o potencial anticárie de alimentos contendo probióticos tem recebido atenção da comunidade acadêmica. Probióticos podem ser definidos como organismos vivos, geralmente bactérias, que são seguras para o consumo humano e, quando ingeridas em quantidade suficiente, trazem benefícios à saúde do indivíduo.

O mecanismo de ação dos probióticos está relacionado à sua capacidade de (1) competir e, em algumas situações, substituir bactérias patogênicas; (2) secretar agentes antimicrobianos, como ácidos orgânicos, peróxido de hidrogênio e bacteriocinas – proteínas ou peptídeos bacterianos que destroem ou inibem o crescimento de outras bactérias; (3) modificar o ambiente a partir da modulação do pH; e (4) estimular o sistema imune.[34]

Para serem eficazes na prevenção de cárie, os probióticos devem possuir capacidade de adesão à superfície dentária, integrar a comunidade microbiana que compõe o biofilme e não gerar produção de ácidos após o metabolismo de carboidratos.

Há 3 estudos clínicos avaliando o efeito do consumo prolongado de leite contendo probióticos sobre a ocorrência de cárie.[35-37] Dois ensaios clínicos randomizados conduzidos com crianças demonstraram que o consumo de leite contendo probióticos e probióticos + flúor resultou em menor incidência de cárie quando comparado ao grupo controle.[35,36] É importante salientar que não foi possível distinguir o efeito benéfico dos probióticos e do flúor no estudo de Stecksén-Blicks e colaboradores.[36] Outro estudo recente avaliou o efeito do consumo de leite contendo apenas probióticos e probióticos + flúor sobre a reversão de lesões de cárie radicular.[37] Para tal, os participantes foram alocados em 4 grupos distintos, de acordo com o leite a ser consumido: leite convencional (grupo controle), leite suplementado com flúor e probióticos, leite suplementado apenas com probióticos, e leite suplementado apenas com flúor. Efeitos benéficos foram observados em todos os grupos que ingeriram leite suplementado em comparação ao grupo controle, no entanto, a intervenção foi mais efetiva no grupo que recebeu leite contendo probióticos e flúor. Este resultado sugere que os probióticos poderiam ser utilizados como adjuvantes ao flúor no controle do processo de cárie.

Apesar dos resultados promissores encontrados nestes estudos, uma recente revisão sistemática da literatura concluiu que qualquer recomendação clínica quanto ao uso de probióticos para o controle da cárie dentária é prematura, e estudos com amostras maiores são necessários.[38]

ÓLEOS ESSENCIAIS

O uso de óleos essenciais na redução do número de microrganismos cariogênicos, como SM e lactobacilos, também tem sido estudado. Em estudo clínico recente, o uso de uma solução para bochecho com óleos essenciais (Listerine®) foi comparada ao uso de uma solução de CLX. Uma redução significativa na quantidade de bactérias cariogênicas na saliva foi observada após 16 dias de bochecho com CLX, porém esse efeito não foi observado após o uso de enxaguatório com óleos essenciais.[39] Entretanto, uma revisão sistemática da literatura sobre o efeito a longo prazo do uso de óleos essenciais concluiu que, quando utilizados como adjuvantes para a higiene bucal não supervisionada, os óleos essenciais proporcionam um benefício adicional com relação à redução de placa e gengivite, em comparação com um placebo ou controle.[40] Estes achados foram corroborados mais recentemente por uma meta-análise, que incluiu ensaios clínicos comparando o uso de enxaguatórios contendo óleos essenciais com controle (solução alcoólica) ou placebo.[41] Os resultados mostraram superioridade dos óleos essenciais em relação aos demais grupos no controle de biofilme e gengivite.

Apesar destas evidências, não existem ensaios clínicos avaliando o efeito do uso de óleos essenciais sobre a ocorrência de cárie. Com base no efeito sobre o controle de biofilme, parece lógico supor que seu uso como um coadjuvante no tratamento da atividade de doença cárie seja efetivo, no entanto, isto não foi demonstrado até o momento.

A adição de óleos essenciais a produtos fluoretados também tem sido estudada. Em estudo in situ, testando a adição de óleos essenciais a um dentifrício fluoretado, não foi observado benefício adicional em relação à incorporação de flúor ao esmalte e ganho de mineral.[42] Uma formulação de enxaguatório com óleos essenciais (Listerine Cuidado Total) com adição de fluoreto de sódio já está disponível no mercado. Entretanto, apesar de apresentar eficácia na remineralização de lesões de cárie em esmalte in vitro,[43] em estudo in situ, comparando o efeito deste produto ao uso de solução fluoretada sem antimicrobiano, não foi observada diferença significativa entre os produtos na remineralização e incorporação de flúor em lesões em esmalte.[42]

CLORETO DE CETILPIRIDÍNIO

O efeito anticárie de enxaguatórios com cloreto de cetilpiridínio também foi estudado. Em estudo in vitro, a ação anticariogênica de uma nanoemulsão contendo cloreto de cetilpiridínio foi testada em comparação ao uso de CLX 0,12% na redução da perda mineral do esmalte submetido a um desafio cariogênico.[44] Os resultados demonstraram que a emulsão testada resultou em menores valores de perda mineral e profundidade de lesão do que a CLX 0,12%. Entretanto, o protocolo de uso das soluções não era o preconizado para a solução de CLX – uma vez ao dia, ao invés de 12 em 12 horas. Em relação ao controle específico de bactérias, há poucos estudos que examinaram a atividade antimicrobiana em espécies microbianas individuais. Em estudo in vitro, o cloreto de cetilpiridínio mostrou atividade antimicrobiana contra SM.[45] Entretanto, não existem estudos clínicos analisando um possível efeito anticárie do cloreto de cetilpiridínio.

Quando a efetividade do cloreto de cetilpiridínio sobre o controle de biofilme e gengivite foi testada, concluiu-se que, quando o enxaguatório é utilizado em conjunto com o controle mecânico, há evidência de que um efeito adicional pequeno, mas significativo, é obtido.[46]

De modo semelhante aos óleos essenciais, observa-se a carência de estudos clínicos avaliando o efeito do uso de produtos à base de cloreto de cetilpiridínio sobre a experiência de cárie dentária. Embora seu uso possa ser utilizado como coadjuvante no tratamento da atividade de cárie, por auxiliar no controle do biofilme, um verdadeiro efeito anticárie ainda está por ser demonstrado na literatura.

TRICLOSAN

O uso de dentifrícios com adição de triclosan foi testado e mostrou bons resultados na redução de biofilme supragengival, controle de gengivite,

> **ATENÇÃO**
>
> A redução da contagem de SM na saliva ou da acidez do biofilme, bem como o controle de biofilme ou gengivite, não podem ser interpretados como efeito anticárie de uma determinada substância. São necessários estudos clínicos randomizados controlados para testar o efeito anticárie do produto.

> **LEMBRETE**
>
> O uso de dentifrícios com adição de triclosan mostrou bons resultados na redução de biofilme supragengival, controle de gengivite e inibição da progressão de periodontite e da formação de cálculo.

inibição da progressão de periodontite e inibição da formação de cálculo.[47-50] Dois estudos que compararam o efeito anticárie de dentifrício fluoretado com triclosan e dentifrício fluoretado demonstraram redução significativa na incidência de cárie coronária[51] e radicular quando o triclosan foi adicionado.[52]

Uma revisão sistemática da literatura sobre o uso de dentifrícios contendo triclosan apresentou resultados em relação à cárie dentária, com evidência de alta qualidade mostrando uma pequena redução na ocorrência de cárie coronária; enquanto evidências mais fracas mostram redução de cárie radicular.[49] Parece que o efeito do triclosan está mais relacionado com o controle do biofilme do que com um efeito antibacteriano específico em relação a bactérias cariogênicas, como o SM. Um estudo clínico comparando o efeito de soluções para bochecho contendo triclosan 0,3%, fluoreto de sódio 0,05% e clorexidina 0,12% na redução do número de SM na saliva mostrou superioridade da clorexidina.[53]

Assim, o uso de triclosan como coadjuvante no tratamento da atividade de cárie poderia ser indicado caso o objetivo da terapia seja o controle do biofilme como um todo.

AGENTES REMINERALIZANTES

Alguns produtos disponíveis no mercado se propõem a estimular a remineralização da estrutura dentária desmineralizada pelos ácidos bacterianos, servindo como uma fonte externa de cálcio e fosfato. Diversos veículos têm sido utilizados para disponibilizar estes íons no meio bucal, como dentifrícios, enxaguatórios, gomas de mascar e balas.

Estudos *in situ* demonstraram a eficácia do uso de produtos remineralizantes sobre o conteúdo mineral e a profundidade de lesões de cárie artificialmente desenvolvidas.[54-57] No que concerne à cárie dentária, os resultados são menos consistentes. De acordo com uma revisão sistemática da literatura realizada pela American Dental Association (ADA),[58] em 2011, 9 estudos avaliaram a eficácia de agentes remineralizantes, sendo apenas dois considerados de boa qualidade metodológica. Enquanto alguns estudos demonstraram que a exposição a agentes remineralizantes reduziu a incidência de cárie,[59-62] outros demonstraram que seu efeito foi não significativo.[63-65]

O estudo de Papas e colaboradores[66] demonstrou uma redução significativa de cárie radicular após o uso de dentifrício contendo agentes remineralizantes. Contudo, não foi observado efeito sobre a ocorrência de cárie coronária. Por fim, o estudo de Morgan e colaboradores[67] demonstrou que o uso de gomas de mascar contendo CPP-ACP (do inglês *casein-phosphopeptide amorphous calcium-phosphate*) reduziu a progressão de lesões de cárie proximais em adolescentes. É válido salientar que este estudo utilizou a técnica da subtração digital de imagens radiográficas, a qual se caracteriza pela alta sensibilidade em detectar pequenas alterações na densidade radiográfica, dificilmente detectáveis com outras técnicas, e nenhum resultado referente às outras superfícies dentárias e ao exame clínico foi reportado. De acordo com esta revisão da ADA, as evidências clínicas suportando o uso de produtos contendo cálcio ou fostato para a redução da incidência de cárie são insuficientes.

Um ensaio clínico randomizado publicado posteriormente avaliou o efeito da aplicação diária de uma pasta à base de CPP-ACP adicionalmente à escovação dentária com dentifrício fluoretado sobre a incidência de cárie em pré-escolares.[68] Ao comparar o grupo teste, que recebeu a pasta remineralizante adicionalmente ao dentifrício fluoretado, e o grupo controle, que utilizou uma pasta placebo além do dentifrício fluoretado, não foi observada diferença significativa no incremento de cárie após um ano. Outra revisão sistemática da literatura foi conduzida a fim de avaliar especificamente o efeito do CPP-ACP em lesões de cárie incipientes.[69] Oito estudos foram incluídos, sendo 5 deles relacionados a lesões de cárie associadas a aparelho ortodôntico. Os autores concluíram que, embora o CPP-ACP possua efeito remineralizante sobre lesões de cárie incipientes quando comparado com produto placebo, parece não haver benefício adicional quando utilizado em associação com produtos fluoretados (em comparação ao uso de produtos fluoretados isoladamente).

Com base na literatura disponível até o momento, parece precoce recomendar agentes remineralizantes para o controle da doença cárie. Mais ensaios clínicos randomizados metodologicamente adequados poderão contribuir para a definição de sua real eficácia clínica.

ARGININA

Recentemente, estudos têm avaliado o efeito anticárie de dentifrícios contendo arginina na sua formulação, em associação com compostos fluoretados. Algumas bactérias presentes no biofilme são capazes de metabolizar a arginina, produzindo metabólitos alcalinos, como a amônia, os quais contribuiriam para elevar o pH, neutralizando os ácidos produzidos durante o desafio cariogênico.[70] A longo prazo, o uso da arginina poderia contribuir para a seleção de espécies bacterianas menos tolerantes aos ácidos, ou seja, menos cariogênicas.[71]

Estudos têm demonstrado que o uso de dentifrício contendo 1,5% de arginina, um composto de cálcio insolúvel e 1.450 ppm de flúor foi mais efetivo no controle de lesões de cárie coronárias e radiculares do que o uso de dentifrício contendo apenas 1.450 ppm de flúor.[72-76]

Apesar destes resultados promissores, é importante salientar que todos os estudos publicados até o momento foram **financiados pela indústria que comercializa o creme dental**. Estudos bem delineados e conduzidos por grupos de pesquisa independentes são necessários para que se possa determinar o real efeito anticárie dos produtos contendo arginina.

7.5 Estratégias de tratamento da doença cárie

Clarissa Cavalcanti Faturi Parolo
Marisa Maltz

O tratamento da doença cárie foi, durante muitos anos, baseado no tratamento restaurador, uma vez que o diagnóstico era baseado na avaliação da presença da cavidade de cárie. Este tratamento era acompanhado da aplicação de medidas preventivas padronizadas, direcionadas à higiene bucal, à proibição do consumo de produtos com açúcar e à aplicação periódica de fluoretos tópicos (geralmente uma vez ao ano). Este tratamento-padrão para todos os indivíduos tinha como consequência um possível sobretratamento ou subtratamento. Com o entendimento do processo da doença cárie, o tratamento atual é baseado na avaliação do paciente para a determinação da presença da doença e dos fatores que estão causando a cárie neste determinado paciente. O tratamento atual do paciente em relação à doença cárie pode ser dividido em duas abordagens: a profilaxia básica e as condutas terapêuticas.

PROFILAXIA BÁSICA

A profilaxia básica é indicada para paciente **sem lesões de cárie ativas**. Nessa abordagem, o paciente recebe as informações básicas que todos os indivíduos devem receber no que concerne às doenças bucais: instrução sobre higiene bucal, informações sobre dieta e flúor. É importante que os indivíduos tenham noções gerais sobre a etiologia e a prevenção da cárie.

OBJETIVOS DE APRENDIZAGEM

- Entender as estratégias de tratamento da doença cárie por meio da profilaxia básica e condutas terapêuticas
- Ilustrar as estratégias de tratamento da doença por meio de casos clínicos

LEMBRETE

A **profilaxia básica** contempla:
- Informações sobre doenças bucais;
- Instrução sobre higiene bucal;
- Informações sobre dieta;
- Flúor na água e no dentifrício fluoretado.

A cárie dentária é uma doença vinculada a hábitos, e a adoção de hábitos saudáveis deve ser estimulada pelos profissionais da saúde. Essa abordagem deve ser seguida não só na prática clínica individual, mas também nos serviços de saúde pública. Informações sobre dieta saudável e hábitos de higiene geral e bucal devem fazer parte de políticas de saúde. Os profissionais da saúde têm a responsabilidade de repassar esse conhecimento para seus pacientes e para a população. O uso de fluoretos por meio de água fluoretada e dentifrício fluoretado é uma medida de prevenção da cárie dentária que deve estar disponível para toda a população. É importante que seja estimulado o uso de dentifrício fluoretado na abordagem da profilaxia básica.

CONDUTA TERAPÊUTICA

As condutas terapêuticas estão indicadas para paciente **com lesões de cárie ativas**. O adequado manejo clínico do paciente com atividade de cárie é fundamental na prática odontológica.

O tratamento atual deve basear-se na avaliação do caso e na determinação dos fatores causais da doença. Como a doença cárie é multifatorial, é importante saber quais fatores encontram-se em desequilíbrio e que, consequentemente, estão levando ao desenvolvimento e progressão das lesões de cárie naquele caso específico. A atividade de cárie pode ser modificada e o equilíbrio restaurado por meio de métodos terapêuticos eficazes. Entre os métodos terapêuticos disponíveis, estão o controle mecânico e químico do biofilme dental, a fluorterapia caseira e/ou profissional, a modificação dietética, a eliminação de nichos retentivos através da restauração/selamento de cavidades de cárie, a estimulação da secreção salivar, entre outros. Para esses pacientes, a identificação e a abordagem da(s) causa(s) da doença é fundamental para paralisação do processo carioso. As combinações de tratamento podem ser diversas dependendo da situação clínica do paciente, mas é importante que os hábitos deletérios associados à doença sejam erradicados

A seguir será descrito o manejo clínico da doença cárie em diferentes situações clínicas.

> **LEMBRETE**
>
> As condutas terapêuticas contemplam as seguintes medidas individualizadas para controle dos fatores determinantes da doença cárie:
> - Informações sobre as causas da doença cárie no paciente;
> - Flúor (individualizado);
> - Aconselhamento dietético;
> - Medidas para estimular a secreção salivar;
> - Controle de placa bacteriana (realizado pelo paciente e/ou profissional);
> - Uso de produtos não fluoretados;
> - Tratamento antimicrobiano;
> - Substâncias remineralizadoras.

CASO CLÍNICO 1

AVALIAÇÃO DA SITUAÇÃO INICIAL

Rapaz de 24 anos procurou atendimento na Clínica da Faculdade de Odontologia da Universidade Federal do Rio Grande do Sul (UFRGS). Ele apresentava boa saúde geral, e sua queixa principal era ter cárie com comprometimento estético. O paciente relatava que, há aproximadamente um ano, seus problemas odontológicos se agravaram. Alguns parâmetros relacionados com a doença cárie e gengivite foram registrados nas primeiras consultas. No **QUADRO 7.5.1**, apresentamos um breve resumo a respeito dos dados clínicos e laboratoriais iniciais do paciente.

A ocorrência e a distribuição do biofilme dental podem ser observadas por meio do índice de placa visível (IPV). A foto clínica **(FIG. 7.5.1)** ilustra o acúmulo de biofilme espesso encontrado na região de molares superiores. O sangramento gengival pode ser observado por meio do índice de sangramento gengival (ISG). A avaliação conjunta do IPV e do ISG mostra que o paciente não consegue higienizar adequadamente os dentes, havendo placa visível e sangramento. Há necessidade de instrução de higiene bucal e motivação para criar um hábito de higiene para esse paciente. A baixa frequência de escovação diária também indica acesso limitado a produtos fluoretados. O índice de cárie (CPOS 23) e a presença das lesões ativas nos dão uma clara visão da situação de doença do paciente. O paciente apresenta uma experiência de cárie anterior alta e lesões de cárie ativas (não cavitadas e cavitadas), indicando que a doença está ativa nesse momento. Nas fotos clínicas, é possível observar lesões de cárie em dentina nos dentes anteriores que necessitam de tratamento restaurador (FIG. 7.5.2). O dente 46 (FIG. 7.5.3) apresenta lesão de cárie cavitada ativa na oclusomesial e imagem radiolúcida em metade interna de dentina. O dente 46 foi afastado (superfície distal) devido à necessidade de confirmação de lesão cavitada ou não (imagem radiolúcida na metade externa de dentina). Foi constatada a presença de lesão ativa sem cavidade. Os hábitos alimentares foram obtido por meio do diário alimentar de 3 dias. A FIGURA 7.5.4 mostra o exemplo de um dia do diário alimentar preenchido pelo paciente. Na consulta seguinte, ao receber o diário alimentar preenchido, pôde-se observar que as informações poderiam estar incompletas. Ao ser questionado, o paciente informou que não havia escrito o seu consumo de alimentos durante o trabalho e que sua dieta era bastante cariogênica. Para esse paciente, o consumo de sacarose durante a jornada de trabalho estava sendo altamente cariogênico. Por trabalhar na produção de bolachas doces em uma empresa familiar, o paciente tinha hábito de consumir com frequência esses alimentos, que são ricos em sacarose. Por isso, é sempre aconselhável checar com o paciente a informação contida no diário alimentar. Somente desta forma a dieta pode ser modificada de forma adequada. Nestes casos, a entrevista de 24 horas da dieta é uma alternativa. A contagem de *Streptococcus mutans* (SM) e de lactobacilos na saliva foi realizada por meio de exames laboratoriais. A contagem de lactobacilos estava alta e poderia ser associada ao grande número de cavidades de cárie presentes nesse paciente. A contagem de SM mostra presença de um ambiente bucal favorável ao desenvolvimento de um biofilme acidúrico e acidogênico. Com as modificações dietéticas e o selamento das cavidades, espera-se uma redução desses microrganismos cariogênicos. Uma nova coleta de saliva (avaliação microbiológica) pode ser feita durante o tratamento como forma de monitorar as modificações dietéticas do paciente. A capacidade tampão e o fluxo salivar também foram determinados. Os dados de fluxo e capacidade tampão encontram-se dentro da normalidade (QUADRO 7.5.1).

DIAGNÓSTICO

Paciente apresenta atividade de cárie (lesões de cárie com e sem cavidade em progressão – lesões ativas) e gengivite. As causas para a atividade de cárie são: higiene bucal deficiente, alto consumo de sacarose entre refeições e acesso limitado ao flúor através de baixa frequência de escovação dentária.

TRATAMENTO

Inicialmente, o paciente foi informado sobre a etiologia da cárie e sobre a forma mais adequada para seu controle. Com base nos dados coletados, a estratégia de tratamento foi elaborada. O paciente recebeu instrução e motivação para realizar uma adequada higiene bucal. O acesso a produtos fluoretados foi aumentado por meio do aumento da frequência de escovação de 1 vez para 3 x/dia. Foi instituída também aplicação profissionais semanal de flúor fosfato acidulado 1,23% (por 4 semanas), com o objetivo de formar um reservatório de fluoreto de cálcio.

O paciente foi orientado a modificar sua dieta com o intuito de reduzir o alto consumo de sacarose entre refeições. A orientação foi de interromper o consumo de bolachas doces tanto de manhã quanto à tarde. Foi realizada junto com o paciente uma proposta para substituição dos alimentos açucarados por frutas e alimentos com substitutos de açúcar.

As lesões cavitadas dos dentes (dentes 12, 11, 21 e 46) receberam remoção parcial de tecido cariado na parede pulpar e restauração provisória com cimento de ionômero de vidro em sessão única com a finalidade de restituir a estética, possibilitar o controle do biofilme e evitar a progressão das lesões. Em uma segunda fase do tratamento, concomitante com a modificação dos hábitos de higiene e redução da gengivite, estes dentes foram restaurados com resina composta.

O controle da atividade da doença cárie e da gengivite por meio do controle de biofilme dental, da modificação dietética e da maior exposição ao

QUADRO 7.5.1 — Situação inicial do paciente do Caso clínico 1

Parâmetros clínicos e laboratoriais	Valores	Comentários
ISG	36,7%	Proporção de sítios com sangramento, paciente apresenta gengivite
IPV	23,4%	Proporção de sítios com placa visível mostra que o paciente não consegue remover adequadamente o biofilme
CPOS	23	Experiência de cárie alta
Número de superfícies com lesões ativas iniciais (LNCA)	2	A atividade de cárie é atual
Número de lesões ativas cavitadas (LCA)	7	
Frequência de escovação diária	1	Acesso restrito a flúor
Consumo diário de sacarose entre refeições	5	Grande consumo de bolachas doces
Contagem de *Streptococcus mutans*	$9,6 \times 10^5$ UFC/mL de saliva	Valores de referência $\times 10^6$ UFC/mL refletem o consumo elevado de sacarose e a presença de lesões de cárie ativas
Contagem de lactobacilos	$1,24 \times 10^6$ UFC/mL de saliva	Valores de referência $\times 10^5$ UFC/mL refletem o consumo elevado de carboidratos e a presença de cavidades de cárie
Fluxo salivar estimulado	1,04 mL/min	Valor de referência 0,7 mL/min reflete bom fluxo salivar
Capacidade tampão da saliva	5 pH	Valor de referência pH superior a 4 significa que a saliva apresenta boa capacidade de tamponamento

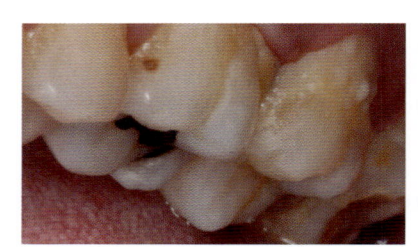

Figura 7.5.1 – Espesso acúmulo de biofilme nas faces vestibulares dos molares superiores.

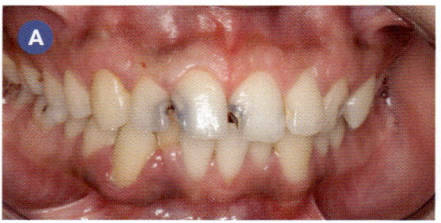

Figura 7.5.2 – (A) Visão das lesões de cárie em dentes anteriores, dentes 11, 12 e 21, lesões cavitadas ativas, e 22 face mesial, lesão não cavitada ativa. (B) Vista face palatina das lesões de cárie em dentes anteriores. Note o aspecto clínico do dente 11 com dentina amolecida de coloração castanho claro.

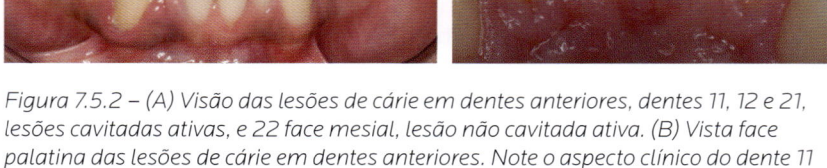

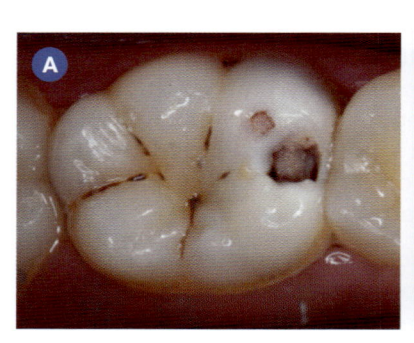

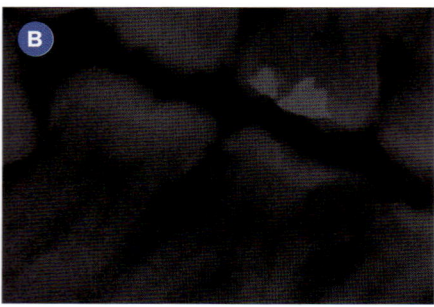

Figura 7.5.3 – (A) Dente 46 com lesão cavitada ativa de cárie na ocluso-mesial. Pode-se observar uma dentina amolecida no interior da cavidade e o esmalte esbranquiçado ao redor devido à grande extensão da lesão abaixo do esmalte. (B) Imagem radiográfica interproximal do dente 46 mostrando lesão de cárie em metade interna da dentina.

Cariologia: Conceitos Básicos, Diagnóstico e Tratamento Não Restaurador

Figura 7.5.4 – Exemplo de um dia do diário alimentar entregue pelo paciente.

flúor teve como consequência a paralisação de perda mineral e a modificação do aspecto das lesões não cavitadas.

O paciente foi reavaliado (IPV e ISG) semanalmente até atingir um IPV e ISG de 10%. Ele foi reavaliado novamente após 3 meses. Como seus índices de IPV e ISG continuavam abaixo de 10% e as lesões de cárie encontravam-se inativas, o paciente foi liberado e agendado para manutenção após 1 ano.

CASO CLÍNICO 2

AVALIAÇÃO DA SITUAÇÃO INICIAL

Paciente do gênero feminino de 25 anos procurou atendimento em razão de ter sito encaminhada por um cirurgião-dentista para investigar a causa de recorrente atividade de cárie. A paciente tinha queixa de boca seca e não fazia uso de medicamentos que a explicassem. Em suas consultas anteriores, além de tratamentos restauradores, a paciente havia recebido aplicações de verniz de flúor. A paciente relatava ter xeroftalmia, mas relacionava os sintomas a uma cirurgia para correção de miopia.

O **QUADRO 7.5.2** mostra o resumo dos principais parâmetros clínicos e laboratoriais apresentados inicialmente pela paciente. A paciente mostrava saber escovar bem seus dentes e apresentava poucos sítios com placa visível. No entanto, a presença de gengivite indica que faltava consistência nesse hábito. A paciente apresenta muitas lesões não cavitadas ativas, o que indica atividade de doença atual **(FIG. 7.5.5A/B)**. Além disso, vários dentes com restaurações apresentavam defeitos com recidiva de cárie **(FIG. 7.5.5C)**. O fluxo salivar apresentou-se muito baixo e esse dado foi ao encontro da queixa de boca seca apresentada pela paciente. A presença de xerostomia fez com que a paciente fosse encaminhada ao setor de estomatologia da Faculdade de Odontologia da UFRGS para avaliação. A contagem de lactobacilos estava elevada, o que pode refletir esse ambiente bucal com presença de várias restaurações defeituosas que servem de nicho para esse microrganismo cariogênico. O biofilme dental desta paciente também é colonizado por SM ($1,5 \times 10^5$ UFC/mL se saliva).

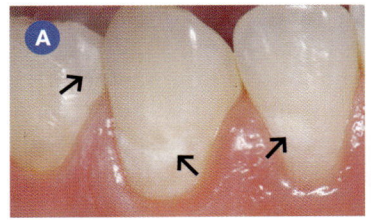

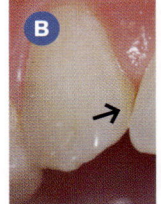

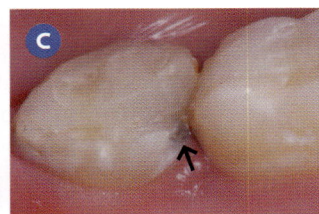

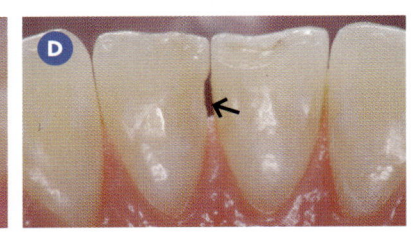

Figura 7.5.5 – (A) Aspecto clínico das LNCA (setas) nas superfícies livres e proximal dos dentes inferiores. (B) Aspecto clínico da LNCA (seta) na superfície proximal do canino supeiror. (C) Restauração de resina composta com defeito marginal e recidiva de cárie no bordo gengival (seta). (D) Aspecto clínico da lesão cavitada ativa (seta) na superfície proximal do dente 31.

QUADRO 7.5.2 — **Situação inicial do paciente do Caso clínico 2**

Parâmetros clínicos e laboratoriais	Valores	Comentários
ISG	15%	Proporção de sítios com sangramento gengival
IPV	3%	Proporção de sítios com placa visível
Número de superfícies com lesões ativas iniciais (LNCA)	16	Indica uma história atual de doença
Número de superfícies com lesões ativas cavitadas (LCA)	1	
Restaurações com defeito com necessidade de reparo/troca por cárie adjacente	4	
Frequência de escovação diária	5	
Consumo diário de sacarose entre refeições	1	
Contagem de *Streptococcus mutans*	$1{,}52 \times 10^5$ UFC/mL de saliva	Valores de referência $\times 10^6$ UFC/mL refletem presença de biofilme acidúrico e acidogênico
Contagem de lactobacilos	$1{,}22 \times 10^6$ UFC/mL de saliva	Valores de referência $\times 10^5$ UFC/mL refletem presença de zonas retentivas de biofilme cariogênico (p. ex., cavidades de cárie)
Fluxo salivar estimulado	0,2 mL/min	Valor de referência 0,7 mL/min reflete baixo fluxo salivar
Capacidade tampão da saliva	5 pH	pH superior a 4 reflete boa capacidade tampão da saliva

DIAGNÓSTICO

A paciente foi avaliada no setor de estomatologia da Faculdade de Odontologia da UFRGS e, após coleta dos dados laboratoriais, recebeu o diagnóstico de Síndrome de Sjögren. A Síndrome de Sjögren é uma doença autoimune crônica, na qual o sistema imunológico do paciente ataca as glândulas salivares e lacrimais. Os linfócitos infiltram-se por estas glândulas, causando diminuição de lágrimas e saliva e provocando secura nos olhos e na boca. A atividade de cárie da paciente estava relacionada a essa alteração salivar severa causada pela síndrome de Sjögren. A paciente foi encaminhada ao reumatologista para acompanhamento clínico.

CONDUTA CLÍNICA

Inicialmente, a paciente foi informada sobre a etiologia da cárie e sobre a forma mais adequada para controle da doença em presença do baixo fluxo salivar. A conduta clínica para essa paciente foi instrução de higiene e reforço para manutenção de higiene bucal. A paciente apresenta biofilme visível em poucas superfícies, mas, em uma situação de baixo fluxo salivar, o mesmo deve ser controlado. Motivação para uma adequada higiene bucal foi realizada. Nesse caso, foi prescrito bochecho diário de flúor NaF 0,5% a fim de aumentar sua exposição ao flúor, formando reservatório de fluoreto de cálcio na cavidade bucal. A paciente recebeu orientação dietética com o intuito de substituir a sacarose por adoçante. A intenção é diminuir ao máximo o substrato cariogênico para as bactérias do biofilme. A paciente já tinha como hábito ingerir bastante líquido para melhorar a sensação de boca seca, o que foi mantido como recomendação.

MANUTENÇÃO

A paciente recebeu supervisão profissional frequente. As consultas de revisão odontológicas

Cariologia: Conceitos Básicos, Diagnóstico e Tratamento Não Restaurador

QUADRO 7.5.3 — **Acompanhamento dos dados de placa visível (IPV) e sangramento gengival (ISG) durante o período de 6 meses do paciente do Caso clínico 2**

	Inicial	Após 2 meses	Após 6 meses
IPV	3%	0	1,6%
ISG	15%	12,5%	1,6%

eram agendadas a cada 3 meses. Como não há tratamento para a doença, foi feito o manejo das possíveis consequências da diminuição do fluxo salivar. Nessas consultas, os dados de IPV e ISG foram novamente aferidos. O **QUADRO 7.5.3** mostra o acompanhamento dos dados de higiene bucal da paciente. Pode-se observar uma redução do sangramento gengival progressivo.

A placa visível também encontra-se em níveis bastante baixos. A manutenção inicial deste paciente deve ser em períodos de 3 a 6 meses, uma vez que a paciente tem grande risco de desenvolver novas lesões devido a sua condição de saúde (Síndrome de Sjögren). Uma vez controlada a atividade de doença, o período entre consultas pode ser aumentado.

CASO CLÍNICO 3

AVALIAÇÃO DA SITUAÇÃO INICIAL

Paciente do gênero masculino de 13 anos foi trazido pelos pais para atendimento devido a várias lesões de cárie. A família era procedente de uma área rural e não apresentava acesso a água fluoretada, assim como apresentava baixo acesso ao uso de dentifrício fluoretado.
O **QUADRO 7.5.4** mostra o resumo dos principais parâmetros clínicos e laboratoriais apresentados inicialmente pelo paciente. O paciente apresentava higiene bucal bastante deficiente com elevado acúmulo de biofilme e sangramento gengival. No exame clínico podemos observar muitas lesões não cavitadas ativas, o que indica atividade de doença atual **(FIG. 7.5.6A)**. Além disso, alguns dentes apresentavam necessidades restauradoras devido à presença de ampla cavitação (dente 21). A dieta cariogênica está relacionada ao hábito de consumir produtos açucarados da mercearia familiar, à qual o paciente tem livre acesso. Os parâmetros salivares encontravam-se normais.

DIAGNÓSTICO

Atividade de cárie causada por higiene bucal deficiente associada a elevado consumo de açúcar e limitado acesso a flúor.

TRATAMENTO PROPOSTO

O paciente e seus responsáveis foram informados sobre a etiologia da cárie e sobre a forma mais adequada para seu controle. O paciente recebeu instrução para realizar uma adequada higiene bucal. O acesso a produtos fluoretados foi aumentado por meio de 4 aplicações profissionais semanais de flúor fosfato acidulado 1,23%. Para esse paciente, a fluorterapia profissional foi instituída na escola por profissional

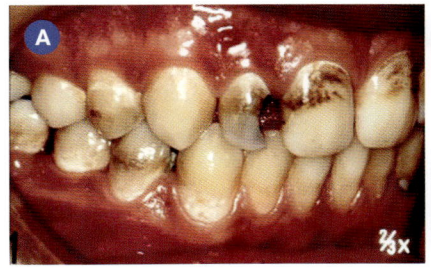

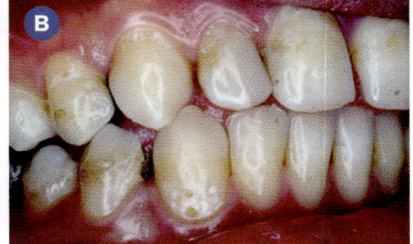

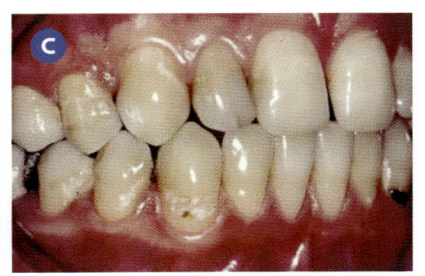

Figura 7.5.6 – (A) Lesões ativas cavitadas e não cavitadas. A doença cárie do paciente foi tratada e as lesões cavitadas restauradas. Nas figuras B e C, após 7 e 9 meses de tratamento respectivamente, pode-se observar a inativação das lesões e o aspecto das restaurações.

treinado. O paciente foi orientado a modificar sua dieta com o intuito de reduzir o alto consumo de sacarose entre refeições. A orientação foi de parar de consumir os produtos açucarados da mercearia dos pais no turno em que não estava no colégio. Foram realizadas as restaurações das lesões de cárie cavitadas com a finalidade de restituir a estética, possibilitar o controle de biofilme e evitar a progressão das lesões (FIG. 7.5.6B).

O paciente apresentou dificuldade inicial de controle de higiene bucal e modificação de hábitos de dieta. Após 9 meses, observamos o controle da atividade da doença cárie e da gengivite por meio do controle do biofilme dental, da modificação dietética e da maior exposição ao flúor. Em decorrência desse controle, o aspecto clínico das lesões não cavitadas ativa modificou. As fotos clínicas mostram o aspecto das lesões de cárie após 7 e 9 meses do início do tratamento (FIG. 7.5.6B-C). O QUADRO 7.5.5 mostra os parâmetros clínicos após 9 meses de tratamento.

QUADRO 7.5.4 — Situação inicial do paciente do Caso clínico 3

Parâmetros clínicos e laboratoriais	Valores	Comentários
Acesso a flúor	Sem água de abastecimento fluoretada	Paciente reside em área rural
ISG	xx%	Proporção de sítios com sangramento, paciente apresenta gengivite
IPV	95%	Proporção de sítios com placa visível mostra que o paciente não consegue remover adequadamente o biofilme
CPOS	64	
Lesões sem cavitadas ativas	21	
Lesões com cavidades ativas	33	
Superfícies extraídas	10	
Frequência alimentar	8 x/dia	
Consumo diário de sacarose entre refeições	5 x/dia	Grande consumo de produtos açucarados da mercearia dos pais
Fluxo salivar estimulado	0,7 mL/min	Valor de referência 0,7 mL/min revela bom fluxo salivar
Capacidade tampão da saliva	6 pH	Valor de referência pH superior a 4 indica que a saliva apresenta boa capacidade de tamponamento

QUADRO 7.5.5 — Acompanhamento dos dados de placa visível (IPV) e dieta durante o período de atendimento

Parâmetros clínicos	Inicial	Após 9 meses
IPV	95%	69%
FA	8 x/dia	5 x/dia
Sacarose	5 x/dia	2 x/dia

Considerações finais

Cárie é uma doença não erradicável, mas a progressão de lesões de cárie pode ser controlada pela desorganização periódica do biofilme dental, disciplina do consumo de açúcar e do uso racional de fluoretos.

O PAPEL DA HIGIENE BUCAL NO CONTROLE DA DOENÇA CÁRIE

O controle mecânico de remoção do biofilme dental não é um método ineficaz, porém, a falha do paciente em realizá-lo tanto por falta de instrução quanto por motivação pode explicar alguns dados que mostram a ineficiência desse método. Quando a qualidade da limpeza é alta, o método pode ser muito eficaz e pode servir para a prevenção ou a estagnação da doença cárie.

A higiene bucal pode ser efetiva em controlar a cárie, principalmente se a remoção da placa é realizada adequadamente e em associação com fluoreto.

Programas que utilizam controle de placa profissional ou controle mecânico supervisionado são efetivos.

O PAPEL DA DIETA/NUTRIÇÃO NO CONTROLE DA DOENÇA CÁRIE

Em relação ao papel da dieta e nutrição no controle da doença cárie é importante estar atendo a seguinte pergunta: para quais pacientes o aconselhamento dietético deve ser direcionado? Para pacientes com atividade da doença cárie. Pacientes livres de cárie ou cárie-inativos não estão em situação de desequilíbrio dos processos de des-remineralização, dispensando, assim, qualquer medida para o controle do processo de doença cárie.

USO DE FLUORETOS NO CONTROLE DA DOENÇA CÁRIE

Cárie não é provocada por falta de fluoreto, mas sim pelo acúmulo de bactérias sobre os dentes e pela ingestão de uma dieta cariogênica. O fluoreto, contudo, é a única substância conhecida capaz de efetivamente controlar a progressão das lesões de cárie. Usado racionalmente, ele pode contribuir não só para reduzir a velocidade de progressão das lesões de cárie como para paralisar ou reverter as já existentes. Água fluoretada é um meio coletivo e abrangente de uso de fluoreto no controle de cárie. Escovação dos dentes com dentifrício fluoretado é um meio de tratamento de cárie, pois, ao mesmo tempo que o biofilme – fator necessário para desenvolver a doença – está sendo desorganizado, o fluoreto está sendo liberado para interferir com as lesões de cárie. Os demais meios de usar fluoreto devem ser considerados complementares e podem ser utilizados para indivíduos e grupos de acordo com suas necessidades.

USO DE PRODUTOS NÃO FLUORETADOS NO CONTROLE DA DOENÇA CÁRIE

Neste tópico, foram descritos vários produtos antimicrobianos e remineralizantes. Entretanto, nenhum é mais efetivo do que o uso de produtos fluoretados. As substâncias antimicrobianas e remineralizantes necessitam ser testadas em estudos clínicos controlados randomizados para demonstrar a sua capacidade de agir de forma aditiva ou sinérgica aos diferentes produtos fluoretados disponíveis.

8

Erosão dentária

Lina Naomi Hashizume
Rodrigo Alex Arthur
Marisa Maltz

OBJETIVOS DE APRENDIZAGEM

- Entender os diferentes tipos de desgaste dentário
- Conhecer as origens intrínsecas e extrínsecas da erosão dentária
- Compreender a diferença entre a formação do processo carioso e da erosão dentária
- Estudar o papel da saliva na erosão dentária

O desgaste dentário é um processo cumulativo que ocorre durante toda a vida do indivíduo e se caracteriza pela perda da estrutura dentária. O desgaste dentário fisiológico pode, porém, ser acelerado por diferentes fatores, como uma alimentação fibrosa. Entretanto, existem vários desgastes decorrentes de fatores externos (não fisiológicos) que devem ser diagnosticados, e os fatores causais devem ser identificados para que o diagnóstico e o manejo do paciente sejam feitos de forma adequada.

A erosão dentária é um tipo de desgaste não fisiológico resultante do ataque ácido às superfícies dentárias, e sua prevalência tem aumentado na população.[1] O desgaste erosivo pode ser potencializado pela presença de outros tipos de desgastes. Neste Capítulo sobre erosão dentária, discutiremos a sua etiopatogenia, sua prevalência na população e o tratamento não restaurador.

TIPOS DE DESGASTE

Tribologia é a ciência que estuda os processos fundamentais e os mecanismos responsáveis pelo desgaste de superfícies.[2] Segundo os tribologistas, o desgaste é visto como um processo que ocorre sempre que uma superfície está em contato com outra, e pode ser classificado, entre outras formas, como se segue:

ABRASÃO: a superfície é desgastada pela ação mecânica e contato direto com partículas ásperas ou quando duas superfícies mantêm contato entre si, porém separadas por uma suspensão dessas partículas ásperas.

FADIGA: o desgaste se dá como resultado da formação e propagação de microfraturas subsuperficiais, que ocorrem quando duas superfícies estão sob movimento dinâmico. O estresse resultante desse contato é dissipado, produzindo microfraturas que ocorrem na direção do movimento.

EROSÃO: desgaste da superfície decorrente do impacto com partículas ou fluidos sob pressão.

Cariologia: Conceitos Básicos, Diagnóstico e Tratamento Não Restaurador

CORROSÃO: desgaste que resulta da interação entre degradação química, promove um enfraquecimento na superfície em questão, associado a movimentos entre as superfícies, e remove essas estruturas enfraquecidas.

Porém, a terminologia utilizada na odontologia para descrever e compreender a erosão dentária difere do conceito de erosão utilizado na tribologia. A erosão dentária é entendida na odontologia como um desgaste químico causado pelo contato do dente com ácidos extrínsecos ou intrínsecos, que aceleram a perda de minerais quando em contato com a superfície dentária.

Segundo o conceito da tribologia, a correta denominação para erosão dentária seria *corrosão* ou *biocorrosão dentária*. Entretanto, como a expressão erosão dentária está consagrada na literatura odontológica, *erosão dentária* será usada como sinônimo de *corrosão dentária* em todo o capítulo.

Outro termo bastante utilizado na odontologia é *atrição dentária*, que se caracteriza pelo desgaste físico causado pelo contato do dente com o seu antagonista, sem a participação de objetos introduzidos na cavidade bucal. A tribologia, no entanto, não reconhece a atrição dental como um fenômeno tribológico, mas sim como o resultado da interação entre os fenômenos de abrasão e fadiga.

EROSÃO DENTÁRIA

É o desgaste químico causado pelo contato do dente com ácidos extrínsecos ou intrínsecos, que aceleram a perda de minerais quando em contato com a superfície dentária.

FATORES ETIOLÓGICOS DA EROSÃO DENTÁRIA

A erosão dentária não é um fenômeno novo, mas tem recebido crescente atenção devido ao aumento de sua prevalência, observado por modificações nos hábitos das populações.[3] Além disso, o aumento da longevidade dos dentes na cavidade bucal faz os dentes ficarem expostos por mais tempo aos efeitos clinicamente deletérios da erosão dentária.[4] A **FIGURA 8.1** apresenta os múltiplos fatores associados à erosão dentária.

FATORES QUÍMICOS
- pH e capacidade tampão
- Tipo de ácido presente (valores de pK_a)
- Aderência da substância à superfície dentária
- Propriedades quelantes
- Conteúdo de cálcio, fosfato e flúor

FATORES COMPORTAMENTAIS
- Maneira de se alimentar e beber
- Estilo de vida mais saudável: dietas com alto consumo de frutas e vegetais ácidos
- Consumo excessivo de alimentos e bebidas ácidos
- Ingestão noturna de mamadeira com bebidas ácidas
- Práticas de higiene bucal
- Regurgitação e vômitos
- Consumo de drogas
- Tipo de ocupação

EROSÃO DENTÁRIA

FATORES BIOLÓGICOS
- Saliva: fluxo, composição, capacidade tampão, capacidade de estimulação
- Película adquirida: composição, espessura e grau de maturação
- Composição e estrutura dentária: conteúdo de flúor nos cristais de hidroxiapatita e partículas de CaF_2

FATORES MODULADORES
- Saúde geral
- Nível sócio-econômico
- Grau de instrução e conhecimento

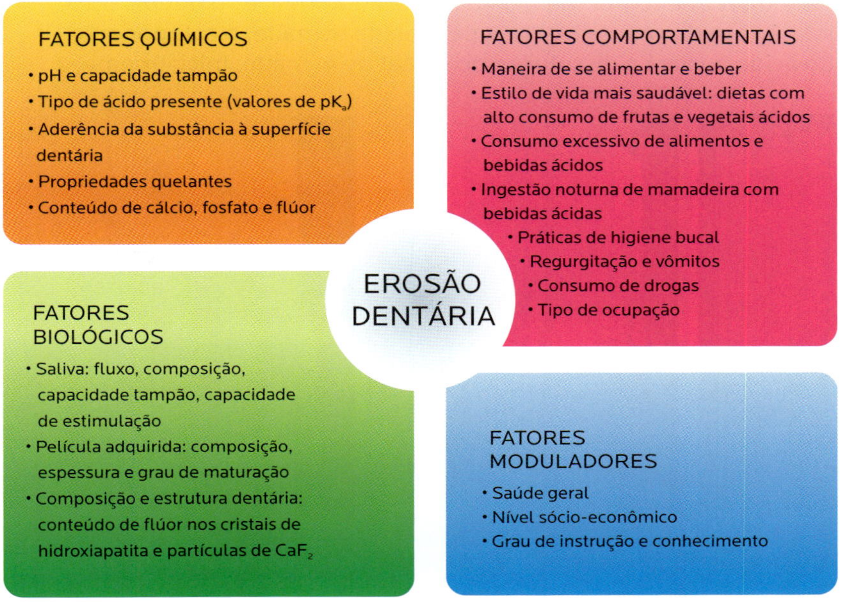

Figura 8.1 - Múltiplos fatores associados à erosão dentária.
Fonte: Adaptada de Lussi e colaboradores.[5]

Tanto a erosão dentária como a cárie dentária são resultados de processos de desmineralização causados por ácidos presentes na cavidade bucal.

O processo carioso é causado por ácidos de origem bacteriana e ocorre na interface entre o biofilme e a superfície dentária, levando à formação de uma lesão subsuperficial **(FIG. 8.2A)**.[6]

A erosão dentária, por sua vez, é descrita como uma perda crônica, patológica e irreversível do tecido mineralizado do dente devido a um processo químico de dissolução ácida ou quelação sem o envolvimento bacteriano.[7] A fisiopatologia da erosão dentária é modulada por múltiplos fatores, incluindo o comportamento do hospedeiro, o fluxo salivar, a película adquirida e o microambiente que cerca o dente. Como resultado desta dependência multifatorial, a erosão pode apresentar uma alta prevalência e uma evolução potencialmente rápida e destrutiva.

LEMBRETE

Ao contrário do processo de cárie, o processo erosivo é caracterizado por uma completa dissolução dos cristais e a lesão tem um aspecto endurecido.

A desmineralização erosiva do esmalte é caracterizada pela dissolução inicial da superfície do esmalte, o que causa um aumento na sua rugosidade.[8] A intensidade da desmineralização varia de acordo com o tipo de ácido presente e com o tempo de contato deste com a superfície dentária. A espessura média desta camada dissolvida foi relatada como entre 0,2 a 0,3 µm,[9-13] e a estrutura da superfície do esmalte erodido corresponde a um padrão típico de ataque ácido.[14,15] Este processo é seguido por uma dissolução contínua, de camada por camada dos cristais de esmalte. Estas camadas desmineralizadas da superfície do dente são removidas, levando a uma perda irreversível de tecido dentário **(FIGS. 8.2B E 8.3)**. Em estágios mais avançados há a exposição da dentina.[16] Ao contrário do processo de cárie, no qual os cristais parcialmente dissolvidos das diferentes camadas da lesão podem sofrer processo de remineralização, o processo erosivo é caracterizado por uma completa dissolução dos cristais e a lesão tem um aspecto endurecido. A remineralização com o aumento dos cristais desmineralizados é praticamente inexistente no processo de erosão.

Quando uma solução ácida entra em contato com o esmalte, ela se difunde primeiro por meio da película adquirida, e só depois disso interage com o esmalte. Na superfície de esmalte, o componente H⁺ do ácido iniciará a dissolução do cristal de esmalte. Inicialmente, a

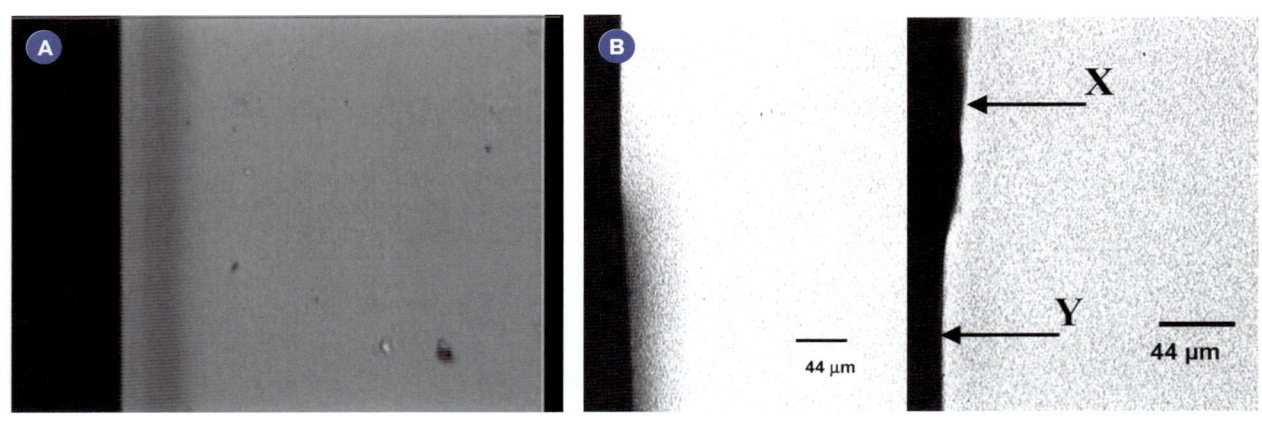

Figura 8.2 - Diagnóstico diferencial de cárie e erosão dentária. Nota-se área radiolúcida abaixo de uma camada superficial íntegra na lesão de cárie (A) e perda de integridade superficial na lesão de erosão dentária (B).
Fonte: (A) Microrradiografia dos autores. (B) Amaechi e Higham.[22]

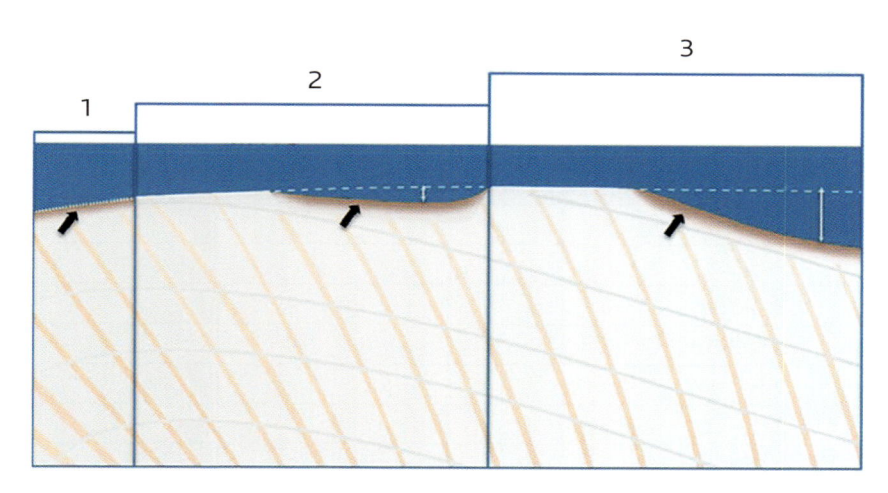

Cariologia: Conceitos Básicos, Diagnóstico e Tratamento Não Restaurador

Figura 8.3 - Diferentes estágios do processo erosivo. 1) Softening da superfície (sem perda de mineral; seta preta). 2) Perda parcial de minerais (seta branca) e softening da superfície adjacente. 3) Perda mineral de superfície significativamente maior (seta branca).
Fonte: Lussi e colaboradores.[16]

área da bainha do esmalte é dissolvida e depois o núcleo do prisma, levando ao conhecido aspecto de favo de mel.[14] Consequentemente, o ácido deionizado irá se difundir nos espaços interprismáticos do esmalte, dissolvendo os minerais desta região.[10,17,18] Isto levará a uma saída de íons e, subsequentemente, a um aumento do pH local na interface entre a superfície do esmalte e a camada de líquido ácido.[18] Os eventos que ocorrem na dentina são, a princípio, os mesmos, entretanto, são mais complexos do que aqueles que ocorrem no esmalte.

Estudos têm mostrado que a desmineralização dentinária inicia-se na interface entre as dentinas peritubular e intertubular. Um alargamento e um afunilamento dos túbulos dentinários são observados com o aumento do tempo de exposição ao desafio ácido, culminando na completa dissolução da dentina peritubular. A desmineralização erosiva resulta na exposição de uma camada externa formada por matriz orgânica completamente desmineralizada seguida por uma zona parcialmente desmineralizada até atingir uma camada mais interna de dentina hígida.[19,20]

Existem diferentes fatores predisponentes e etiologias da condição erosiva **(TAB. 8.1)**. A combinação entre os fatores químicos, biológicos e comportamentais é crucial e ajuda a explicar porque alguns indivíduos exibem mais lesões de erosão do que outros, mesmo se eles são expostos ao mesmo desafio ácido. Um conhecimento abrangente dos diferentes fatores de risco é o pré-requisito para iniciar medidas preventivas adequadas (não invasivas) e, se necessário medidas terapêuticas (invasivas).

ORIGEM EXTRÍNSECA DA EROSÃO

Os ácidos de origem extrínseca podem ser originários de fontes ambientais, da dieta ou de medicamentos. Fatores relacionados ao estilo de vida também podem ter um papel importante no desenvolvimento das lesões de erosão.

Os fatores ambientais ocupacionais estão limitados principalmente àqueles indivíduos que são expostos diretamente a gases e aerossóis ácidos em seu ambiente de trabalho. Entre eles incluem-se trabalhadores de fábricas de baterias e galvanização, trabalhadores expostos a processos de limpeza que envolvam ácidos e trabalhadores de fábricas de fertilizantes.[23] Outras ocupações que oferecem risco são as de trabalhadores de laboratórios que pipetam ácidos por sucção e de

> **ATENÇÃO**
> Os ácidos responsáveis pela erosão dentária não são produtos da flora microbiana da cavidade bucal, e sim de origem extrínseca ou intrínseca.[21]

> **ATENÇÃO**
> O conteúdo de cálcio e fosfato de um alimento ou bebida é um fator importante para o seu potencial erosivo, pois eles influenciam o grau de saturação do líquido em relação à superfície dentária.

TABELA 8.1 — **Diferentes substâncias e seus respectivos valores aproximados de pH**

Substância	Valor de pH
Suco gástrico	1,0-3,0
Limão	2,2-2,4
Refrigerante	2,5-3,0
Vinagre	2,4-3,4
Bebidas energéticas e isotônicas	3,0-3,5
Laranja ou maçã	3,5
Vinho	3,5
Iogurte	4,0
Cerveja	4,0-5,0
Café	5,0
Água	7,0
Saliva humana	6,5-7,5

profissionais que frequentemente degustam vinhos.[11] Embora nos países desenvolvidos a maioria das indústrias siga adequadamente as leis de segurança no trabalho, protegendo seus funcionários, isto ainda pode ser um problema em países em desenvolvimento,[7] que poderia contribuir para uma maior exposição aos gases e aerossóis ácidos. Outro exemplo bastante frequente de erosão por causa ambiental é o caso de nadadores profissionais que treinam diariamente em piscinas nas quais o cloro em forma de gás é utilizado para tratamento da água. O inadequado monitoramento das águas das piscinas pode levar a um baixo pH da água, e consequentemente a uma maior possibilidade de erosão.[23]

Fatores dietéticos têm recebido uma maior atenção por terem uma abrangência maior na população. Na dieta, os alimentos ácidos mais consumidos são as frutas e vegetais cítricos, sucos de frutas, refrigerantes e bebidas ácidas em geral.[7] A atividade erosiva de ácidos como cítrico, málico, fosfórico e outros ingredientes de bebidas e produtos alimentícios tem sido demonstrada em diversos estudos *in vitro*, *in situ* e *in vivo*.[24-28] Estudos do tipo caso-controle, transversais e numerosos relatos de casos também mostram a dieta como importante fator etiológico para o desenvolvimento e a progressão da erosão.[29-34]

> A maioria dos alimentos e bebidas com um valor de pH baixo tem potencial para causar erosão dentária na cavidade bucal humana. Os produtos alimentícios que apresentarem um pH acima de 4,5 têm um baixo potencial erosivo. Entretanto, alimentos e bebidas contendo ácidos com propriedades quelantes, como o citrato, podem causar danos à superfície dentária mesmo em valores mais altos de pH. Ainda não está bem esclarecido se as propriedades quelantes do citrato e outros ácidos são operantes na cavidade bucal. O nível ácido total ou a titrabilidade ácida de substâncias ácidas da dieta é considerado mais importante do que o valor de pH, pois ele determina a real disponibilidade de H^+ para interagir com a superfície dentária.

Outros constituintes dos alimentos e bebidas também poderão ter um efeito modificador, incluindo as concentrações de cálcio, fosfato e flúor, o tipo de ácido e as propriedades químicas e físicas que podem afetar o grau de limpeza salivar na cavidade bucal.[35]

A aderência dos líquidos à superfície dentária e o deslocamento desses líquidos na cavidade bucal também são fatores a serem considerados no processo erosivo. Parece que existem diferenças na capacidade das bebidas em aderirem-se ao esmalte, com base nas suas propriedades termodinâmicas.[36] Portanto, o valor de pH e a titrabilidade ácida, parâmetros citados frequentemente para a erosão, podem não ser a única explicação para o potencial erosivo dos produtos alimentícios e bebidas. A maneira como os ácidos da dieta são introduzidos na boca (sugar, bochechar, uso de canudos, etc.) também determinam a duração e a localização dos ataques ácidos nas superfícies dentárias.[37-39]

O valor do pH e as concentrações de cálcio, fosfato e flúor contidos em uma bebida ou alimento determinam o grau de saturação com respeito à porção mineral do dente. Quando a solução é supersaturada em relação aos íons que formam o tecido dentário mineralizado, ela não irá dissolvê-lo. Um baixo grau de subsaturação em relação aos íons que formam o esmalte e à dentina leva a uma desmineralização superficial inicial muito tênue que é seguida por um aumento local do pH e do conteúdo mineral na camada superficial imediatamente em contato com saliva. Esta camada se tornará então saturada em relação ao esmalte (ou dentina) e não haverá desmineralização adicional.[36] O conteúdo de cálcio e fosfato de um alimento ou bebida é um fator importante para o seu potencial erosivo, pois eles influenciam o grau de saturação do líquido em relação à superfície dentária. A adição de sais de cálcio e fosfato a bebidas erosivas tem mostrado resultados promissores na redução do potencial erosivo destes produtos.[40-42]

O iogurte é um exemplo de alimento com um valor de pH baixo (aproximadamente 4,0), que não apresenta praticamente qualquer efeito erosivo devido ao seu alto conteúdo de cálcio e fosfato, que o torna supersaturado em relação à apatita. Entretanto, o iogurte e outros alimentos derivados do leite com baixo valor de pH podem ter um potencial erosivo quando apresentarem um baixo conteúdo de cálcio e/ou fosfato. Isto deve ser levado em consideração, pois nem sempre a adição destes minerais nos alimentos pode prevenir completamente a dissolução do esmalte. Porém, a progressão da dissolução pode ser retardada, podendo ter implicações clínicas para o paciente.[4]

Apesar de alguns estudos encontrarem uma correlação inversa entre o potencial erosivo de diferentes bebidas e os seus conteúdos de flúor,[43-45] não está comprovado que o flúor presente nas bebidas tenha efeito na inibição da desmineralização dentária, uma vez que o desafio erosivo induzido por essas bebidas é alto.

Entre os fatores ligados ao estilo de vida que poderiam contribuir para a erosão dentária, podem-se citar o consumo de bebidas isotônicas ou *sport drinks* (que possuem baixo pH) durante a prática de exercícios, consumo excessivo de sucos de frutas cítricas como parte de regimes dietéticos e consumo excessivo e frequente de bebidas ácidas ao longo do dia. Outros fatores como uso de mamadeiras noturnas com bebidas ácidas pelas crianças e práticas de higiene oral com uso de enxaguatórios bucais (que possuem baixo pH) associados à escovação intensa também são citados na literatura como fatores predisponentes à erosão dentária.[23]

Em relação aos medicamentos, deve ser dada atenção especial a pacientes que fazem tratamento de asma crônica com cápsulas contendo beclometasona, dipropionato, entre outros. Estes medicamentos, além do potencial de causar refluxo gastroesofágico, são mais ácidos do que as versões em aerossóis.[46] O ácido ascórbico (vitamina C), presente nas mais variadas bebidas, além de doces, enxaguatórios bucais e aspirina em pó, foi identificado como agente causal significativo de lesões de erosão.[47,48] Além disso, o consumo de drogas ilícitas, como o *ecstasy*, comumente utilizado em festas *raves* pelos adolescentes ou adultos jovens, pode ser um fator que contribui para o processo erosivo. A combinação do estado de hipossalivação causado pela droga, da desidratação após vigorosa atividade física e do consumo excessivo de bebidas ácidas podem levar à erosão dentária.[23]

> Apesar de algumas medicações, drogas ilícitas e produtos de higiene bucal terem potencial para causar erosão dentária, a maioria deles é utilizada somente algumas vezes por dia e por períodos curtos. Portanto, assim como a dieta, a forma e a frequência de uso desses produtos são de extrema importância no que diz respeito à ocorrência de erosão dentária.

ORIGEM INTRÍNSECA DA EROSÃO

A etiologia da erosão dentária é considerada intrínseca quando é resultado de ácidos de origem endógena, como os que compõem o suco gástrico. Estes entram em contato com os dentes nos casos de vômitos recorrentes, regurgitação ou refluxo gastroesofágico, podendo causar erosão dentária. Entre as causas mais comuns de regurgitação ou vômitos estão os transtornos alimentares de origem psicossomática, como anorexia e bulimia nervosa, e as causas de origem somática, como gravidez, alcoolismo, tratamento para o alcoolismo e distúrbios gastrintestinais.[7,49]

O refluxo gastresofágico é um movimento involuntário do conteúdo gástrico que retorna para a boca devido a algumas alterações no trato gastrintestinal. Em geral, o conteúdo gástrico ácido que entra na cavidade bucal pode causar erosão se entrar em contato com os tecidos dentais de forma frequente (várias vezes por semana) e durante determinado período de tempo (pelo menos 1 a 2 anos).[50] Como o refluxo gastroesofágico pode ser um problema assintomático, pacientes com erosão severa devem

> **LEMBRETE**
>
> A etiologia da erosão dentária é considerada intrínseca quando é resultado de ácidos de origem endógena, como os que compõem o suco gástrico.

> **ATENÇÃO**
>
> É importante conhecer os componentes e as propriedades salivares envolvidas no processo de erosão dentária para poder traçar estratégias preventivas, que potencializem seus efeitos benéficos.

ser examinados para verificar se apresentam a doença. Um crescente número de pessoas sofre com algum tipo de regurgitação ou refluxo do conteúdo gástrico. Estima-se que cerca de 60% da população sofra deste fenômeno em algum momento da vida.

Regurgitação e refluxo gastroesofágico podem causar danos severos aos tecidos dentários de pacientes em todas as faixas etárias. Frequentemente, as lesões de erosão dentária são mais severas nas superfícies palatinas e linguais dos dentes, mas outras superfícies também podem ser afetadas quando o conteúdo gástrico é mastigado ou mantido nos sulcos vestibulares antes de ser novamente deglutido.[21] Após 3 a 4 anos de vômitos crônicos, as superfícies incisais e vestibulares de incisivos superiores podem também apresentar sinais de erosão. Pacientes que sofrem de transtornos psicossomáticos (bulimia e anorexia nervosa), particularmente mulheres jovens, também apresentam alto risco de desenvolver lesões de erosão dentária devido aos frequentes eventos de vômito induzido.

Eventualmente após uma grande perda de tecido mineralizado da superfície oclusal, o resultado pode ser a perda da dimensão vertical dos dentes. A erosão dentária associada aos atletas profissionais ou à prática excessiva de exercícios físicos também pode ter origem intrínseca. Além da exposição em excesso a bebidas isotônicas com valores baixos de pH, observa-se um aumento do refluxo gastroesofágico resultante de prática extenuante de exercícios.[51]

O PAPEL DA SALIVA NA EROSÃO DENTÁRIA

A saliva é um fator biológico muito importante relacionado à progressão da erosão dentária, apresentando inúmeras propriedades que podem servir como funções protetoras contra a erosão dentária. Entre elas estão:

- Diluição e capacidade de limpeza salivar para agentes potencialmente erosivos;
- Neutralização e tamponamento de ácidos da dieta;
- Manutenção do estado de supersaturação próximo à superfície dentária devido à presença de cálcio e fosfato;
- Formação da película adquirida pela adsorção de proteínas e glicoproteínas salivares, que tem a habilidade de proteger a superfície de esmalte da desmineralização causada por ácidos da dieta e;
- Fornecimento de cálcio, fosfato e possivelmente de flúor necessário para a remineralização.

Estudos clínicos com pacientes que apresentavam alterações no fluxo salivar mostraram que o baixo fluxo salivar e a baixa capacidade tampão foram associados com uma prevalência e severidade maior de lesões de erosão dentária.[31,34,52,53]

Estudos têm demonstrado que uma dieta ácida tem uma forte influência no fluxo salivar, por meio de uma salivação antecipatória ao evento.[54,55] Uma hipersalivação pode ocorrer também após episódios de vômitos e pode ser observada em indivíduos que sofrem de anorexia e bulimia nervosa, ruminação e alcoolismo crônico. Tem sido sugerido que isto poderia minimizar a erosão causada pelo suco gástrico.[56] Entretanto, parece que o tempo e a quantidade de saliva produzida não são suficientes para que ela exerça o seu papel protetor.[57] Pacientes que sofrem de doença do refluxo gastroesofágico não apresentam aumento de fluxo salivar, pois neste caso a resposta é involuntária e não coordenada pelo sistema nervoso autônomo.

O fluxo salivar também pode estar reduzido em casos de exercícios vigorosos devido à desidratação que pode induzir a um aumento na eliminação de fluidos corporais.[58] Esse evento, associado ao alto consumo de bebidas isotônicas, pode explicar a prevalência de erosão dentária em esportistas.

O processo pelo qual as substâncias são removidas da cavidade bucal pela saliva é denominado de limpeza salivar.[59] Ela é influenciada diretamente pelo ato de deglutir e pelo fluxo salivar. Quando substâncias da dieta como açúcares ou ácidos são ingeridos, eles estimulam o fluxo salivar se estiverem concentrados acima do limiar do paladar. Parece haver correlação entre o fluxo salivar reduzido e o grau de limpeza salivar.[56,60]

A composição da saliva é considerada muito importante no processo de erosão. Este fluido é constituído por uma série de componentes inorgânicos e orgânicos. Entre os inorgânicos, o bicarbonato está relacionado com a capacidade tampão salivar, enquanto o cálcio e o fosfato permitem a manutenção da integridade dos tecidos mineralizados do dente.

Na composição orgânica da saliva, existe uma série de proteínas e glicoproteínas que podem influenciar vários aspectos da saúde bucal, além de concentrar minerais como cálcio e fosfato na superfície dentária, promovendo a remineralização e inibindo a desmineralização.[61,62] A película salivar adquirida é um filme orgânico, livre de bactérias, que recobre tecidos duros e moles da cavidade bucal. Ela é composta de mucinas, glicoproteínas e proteínas, incluindo diversas enzimas.[63] A eficiência protetora da película adquirida contra a erosão dentária é dependente de suas propriedades físicas, incluindo sua composição, espessura e tempo de maturação. A película adquirida exerce seu efeito protetor sobre a superfície dentária contra a erosão atuando como uma barreira de difusão ou uma membrana de permeabilidade seletiva, prevenindo o contato direto entre os ácidos e a superfície dentária.[8,64,65] Como resultado, é observada uma redução na difusão de íons fosfato e cálcio para o meio bucal após exposição a condições ácidas, diminuindo a desmineralização.[66,67] A película adquirida inibe significantemente a perda da microdureza superficial e o aumento da rugosidade superficial em esmalte dentário, que ocorrem como resultado de uma exposição a ácidos orgânicos.[8]

As mucinas têm sido relatadas por contribuir em larga extensão para o efeito protetor da película adquirida contra a erosão do esmalte dentário.[52] Um estudo *in vitro* demonstrou que blocos de esmalte cobertos por película salivar formada em indivíduos sem erosão apresentaram menor perda mineral perante soluções ácidas, comparados àqueles cobertos por película salivar formada em indivíduos com erosão dentária. Os autores sugerem que diferenças na composição da película salivar formada entre os dois grupos poderiam explicar uma maior ou menor proteção contra ácidos.[65] A espessura da película adquirida varia bastante na cavidade oral. Ela é mais espessa nas superfícies linguais de dentes inferiores, pois esta região está constantemente banhada pela saliva excretada pelas glândulas submandibulares e sublinguais.[68] Tais variações na espessura da película salivar adquirida nos arcos dentários podem ser responsáveis pelos diferentes padrões de distribuição das lesões de erosão entre os indivíduos.[69,70] Porém, pouco se conhece sobre o papel protetor da película adquirida formada sobre a dentina na redução do desafio erosivo.[71]

Existem diversos outros fatores biológicos, além da saliva, que podem modificar o processo erosivo, isto é, proteger do início de um processo erosivo ou do aumento do grau de severidade da erosão. Entre eles podem-se citar a composição do tecido dentário, a anatomia dentária, a oclusão dos dentes, a anatomia dos tecidos moles em relação aos dentes e os movimentos fisiológicos como a deglutição.[23] A anatomia dos tecidos moles bucais em relação aos dentes e os movimentos dos tecidos moles podem influenciar os sítios dentários onde o ácido terá contato.[72]

Um estudo mostrou que pacientes com lesões erosivas apresentam menores valores de pH da superfície dentária e menor limpeza salivar quando comparados aos indivíduos saudáveis. Portanto, os indivíduos que já possuem lesões de erosão teriam um risco de apresentar maiores perdas minerais durante um evento erosivo.[73,74] Estas diferenças poderiam ser justificadas pela anatomia dos dentes e tecidos moles da cavidade bucal que influenciam o padrão de retenção dos agentes erosivos, a composição da película adquirida e a limpeza salivar.

PREVALÊNCIA DA EROSÃO DENTÁRIA

PARA PENSAR

É importante considerar que as diferenças na prevalência da erosão dentária entre os diversos estudos devem-se, provavelmente, à diversidade de critérios de diagnóstico oferecida pelos índices de avaliação.

Nos últimos 20 anos, muitos estudos têm relatado presença de erosão dentária em crianças, adolescentes, adultos e idosos (TAB. 8.2), porém os dados de prevalência são variáveis. Na dentição decídua (crianças de 2 a 5 anos), por exemplo, a prevalência de erosão dentária tem variado de 5,7 a 51,6%. Em adolescentes, por sua vez, esse desgaste pode estar presente em 3 a 59% dos jovens examinados. Em adultos (35 a 48 anos), a prevalência de erosão dentária é de 27,4 a 56%, enquanto em idosos ela é de 43 a 62%.

É importante considerar que as diferenças na prevalência da erosão dentária entre os diversos estudos devem-se, provavelmente, à diversidade de critérios de diagnóstico oferecida pelos índices de avaliação. A falta de padronização no diagnóstico dificulta a comparação dos resultados entre os estudos. Além disso, devemos considerar que diferenças culturais e de hábitos dietéticos existentes entre os grupos avaliados também são responsáveis pela variação na prevalência de erosão dentária entre os estudos.

A prevalência de erosão dentária em adultos e idosos tende a aumentar com a idade.[75] Esta população apresenta cerca de 55% das superfícies dentais examinadas com desgaste acentuado, já com exposição do tecido dentinário (dados não publicados do grupo de Cariologia/UFRGS), sugerindo que esse desgaste é um processo cumulativo e irreversível. É importante que haja um diagnóstico precoce desse tipo de desgaste para que intervenções sejam adotadas objetivando controle e redução da perda de minerais do dente.

Estudos longitudinais também têm demonstrado progressão no número e severidade das lesões de erosão em função do tempo. Em adolescentes de 12 anos, observa-se um incremento de cerca de 7 a 12% no número de novas lesões de erosão dentária em um período de 2 a 3 anos de acompanhamento. Nessa mesma faixa etária, observa-se um aumento na severidade das lesões de erosão dentária restritas ao esmalte de cerca de 18 a 25%, enquanto 11% das lesões de erosão dentária progridem e apresentam comprometimento dentinário nesse mesmo período de acompanhamento. De forma geral, os adolescentes que têm erosão dentária são os que terão maior número de novas lesões de erosão nos anos seguintes.[74,76,77]

A severidade da erosão dentária é representada por um escore numérico, fornecido por um "índice de avaliação de erosão dentária", que é atribuído a cada superfície dentária de acordo com a extensão ou profundidade da perda de tecido dentária observada. A partir desse escore, é possível determinar a prevalência dessa severidade em um determinado grupo de indivíduos, o que pode auxiliar no planejamento de estratégias de tratamento para essa população.

Estudos têm sugerido que os incisivos superiores, a superfície oclusal dos molares ou a superfície vestibular dos incisivos inferiores são mais acometidos pela erosão dentária,[74,78-81] sendo os molares mais afetados que os incisivos.[82] Porém, há que se considerar que a distribuição das lesões de erosão nos arcos dentais não está homogeneamente distribuída na população, uma vez que essas lesões dependem diretamente de fatores etiológicos e de padrões individuais. A prática clínica tem mostrado que lesões de erosão dentária podem estar presentes em qualquer superfície dentária.

ATENÇÃO

É de extrema importância que o desgaste dentário da erosão seja diferenciado dos demais desgastes que podem acometer a superfície dentária para que possamos realizar um correto controle e tratamento (ver Características clínicas da erosão dentária).

TABELA 8.2 — **Prevalência de erosão dentária em crianças, adolescentes, adultos e idosos (1994 a 2014)**

Autores	Local	Idade	Índice	Amostra (n)	Prevalência (%)
Wiegand e colaboradores[83]	Alemanha	2-7 anos	O'Sullivan	463	32,0
Murakami e colaboradores[4]	Brasil	3-4 anos	O'Brien modificado	967	51,6
Al-Malik e colaboradores[5]	Arábia Saudita	3-5 anos	NSCDH	987	31,0
Luo e colaboradores[86]	China	3-5 anos	NSCDH	1949	5,7
Nayak e colaboradores[87]	Índia	5 anos	TWI modificado	1002	29,0
Gatou e Homata[8]	Grécia	5-7 anos	TWI	243	45,6
Rios e colaboradores[89]	Brasil	6 anos	TWI	356	34,8
Mangueira e colaboradores[90]	Brasil	6-12 anos	O'Sullivan adaptado	983	19,9
van Rijkom e colaboradores[91]	Holanda	10-13 anos	Lussi	345	3,0
Çaglar e colaboradores[92]	Turquia	11 anos	O'Sullivan	153	28,0
Bartlett e colaboradores[93]	Reino Unido	11-14 anos	TWI	210	57,0
Vargas-Ferreira e colaboradores[94]	Brasil	11-14 anos	O'Sullivan	914	7,2
Kumar e colaboradores[95]	Índia	11-14 anos	O'Sullivan	605	8,9
Truin e colaboradores[96]	Holanda	12 anos	Lussi	832	24,0
El-Aidi e colaboradores[97]	Holanda	12 anos	Lussi modificado Rijkom	622	32,2
Correr e colaboradores[98]	Brasil	12 anos	O'Sullivan	389	26,0
Huew e colaboradores[99]	Líbia	12 anos	NDNS	791	40,8
Peres e colaboradores[100]	Brasil	12 anos	O'Sullivan	499	13,0
Alvarez-Loureiro e colaboradores[101]	Uruguai	12 anos	BEWE	1136	52,9
Alves e colaboradores[74]	Brasil	12 anos	BEWE	1528	15,0
Wang e colaboradores[78]	China	12-13 anos	O'Sullivan	1499	27,3
El-Karim e colaboradores[102]	Sudão	12-14 anos	TWI	157	66,9
Sanhouri e colaboradores[103]	Sudão	12-14 anos	NSCDH	1138	74,0
Gurgel e colaboradores[79]	Brasil	12-16 anos	O'Brien	414	20,0
Auad e colaboradores[104]	Brasil	13-14 anos	O'Brien	458	34,1
Chrysanthakopoulos[105]	Grécia	13-16 anos	NDNS	770	33,8
Okunseri e colaboradores[106]	Estados Unidos	13-19 anos	TWI modificado	1314	45,0
Milosevic e colaboradores[107]	Reino Unido	14 anos	TWI	1035	30,0
Abu-Ghazaleh e colaboradores[108]	Jordânia	15-16 anos	TWI modificado	1602	51,0
Vered e colaboradores[75]	Israel	15-18 anos	BEWE	100	36,6

TABELA 8.2 — **Prevalência de erosão dentária em crianças, adolescentes, adultos e idosos (1994 a 2014)** *(Continuação)*

Sovik e colaboradores[81]	Noruega	16-18 anos	VEDE	795	59,0
Mulic e colaboradores[109]	Noruega	18 anos	VEDE	1456	38,0
Bartlett e colaboradores[110]	Estônia Finlândia Latvia França Itália Espanha Reino Unido	18-35 anos	BEWE	3187	27,7
Vered e colaboradores[75]	Israel	25-28 anos 35-38 anos 45-48 anos 55-60 anos	BEWE	100 100 100 100	42,0 55,8 53,1 61,9
Dados não publicados de Cariologia/UFRGS)	Brasil	35-44 anos 45-64 anos >65 anos	BEWE	164 350 102	27,4 27,1 43,1

NSCDH, UK National Survey of Children's Dental Health; NDNS, UK National Diet and Nutritional Survey; TWI, Tooth Wear Index; BEWE, Basic Erosive Wear Examination.

As lesões de erosão dentária estão diretamente relacionadas aos hábitos dietéticos dos indivíduos. Análises multivariadas têm demonstrado associação significativa entre consumo frequente de sucos de frutas cítricas, isotônicos, bebidas energéticas, bebidas carbonatadas e suplementos polivitamínicos com a prevalência de erosão dentária em todos os grupos etários.[74,84,85,102,105,108,110] Presença de refluxo gastroesofágico autorreportado e episódios de vômitos frequentes também estão diretamente associados à prevalência dessas lesões na população.[74,84,110,111]

Os homens apresentam maiores chances de apresentarem lesões de erosão dentária quando comparado às mulheres,[74,76,77,81,111] e isso provavelmente ocorre porque os homens possuem maior força mastigatória (e neste caso a erosão dentária poderia estar associada à atrição dentária, maior consumo de refrigerantes e maior preferência por alimentos ácidos do que mulheres.[3,97,112,113] Alguns estudos clínicos e revisões sistemáticas da literatura, porém, não têm confirmado tais associações.[100,104,114,115] Estudos epidemiológicos têm sugerido que, em países desenvolvidos, a erosão dentária é mais frequente em crianças de baixo nível socioeconômico, enquanto em países em desenvolvimento a prevalência de erosão dentária é maior no grupo de crianças com melhores condições socioeconômicas.[90,100,107,116,117] Além disso, estudos realizados em crianças e adultos jovens têm ainda sugerido que a erosão dentária em seus estágios iniciais e menos severos não afeta a qualidade de vida da população analisada.[118-119]

ÍNDICES DIAGNÓSTICOS

Enquanto alguns índices, como Tooth Wear Index (TWI) simplificado,[112] fazem o diagnóstico clínico da lesão apenas quando há acometimento do tecido dentinário (representando portanto lesões mais avançadas e severas), outros índices, como TWI,[120] Lussi,[32] O'Brien,[121] O'Sullivan[122] e Visual Erosion Dental Examination (VEDE)[123] já são capazes de diagnosticar as lesões em estágios mais iniciais e restritas apenas ao esmalte. O índice Basic Erosive Wear Examination (BEWE)[124] permite ainda diagnosticar lesões menos avançadas, considerando, por exemplo, pequenas alterações na translucidez ou no contorno normal do esmalte dentário. Além dessa diferença no critério de diagnóstico clínico, esses índices também diferem no número e tipo de dentes escolhidos para cada avaliação. Em índices como TWI, O'Sullivan, BEWE e VEDE, todos os dentes são avaliados, enquanto em outros índices somente determinadas superfícies são avaliadas, como as vestibulares e oclusais (no índice Lussi), as superfícies vestibulares, linguais e incisais/oclusais de incisivos e molares (no índice TWI simplificado), ou as superfícies vestibulares e palatinas dos incisivos superiores e superfície oclusal dos primeiros molares (no índice NDNS).[99]

CARACTERÍSTICAS CLÍNICAS DA EROSÃO DENTÁRIA

A erosão dentária, sendo um tipo de desgaste, pode ser mal diagnosticada e confundida com outros tipos de desgaste dentário, como abrasão e atrição, que também acometem a superfície dentária, porém são resultantes de fenômenos físicos e mecânicos que atuam sobre essas superfícies (como já discutido anteriormente nesse Capítulo). Por isso, para um correto diagnóstico desses desgastes, é fundamental identificar o fator etiológico envolvido nesse processo.

A morfologia e a severidade do desgaste dentário podem variar na dependência do fator etiológico predominante associado a tal processo.[125] O diagnóstico dos desgastes dentários é exclusivamente visual, não havendo necessidade de nenhum exame complementar (como radiografias). O exame clínico deve ser realizado com os dentes limpos e secos e sob iluminação artificial. Clinicamente, as lesões decorrentes de desgaste dentário podem ser identificadas da seguinte forma:[126]

ABRASÃO DENTÁRIA: O desgaste dentário pode ser difuso ou localizado. Devido ao menor conteúdo mineral da dentina e sendo esta mais suscetível ao desgaste, a abrasão ocorre principalmente na superfície de raízes expostas ou mesmo na área cervical da coroa (FIG. 8.4).

ATRIÇÃO DENTÁRIA: Esse tipo de desgaste é caracterizado pela presença de facetas de desgaste planas e com margens bem delimitadas que acometem somente superfícies de oclusão e incisal. As superfícies de oclusão desgastadas de dentes antagonistas se encontram durante os movimentos excursivos da mandíbula e apresentam graus de desgastes semelhantes. Hábitos parafuncionais como o bruxismo podem acentuar o desgaste por atrição (FIG. 8.5).

EROSÃO DENTÁRIA: Em estágios iniciais, o desgaste da erosão se caracteriza como um aumento no polimento do esmalte, levando a superfície afetada a se apresentar mais lisa e com perda de brilho. Há desaparecimento das linhas de desenvolvimento do esmalte (periquimáceas), havendo ainda aumento na translucidez ao longo das superfícies proximais e incisais (FIG. 8.6). À medida que esse desgaste progride, modificações morfológicas são encontradas. Nas superfícies dentais lisas livres, ocorre planificação das áreas convexas com surgimento de concavidades, nas quais a largura excede a profundidade. Ainda em superfícies lisas, essas lesões frequentemente estão localizadas coro-

> **ATENÇÃO**
>
> A erosão dentária pode ser mal diagnosticada e confundida com outros tipos de desgaste dentário que também acometem a superfície dentária, como abrasão e atrição.

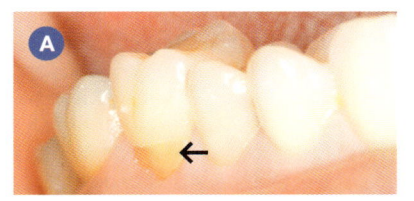

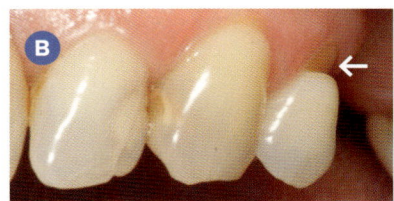

Figura 8.4 - Desgaste dentário do tipo abrasão dentária na superfície vestibular de molar inferior (A) e de pré-molar superior (B).

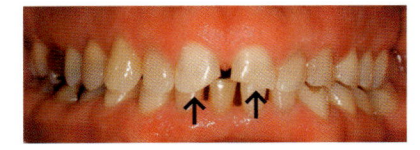

Figura 8.5 - Desgaste dentário do tipo atrição dentária nas superfícies incisais dos incisivos superiores.

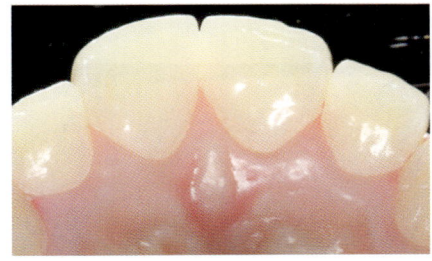

Figura 8.6 - Estágio inicial de desgaste dentário do tipo erosão dentária na superfície palatina dos incisivos superiores. Observe o aumento no polimento das superfícies e a perda de brilho.

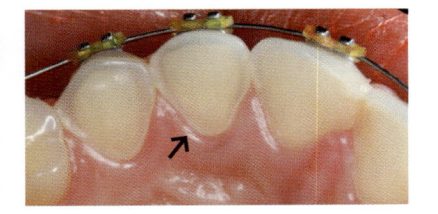

Figura 8.7 - Desgaste de erosão dentária localizado coronalmente à junção amelocementária onde é possível observar uma borda de esmalte intacto ao longo da margem gengival.

> **ATENÇÃO**
>
> Diferentes tipos de desgastes dentais podem ocorrer simultaneamente na cavidade bucal. Evidências científicas sugerem que o tecido dentário previamente desgastado pela erosão torna-se mais suscetível ao desgaste por abrasão ou atrição quando comparado ao tecido intacto.[127-130]

> **SAIBA MAIS**
>
> No desgaste dentário fisiológico e não patológico, há pequenos sinais de desgaste na superfície dentária, sem comprometimento da função. No desgaste patológico, há comprometimento da função dentária e estético, sensibilidade e dor.[131]

nalmente à junção amelocementária, apresentando uma borda de esmalte dentário intacto ao longo da margem gengival (FIG. 8.7). Nas superfícies oclusais, o aspecto inicial é semelhante ao observado no desgaste de superfícies lisas, porém com o avanço desse desgaste pode ocorrer a formação de fossas ou crateras na região das cúspides (FIG. 8.8), com exposição dentinária. Em casos de desgaste mais avançado, pode haver perda da anatomia oclusal (FIG. 8.9), levando as restaurações presentes nessa superfície a se apresentarem acima do nível do tecido dentário adjacente (FIG. 8.10). Fossas ou crateras com exposição dentinária também podem estar presentes nas superfícies incisais (FIG. 8.11). Exposição dentinária pode estar presente em casos de desgaste mais severos (FIG. 8.12), o que pode ainda culminar na perda completa da anatomia dental oclusal (FIG. 8.9), em um aspecto semelhante a um derretimento da superfície, também conhecido como *melting*.[4]

Para um correto diagnóstico dos desgastes dentais é necessário avaliar clinicamente as características dessas lesões. Porém, há que se considerar que o exame clínico deve sempre ser associado a uma boa anamnese, que fornecerá informações médicas/ocupacionais e sobre hábitos dietéticos, as quais certamente auxiliarão na identificação do fator etiológico responsável pelo desgaste.

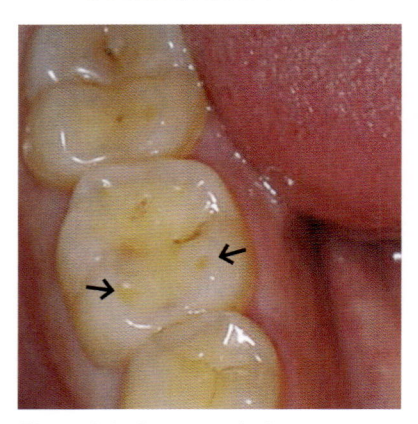

Figura 8.8 - Desgaste do tipo erosão dentária na superfície oclusal de molares inferiores. Observe a presença de depressões nas regiões das cúspides mesiovestibular e mesiolingual do dente 46.

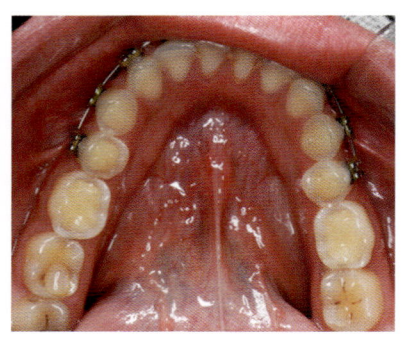

Figura 8.9 - Desgaste dentário avançado do tipo erosão dentária, causada por consumo excessivo de refrigerantes. Exposição dentinária nas superfícies oclusais dos molares e pré-molares inferiores com perda da anatomia oclusal nos dentes 34, 35 e 36 e dos dentes 44, 45 e 46.

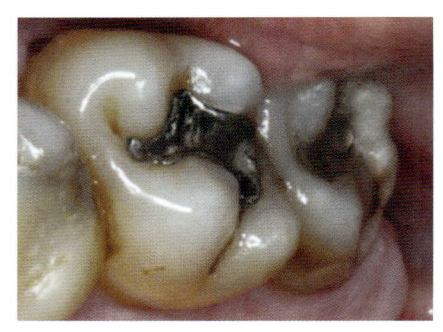

Figura 8.10 - Desgaste dentário avançado do tipo erosão dentária. A restauração de amálgama na superfície oclusal do dente 27 apresenta-se acima do nível do tecido dentário adjacente.

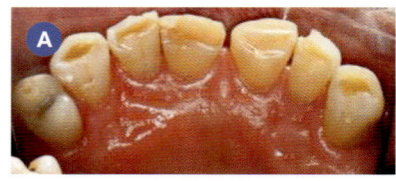

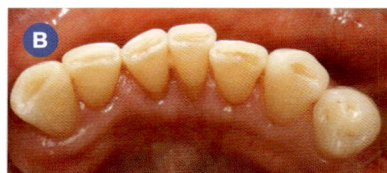

Figura 8.11 - Desgaste dental do tipo erosão dentária na superfície incisal dos dentes superiores (A) e inferiores (B).

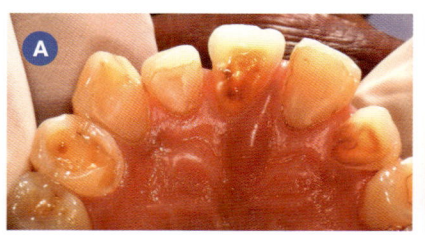

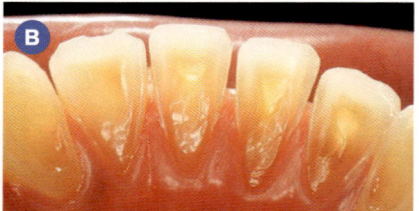

Figura 8.12 - Desgaste dentário avançado do tipo erosão dentária, causada por ácidos de origem intrínseca, levando à exposição dentinária nas superfícies palatinas e linguais de incisivos (A e B). Note a perda da anatomia oclusal nos dentes 34, 35 e 36 e dos dentes 44, 45 e 46.

Diferente do que ocorre com a lesão de cárie, a perda de minerais do esmalte dentário em decorrência do desgaste erosivo ocorre predominantemente na superfície do dente, como discutido anteriormente. A camada mais externa do esmalte e da dentina são dissolvidas, e, com a continuidade do desafio erosivo, esses tecidos são dissolvidos camada a camada, resultando em uma grande perda de material. Esta camada parcialmente desmineralizada e com dureza reduzida é mais suscetível ao desgaste promovido por fatores mecânicos, como a fricção com os tecidos moles da cavidade bucal e a abrasão, sendo removida.[132,133]

TRATAMENTO NÃO RESTAURADOR DA EROSÃO DENTÁRIA

Quando houver suspeita de que o paciente apresenta erosão dentária, um diário de dieta deve ser solicitado. Nele, o paciente deve anotar tudo o que comer ou beber durante o dia, informando os horários nos quais ocorreram as exposições. Esse diário deve ser preenchido durante três dias consecutivos. O uso de medicamentos também deve ser devidamente anotado no diário. Quando houver um consumo excessivo de alimentos ou bebidas com potencial erosivo, torna-se necessária uma orientação dietética. O paciente pode ser orientado a reduzir o consumo desses alimentos ou bebidas ou mesmo restringi-los às principais refeições.[5,56] Além disso, a forma como esses alimentos são ingeridos também deve ser avaliada. No caso de bebidas ácidas, os pacientes devem ser orientados a ingeri-las rapidamente, sem bochechá-las previamente à deglutição, com o objetivo de reduzir o tempo de contato com as superfícies dentais.[5] Porém, quando esse desgaste está associado a sintomas de refluxo gastroesofágico, problemas psicológicos ou alcoolismo, o paciente deve ser encaminhado ao serviço médico especializado, que implementará o tratamento adequado.

Se a erosão dentária estiver associada a um fator ocupacional, por exemplo, trabalhadores de indústrias de baterias ou galvanização, que estão expostos constantemente a ácidos voláteis, devem ser orientados a usar protetores bucais com recobrimento das superfícies dentais no intuito de se reduzir o contato das superfícies dentais com esses ácidos presentes no ambiente de trabalho.[22] Uso de máscaras respiratórias também pode oferecer algum benefício para esses indivíduos em termos de redução do desafio erosivo.[20]

Como já abordado neste Capítulo, o tecido dentário submetido ao desgaste por erosão dentária torna-se mais suscetível ao desgaste por abrasão ou atrição. Estudos *in situ* demonstraram que a escovação dentária realizada imediatamente após o desafio erosivo em esmalte dentário acentua a perda de minerais inicialmente induzida pela exposição aos ácidos.[127,129] Essa escovação produz um grande desgaste da superfície recém submetida ao desafio erosivo. Estudos *in situ* têm sugerido uma redução no desgaste erosivo quando a escovação é realizada 30 a 60 minutos após o desafio erosivo,[127,129,134] e por isso é sugerido que os pacientes escovem os dentes apenas 60 minutos após o desafio erosivo,[134] no intuito de permitir que a saliva reponha parte dos minerais perdidos durante o desgaste inicial promovido pela erosão. Ainda, é preciso considerar que o desgaste por abrasão em esmalte e dentina está diretamente relacionado à força exercida durante a escovação dentária.[11] Escovas dentais elétricas e ultrassônicas podem promover algum benefício em termos de redução do desgaste promovido pela abrasão em dentina recém-submetida ao desafio erosivo, enquanto parece ser irrelevante esse uso para esmalte dentário previamente desmineralizado pela erosão dentária.[130]

Foi observado em um trabalho *in situ* que o estímulo do fluxo salivar pelo uso de goma de mascar sem açúcar durante os 30 minutos seguintes ao desafio erosivo pode reduzir o desgaste dentário promovido pela escovação dentária.[135] Os estudos relatados acima foram realizados sob condições experimentais extremamente controladas e que provavelmente não representam os constantes desafios erosivos que os diferentes hábitos dietéticos induzem na cavidade bucal.

Sabe-se que produtos fluoretados são capazes de formar reservatórios de glóbulos do tipo fluoreto de cálcio (CaF_2) na superfície dentária, que são depurados durante períodos de redução do pH na cavidade bucal,[136] contribuindo para a manutenção da saturação dos fluidos orais em relação ao mineral do dente – e esta seria a contribuição desses reservatórios na redução da perda de minerais devido à cárie dentária. Entretanto, é possível que esses reservatórios não permaneçam por longos períodos na cavidade bucal mediante frequentes desafios erosivos. Dessa forma, pouco se sabe sobre o papel desses reservatórios na redução da perda de minerais pelo processo de

> **ATENÇÃO**
>
> Um correto diagnóstico do desgaste dentário, bem como dos seus fatores etiológicos, é fundamental para se adotar medidas efetivas para o manejo desses desgastes e para se chegar ao melhor tratamento.

erosão dentária.[137] Algum benefício, ainda que limitado, tem sido atribuído ao uso de dentifrício fluoretado convencional (contendo de 1100 a 1500 ppm F) na redução de 21 a 41% do desgaste por abrasão (induzido pela escovação dentária) associado à erosão dentária em esmalte e dentina.[138-142] Uso de dentifrício com alta concentração de flúor (5000 ppm F) mostrou maior efeito na redução do desgaste dentário por abrasão após desafio erosivo.[140] Porém, outros estudos não foram capazes de verificar esse benefício do dentifrício com alta concentração de flúor na redução do desgaste por abrasão em esmalte ou dentina previamente submetidos ao desafio erosivo.[143-145] Resultados contraditórios também têm sido observados em relação ao uso de gel fluoretado (12300 ppm F).[146,147]

Outros compostos, como estanho e titânio, têm sido agregados a dentifrícios ou soluções fluoretadas no intuito de se reduzir o desgaste promovido pela erosão dentária e compensar o limitado efeito promovido pelo flúor. Mecanisticamente, o estanho reage com o cálcio e o fosfato da superfície dentária, formando compostos ácido-resistentes que reduzem a solubilidade dessa superfície.[148] Estudo *in vivo* e *in situ* sugerem que o uso de dentifrício fluoretado à base de fluoreto de estanho (SnF_2; 1000-3500 ppm F) é mais efetivo que o dentifrício fluoretado convencional na redução da erosão do esmalte dentário.[149-151] Apesar de efeitos significativos terem sido observados com uso de dentifrício ou géis, a magnitude das diferenças encontrada é limitada.[147]

O efeito protetor de outros compostos no processo erosivo também tem sido avaliado em estudos *in vitro* e *in situ*. O emprego de solução de tetrafluoreto de titânio na superfície dentária previamente ao desafio erosivo tem mostrado resultados positivos no controle da erosão dentária sob condições laboratoriais; porém, os resultados são controversos e inconclusivos sob condições clínicas.[152-156]
A incorporação de nitrato de potássio (KNO_3) ao dentifrício fluoretado é capaz de promover uma melhor recuperação da dureza de superfície do esmalte dentário previamente submetido ao desafio erosivo.[157,158] Entretanto, tem sido discutido que essa formulação pode não ser superior ao dentifrício convencional na remineralização de lesões de erosão.[159]

As evidências a respeito dos cuidados da realização da escovação dental e do uso de produtos fluoretados na redução do desgaste dentário por abrasão em esmalte e dentina após desafio erosivo são contraditórias e baseadas apenas em estudos *in vitro* e *in situ*. Como esses estudos são de curta duração e conduzidos sob condições experimentais extremamente controladas, eles não são capazes de simular os diferentes desafios erosivos que podem acometer as superfícies dentais diariamente em uma condição clínica. Há necessidade de esses resultados serem confirmados por estudos clínicos controlados e de longa duração.

> **LEMBRETE**
>
> A melhor forma de controlar os desgastes dentais associados à erosão dentária é monitorando a frequência de ingestão de alimentos e bebidas ácidas e limitando a exposição aos ácidos intrínsecos.

Apesar da falta de evidências conclusivas que possam orientar os métodos para controle da erosão/abrasão dentária, os resultados dos trabalhos sugerem:

- Necessidade de avaliação do diário de dieta do paciente;
- Necessidade de identificação dos fatores etiológicos para controle, se possível;

- Uso de produtos fluoretados;
- Escovação dental realizada 60 minutos após desafio erosivo;
- Estímulo do fluxo salivar com goma de mascar sem açúcar nos 30 minutos seguintes ao desafio erosivo.

Independentemente do fator etiológico envolvido com a erosão dentária, é necessário que haja um acompanhamento clínico dessas lesões, com o intuito de se avaliar a efetividade das medidas preventivas adotadas. A melhor forma de controlar os desgastes dentais associados à erosão dentária é por meio do monitoramento da frequência de ingestão de alimentos e bebidas ácidas e da limitação de exposição aos ácidos intrínsecos.

Por fim, o tratamento restaurador pode ser indicado quando o paciente apresentar sintomas clínicos de sensibilidade dentinária ou dor, caso esses sintomas não consigam ser controlados por meio de medidas preventivas; outra situação é quando as lesões progridem com comprometimento da dimensão vertical e consequentemente da função dentária e estética.

CONSIDERAÇÕES FINAIS

O desgaste dentário é um processo multifatorial. O reconhecimento dos estágios iniciais desse desgaste permite que medidas preventivas sejam adotadas, com o intuito de controlar e reduzir a perda de mineral do dente, além de evitar as complicações estéticas e funcionais que lesões mais avançadas podem acarretar. Nesse sentido, a erosão dentária pode representar um grave problema para pacientes que possuem lesões mais avançadas e severas. Como esse processo de desgaste e perda de superfície é irreversível, no intuito de se limitar as perdas minerais, o paciente deve ser orientado em relação a hábitos dietéticos, quando as lesões estiverem associadas aos ácidos extrínsecos, ou mesmo ser direcionado para atendimento médico, quando esse desgaste estiver associado aos ácidos intrínsecos, em decorrência de problemas de ordem sistêmica ou psicológica. O paciente deve ser monitorado regularmente para que seja avaliado seu comprometimento em relação ao tratamento proposto, bem como se o tratamento implementado está produzindo os resultados desejados. A adoção de medidas preventivas é fundamental para o controle da prevalência e severidade da erosão dentária.

Referências

CAPÍTULO 1 - CÁRIE DENTÁRIA: CONCEITOS E TERMINOLOGIA

1. Fejerskov O, Nyvad B. Is dental caries an infectious disease? Diagnostic and treatment consequences for the practitioner. In: Schou L, editor. Nordic Dentistry 2003 Yearbook. Copenhagen: Quintessence Publishing; 2003. p. 141–52.
2. Thylstrup A, Birkeland JM. Prognosis of Caries. In: Fejerskov O, Thylstrup A, editors. Textbook of clinical cariology. Copenhagen: Munksgaard; 1986. p. 358-67.
3. Fejerskov O, Manji F. Risk assessment in dental caries. In: Bader J, editor. Risk assessment in dentistry. Chapel Hill: University of North Carolina Dental Ecology, 1990. p. 215–17.
4. Sheiham A, Watt RG. The common risk factor approach: a rational basis for promoting oral health. Community Dent Oral Epidemiol. 2000;28(6):399-406.
5. Rothman KJ, Greenland S. Causation and causal inference in epidemiology. Am J Public Health. 2005;95 Suppl 1:144-50.
6. Fejerskov O Nyvad B, Kidd EAM. Pathology of dental caries. In: Fejerskov O, Kidd E, Nyvad B, Baelum V, editors. Dental caries: the disease and its clinical management. 2nd ed. Oxford: Blackwell Munksgaard; 2008.
7. Takahashi N, Nyvad B. Caries ecology revisited: microbial dynamics and the caries processcaries. Caries Res. 2008;42(6):409–18.
8. Maltz M, Alves LS, Jardim JJ. Selamento de lesões de cárie versus tratamento restaurador convencional. In: Maltz M, Busato ALS. Cariologia: aspectos de dentística restauradora. São Paulo: Artes Médicas; 2014. p. 23-34. (Série Abeno: Odontologia Essencial – Parte Clínica).

CAPÍTULO 2 - INTERAÇÕES QUÍMICAS ENTRE O DENTE E OS FLUIDOS BUCAIS

Referências

1. Sønju Clasen AB, Ruyter IE. Quantitative determination of type A and type B carbonate in human deciduous and permanent enamel by means of Fourier transform infrared spectrometry. Adv Dent Res. 1997;11(4):523-7.
2. Le Chatelier H. Sur un énoncé général des lois des équilibres chimiques. In: Comptes rendus: hebdomadaires des séances de L'académie des Sciences. Paris: Gauthier-Villars; 1884. p. 786.
3. Petrucci RH. General chemistry: principles and modern applications. New York: Macmillan; 1972. p. 275.
4. Dirks OB. Posteruptive changes in dental enamel. J Dent Res. 1966;45(3):503-11.
5. Von der Fehr FR, Löe H, Theilade E. Experimental caries in man. Caries Res. 1970;4(2):131-48.
6. Cury JA, Tenuta LMA. Enamel remineralization: controlling the caries disease or treating early caries lesions? Braz Oral Res. 2009;23 Suppl 1:23-30.
7. Tenuta LM, Cerezetti RV, Del Bel Cury AA, Tabchoury CP, Cury JA. Fluoride release from CaF_2 and enamel demineralization. J Dent Res. 2008;87(11):1032-6.
8. Marinho VC, Higgins JP, Logan S, Sheiham A. Fluoride gels for preventing dental caries in children and adolescents. Cochrane Database Syst Rev. 2002;(2).
9. Marinho VC, Worthington HV, Walsh T, Clarkson JE. Fluoride varnishes for preventing dental caries in children and adolescents. Cochrane Database Syst Rev. 2013:(7).

Leituras recomendadas

Edgar M, Dawes C, O'Mullane D, editors. Saliva and oral health. 4th ed. London: Stephen Hancocks Limited; 2012.
Fejerskov O, Nyvad B, Kidd E, editors. Dental caries: the disease and tis clinical management. 3rd ed. Oxford: Wiley Blackwell; 2015.

CAPÍTULO 3 - FORMAÇÃO DO BIOFILME DENTAL CARIOGÊNICO E O DESENVOLVIMENTO DE LESÕES DE CÁRIE

1. Overman PR. Biofilm: a new view of plaque. J Contemp Dent Pract. 2000;1(3):18-29.
2. Marsh PD, Nyvad B. The oral microflora and biofilms on teeth. In: Fejerskov O, Kidd EA, editors. Dental caries: the disease and its clinical management. Oxford: Blackwell; 2003. p. 30-48.

3. Jenkins GN. The physiology and biochemistry of the mouth. 4th ed. Oxford: Blackwell Scientific Publications; 1978.

4. Rose RK, Dibdin GH, Shellis RP. A quantitative study of calcium binding and aggregation in selected oral bacteria. J Dent Res. 1993;72(1):78-84.

5. Rose RK, Shellis RP, Lee AR. The role of cation bridging in microbial fluoride binding. Caries Res. 1996;30(6):458-64.

6. Vogel C, Silva GM, Marcotte EM. Protein expression regulation under oxidative stress. Mol Cell Proteomics. 2011;10(12): M111.009217.

7. Pearce EI, Margolis HC, Kent RL Jr. Effect of in situ plaque mineral supplementation on the state of saturation of plaque fluid during sugar-induced acidogenesis. Eur J Oral Sci. 1999;107(4):251-9.

8. Tenuta LM, Del Bel Cury AA, Bortolin MC, Vogel GL, Cury JA. Ca, Pi, and F in the fluid of biofilm formed under sucrose. J Dent Res. 2006;85(9):834-8.

9. Correia MF, Tenuta LMA, Cury JA. Mineral Ions in the Fluid of Biofilms Formed on
Enamel and Dentine Shortly after Sugar Challenge. Caries Res. 2012;46:408-12.

10. Cury JA, Amaral RC, Tenuta LM, Del Bel Cury AA, Tabchoury CP. Low-fluoride toothpaste and deciduous enamel demineralization under biofilm accumulation and sucrose exposure. Eur J Oral Sci. 2010;118(4):370-5.

11. Cury JA, Rebelo MA, Del Bel Cury AA, Derbyshire MT, Tabchoury CP. Biochemical composition and cariogenicity of dental plaque formed in the presence of sucrose or glucose and fructose. Caries Res 2000;34:491-7.

12. Ribeiro CC, Tabchoury CP, Del Bel Cury AA, Tenuta LM, Rosalen PL, Cury JA. Effect of starch on the cariogenic potential of sucrose. Br J Nutr. 2005;94(1):44-50.

13. Ccahuana-Vásquez RA, Tabchoury CP, Tenuta LM, Del Bel Cury AA, Vale GC, Cury JA. Effect of frequency of sucrose exposure on dental biofilm composition and enamel demineralization in the presence of fluoride. Caries Res. 2007;41(1):9-15.

14. Cenci MS, Tenuta LM, Pereira-Cenci T, Del Bel Cury AA, ten Cate JM, Cury JA. Effect of microleakage and fluoride on enamel-dentine demineralization around restorations. Caries Res. 2008;42(5):369-79.

15. Nobre dos Santos M, Cury JA. Dental plaque fluoride is lower after discontinuation of water fluoridation. Caries Res. 1988;22(5):316-7.

16. Ellwood RP, Fejerskov O, Cury JA, Clarkson B. Fluoride in caries control. In: Fejerskov O, Kidd E, editors. Dental caries: the disease and its clinical management. 2nd ed. Oxford: Blackwell & Munksgaard; 2008. p. 287-323.

17. Stephan RM. Changes in hydrogen-íon concentrations on tooth surfaces and in carious lesions. J Am Dent Assoc. 1940;27(5):718–23.

18. Stephan RM. Intraoral hydrogen-íon concentrations associated with dental caries activity. J Dent Res. 1944;23(4):257–66.

19. Rebelo Vieira JM, Rebelo MA, Cury JA. Evaluation of the cariogenic potential of cassava flours from the Amazonian region. Caries Res. 2002;36(6):417-22.

20. Bowen WH. The Stephan Curve revisited. Odontology. 2013;101(1):2-8.

21. Englander HR. Shklair IL, Fosdick LS: the effects of saliva on the pH and lactate concentration in dental plaques: I. Caries- rampant individuals. J Dent Res. 1959;38:848-53.

22. Fejerskov O, Scheie AA, Manji F. The effect of sucrose on plaque pH in the primary and permanent dentition of caries-inactive and -active Kenyan children. J Dent Res. 1992;71(1):25–31.

23. Carlsson J, Hamilton I. Atividade metabólica das bactérias orais. In: Thylstrup A, Fejerskov O. Cariologia clínica. 3. ed. São Paulo: Santos; 2001. p.71-88.

24. Nascimento MM, Gordan VV, Garvan CW, Browngardt CM, Burne RA. Correlations of oral bacterial arginine and urea catabolism with caries experience. Oral Microbiol Immunol. 2009;24(2):89-95. Errata em: Oral Microbiol Immunol. 2009;24(3):264.

25. Marsh PD. Microbial ecology of dental plaque and its significance in health and disease. Adv Dent Res. 1994;8(2):263-71.

26. Nobre dos Santos M, Melo dos Santos L, Francisco SB, Cury JA. Relationship among dental plaque composition, daily sugar exposure and cáries in the primary dentition. Cáries Res. 2002;36(5):347-52.

27. Bradshaw DJ, Marsh PD. Analysis of pH-driven disruption of oral microbial communities in vitro. Caries Res. 1998;32(6):456-62.

28. Zero DT, van Houte J, Russo J. Enamel demineralization by acid produced from endogenous substrate in oral streptococci. Arch Oral Biol. 1986;31(4):229-34.

29. Zero DT, van Houte J, Russo J. The intraoral effect on enamel demineralization of extracellular matrix material synthesized from sucrose by Streptococcus mutans. J Dent Res. 1986;65(6):918-23.

30. Gustafsson BE, Quensel CE, Lanke LS, Lundqvist C, Grahnen H, Bonow BE, et al. The Vipeholm dental caries study; the effect of different levels of carbohydrate intake on caries activity in 436 individuals observed for five years. Acta Odontol Scand. 1954;11(3-4):232-64.

31. Paes Leme AF, Koo H, Bellato CM, Bedi G, Cury JA. The role of sucrose in cariogenic dental biofilm formation - new insight. J Dent Res. 2006;85(10):878-87.

32. Aires CP, Tabchoury CP, Del Bel Cury AA, Cury JA. Effect of a lactose-containing sweetener on root dentine demineralization in situ. Caries Res. 2002;36(3):167-9.

33. Aires CP, Del Bel Cury AA, Tenuta LM, Klein MI, Koo H, Duarte S, et al. Effect of starch and sucrose on dental biofilm formation and on root dentine demineralization. Caries Res. 2008;42(5):380-6.

34. de Mazer Papa AM, Tabchoury CP, Del Bel Cury AA, Tenuta LM, Arthur RA, Cury JA. Effect of milk and soy-based infant formulas on in situ demineralization of human primary enamel. Pediatr Dent. 2010;32(1):35-40.

35. Cury JA, Tenuta LM. Enamel remineralization: controlling the caries disease or treating early caries lesions? Braz Oral Res. 2009;23 Suppl 1:23-30.

CAPÍTULO 4 - ASPECTOS CLÍNICOS E HISTOPATOLÓGICOS DA CÁRIE DENTÁRIA

1. Carvalho JC. Caries process on occlusal surfaces: evolving evidence and understanding. Caries Res. 2014;48(4):339–46.

2. Holmen L, Thylstrup A. Variations in "normal" enamel surface as visualized in the SEM. In: Ruch JV, Belcourt A, editors. Tooth morphogenesis and differentiation II. Paris: INSERM; 1984. p. 283-94.

3. Holmen L, Thylstrup A, Ogaard B, Kragh F. A polarized light microscopy stydy of progressive stages of enamel caries in vivo. Caries Res. 1985;19(4):348-54.

4. Holmen L, Thylstrup A, Øgaard B, Kragh F. A scanning electron microscopic study of progressive stages of enamel caries in vivo. Caries Res. 1985;19(4):355-67.

5. Ismail AI, Sohn W, Tellez M, Amaya A, Sen A, Hasson H, Pitts NB. The International Caries Detection and Assessment System (ICDAS): an integrated system for measuring dental caries. Community Dent Oral Epidemiol. 2007;35(3):170-8.

6. Consolaro A. Cárie dentária: histopatologia e correlações clínico-radiográficas. São Paulo: Consolaro; 1996.

7. Lee YL, Liu J, Clarkson BH, Lin CP, Godovikova V, Ritchie HH. Dentin-pulp complex responses to carious lesions. Caries Res. 2006;40(3):256-64.

8. Bjørndal L, Mjör IA. Pulp-dentin biology in restorative dentistry. Part 4: Dental caries-characteristics of lesions and pulpal reactions. Quintessence Int. 2001;32(9):717-36.

9. Bjørndal L. Carieslæsiones tidlige udvikling i emalie og pulpa-dentinorganet [dissertation]. Copenhagen: University of Copenhagen; 1991.

10. Parolo CC, Maltz M. Microbial contamination of noncavitated caries lesions: a scanning electron microscopic study. Caries Res. 2006;40(6):536–41.

11. Ten Cate. Complexo dentina – polpa. In: Nanci A. Ten Cate histologia oral. 7. ed. São Paulo: Elsevier; 2008.

12. Holmen L, Thylstrup A, Artun J. Clinical and histological features observed during arrestment of active enamel carious lesions in vivo. Caries Res. 1987;21(6):546-54.

13. Koulourides T, Phantumvanit P, Munksgaard EC, Housch T. An intraoral model used for studies of fluoride incorporation in enamel. J Oral Pathol. 1974;3(4):185-96.

14. Fejerskov O, Thystrup A. Pathology of dental caries. In: Fejerskov O, Thylstrup A, editors. Textbook of clinical cariology. Copenhagen: Munksgaard; 1986. p. 204-34.

15. Maltz M, Scherer SC, Parolo CC, Jardim JJ. Acid susceptibility of arrested enamel lesions: in situ study. Caries Res. 2006;40(3):251-5.

16. Thylstrup A, Bruun C, Holmen L. In vivo caries models – mechanisms for caries initiation and arrestment. Adv Dent Res. 1994;8(2):144-57.

17. Mortimer KV. Some histological features on fissure caries in enamel. Adv Fluor Res. 1964;2:85-94.

18. Ekstrand KR, Bjørndal L. Structural analyses of plaque and caries in relation to the morphology of the groove-fossa system on erupting mandibular third molars. Caries Res. 1997;31(5):336–48.

19. Carvalho JC, Van Nieuwenhuysen JP, Maltz M. Traitement non opératoire de la carie dentaire. Réalités Cliniques. 2004;15(3):235-48.

20. Zenkner JE, Alves LS, Oliveira RS, Bica RH, Wagner MB, Maltz M. Influence of eruption stage and biofilm accumulation on occlusal caries in permanent molars: a generalized estimating equations logistic approach. Caries Res. 2013;47(3):177–82.

21. Nyvad B, Fejerskov O. Active and inactive root surface caries – structural entities? In: Thylstrup A, Leach SA, Qvist V, editors. Dentine and dentine reactions in the oral cavity. Oxford: IRL Press; 1987. p. 165-79.

CAPÍTULO 5 - EPIDEMIOLOGIA DA CÁRIE DENTÁRIA

1. Last JM. A dictionary of epidemiology. 4th ed. New York: Oxford University Press; 2001.

2. Peres MA, Antunes JL F. O método epidemiológico de investigação e sua contribuição para a saúde bucal. In: Antunes JLF, Peres MA, organizadores. Epidemiologia da saúde bucal. Rio de Janeiro: Guanabara Koogan; 2006. p. 3-18.

3. Klein H, Palmer CE. Dental caries in American Indian children. Washington: Direction of the Surgeon General; 1937. p. 54. (Public Health Bulletin, 239).

4. Oral health surveys: basic methods. 4th ed. Geneva: World Health Organization; 1997.

5. Braga MM, Oliveira LB, Bonini GA, Bönecker M, Mendes FM. Feasibility of the International Caries Detection and Assessment System (ICDAS-II) in epidemiological surveys and comparability with standard World Health Organization criteria. Caries Res. 2009;43(4):245-49.

6. Bratthall D. Introducing the Significant Caries Index together with a proposal for a new global oral health goal for 12-yearolds. Int Dent J. 2000;50(6):378-84.

7. Gustafsson BE, Quensel CE, Lanke LS, Lundqvist C, Grahnen H, Bonow BE, et al. The Vipeholm dental caries study; the effect of different levels of carbohydrate intake on caries activity in 436 individuals observed for five years. Acta Odontol Scand. 1954;11(3-4):232-64.

8. Zickert I, Lindvall AM, Axelsson P. Effect on caries and gingivitis of a preventive program based on oral hygiene measures and fluoride application. Community Dent Oral Epidemiol. 1982;10(6):289-95.

9. Barbachan e Silva B, Maltz M. Prevalência de cárie, gengivite e fluorose em escolares de 12 anos de Porto Alegre - RS, Brazil, 1998/1999. Pesqui Odontol Bras. 2001;15(3):208-14.

10. Maltz M, Schoenardie AB, Carvalho JC. Dental caries and gingivitis in schoolchildren from the municipality of Porto Alegre, Brazil in 1975 and 1996. Clin Oral Investig. 2001;5(3):199-204.

11. Machiulskiene V, Nyvad B, Baelum V. Prevalence and severity of dental caries in 12-year-old children in Kaunas, Lithuania 1995. Caries Res. 1998;32(3):175-80.

12. Carvalho JC, Mestrinho HD, Bezerra AC, Maltz M. Onset, development and arrest of dental caries in Brazilian pre-school children. Clin Oral Investig. 1998;2(2):96-100.

13. Carvalho JC, Figueiredo MJ, Vieira EO, Mestrinho HD. Caries trends in Brazilian non-privileged preschool children in 1996 and 2006. Caries Res. 2009;43(1):2-9.

14. Nyvad B, Machiulskiene V, Baelum V. Reliability of a new caries diagnostic system differentiating between active and inactive caries lesions. Caries Res. 1999;33(4):252-60.

15. Ismail AI, Sohn W, Tellez M, Amaya A, Sen A, Hasson H, et al. The International Caries Detection and Assessment System (ICDAS): an integrated system for measuring dental caries. Community Dent Oral Epidemiol. 2007;35(3):170-8.

16. Ekstrand K, Zero DT, Martignon S, Pitts NB. Lesion activity assessment. In: Pitts NB, editor. Detection, assessment, diagnosis and monitoring of caries. Basel: Karger; 2009. p. 63–90. (Monographs in oral science, v. 21).

17. Braga MM, Mendes FM, Martignon S, Ricketts DN, Ekstrand KR. In vitro comparison of Nyvad's system and ICDAS-II with Lesion Activity Assessment for evaluation of severity and activity of occlusal caries lesions in primary teeth. Caries Res. 2009;43(5):405-12.

18. Braga MM, Ekstrand KR, Martignon S, Imparato JC, Ricketts DN, Mendes FM. Clinical performance of two visual scoring systems in detecting and assessing activity status of occlusal caries in primary teeth. Caries Res. 2010;44(3):300-8.

19. Oliveira RS, Zenkner JE, Maltz M, Rodrigues JA. Association between two visual criteria in assessing noncavitated caries lesion activity on occlusal surfaces of permanent molars. Clin Oral Investig. 2015;19(2):565-8.

20. Pitts NB, Fyffe HE. The effect of varying diagnostic thresholds upon clinical caries data for a low prevalence group. J Dent Res. 1988;67(3):592-6.

21. Amarante E, Raadal M, Espelid I. Impact of diagnostic criteria on the prevalence of dental caries in Norwegian children aged 5, 12 and 18 years. Community Dent Oral Epidemiol. 1998;26(2):87-94.

22. Assaf AV, Meneghim MC, Zanin L, Mialhe FL, Pereira AC, Ambrosano GM. Assessment of different methods for diagnosing dental caries in epidemiological surveys. Community Dent Oral Epidemiol. 2004;32(6):418–25.

23. Pitts N. The impact of diagnostic criteria on estimates of prevalence, extent and severity of dental caries. In: Fejerskov O, Kidd E. Dental caries: the disease and its clinical management. Oxford: Blackwell Munksgaard; 2008. p. 147-159.

24. Alves LS. Cárie dentária em escolares de 12 anos de Porto Alegre, RS. [tese]. Porto Alegre: Universidade Federal do Rio Grande do Sul; 2012. Doutorado em Clínica Odontológica, Programa de Pós-Graduação em Odontologia.

25. Agustsdottir H, Gudmundsdottir H, Eggertsson H, Jonsson SH, Gudlaugsson JO, Saemundsson SR, et al. Caries prevalence of permanent teeth: A national survey of children in iceland using icdas. Community Dent Oral Epidemiol. 2010;38(4):299-309.

26. Petersen PE, Bourgeois D, Ogawa H, Estupinan-Day S, Ndiaye C. The global burden of oral diseases and risks to oral health. Bull World Health Organ. 2005;83(9):661-9.

27. Bönecker M, Cleaton-Jones P. Trends in dental caries in Latin American and Caribbean 5-6- and 11-13-year-old children: a systematic review. Community Dent Oral Epidemiol. 2003;31(2):152-7.

28. Mamai-Homata E, Topitsoglou V, Oulis C, Margaritis V, Polychronopoulou A. Risk indicators of coronal and root caries in Greek middle aged adults and senior citizens. BMC Public Health. 2012;12:484.

29. Friedman PK, Kaufman LB, Karpas SL. Oral health disparity in older adults: dental decay and tooth loss. Dent Clin North Am. 2014;58(4):757-70.

30. Nicolau, B, Srisilapanan P, Marcenes W. Number of teeth and risk of root caries. Gerodontology. 2000;17(2):91-6.

31. Lin HC, Wong MC, Zhang HG, Lo EC, Schwarz E. Coronal and root caries in Southern Chinese adults. J Dent Res. 2001;80(5):1475-9.

32. Steele JG, Sheiham A, Marcenes W, Fay N, Walls AW. Clinical and behavioural risk indicators for root caries in older people. Gerodontology. 2001;18(2):95-101.

33. Splieth C, Schwahn Ch, Bernhardt O, John U. Prevalence and distribution of root caries in Pomerania, North-East Germany. Caries Res. 2004;38(4):333-40.

34. Kularatne S, Ekanayake L. Root surface caries in older individuals from Sri Lanka. Caries Res. 2007;41(4):252-6.

35. Du M, Jiang H, Tai B, Zhou Y, Wu B, Bian Z. Root caries patterns and risk factors of middle-aged and elderly people in China. Community Dent Oral Epidemiol. 2009;37(3):260-6.

36. Pinto VG. Saúde bucal no Brasil. Rev Saúde Publica. 1983;17(4):316-27.

37. Narvai PC, Frazão P, Roncalli AG, Antunes JL. Cárie dentária no Brasil: declínio, polarização, iniquidade e exclusão social. Rev Panam Salud Publica. 2006;19(6):385-93.

38. Peres KG, Bastos JR, Latorre MR. [Severity of dental caries in children and relationship with social and behavioral aspects]. Rev Saude Publica. 2000;34(4):402-8.

39. Piovesan C, Mendes FM, Antunes JL, Ardenghi TM. Inequalities in the distribution of dental caries among 12-year-old Brazilian schoolchildren. Braz Oral Res. 2011;25(1):69-75.

40. Alves LS, Susin C, Damé-Teixeira N, Maltz M. Overweight and obesity are not associated with dental caries among 12-year-old South Brazilian schoolchildren. Community Dent Oral Epidemiol. 2013;41(3):224-31.

41. Alves LS, Zenkner JE, Wagner MB, Damé-Teixeira N, Susin C, Maltz M. Eruption stage of permanent molars and occlusal caries activity/arrest. J Dent Res. 2014;93(7 Suppl):114S-9S.

42. Peres MA, Peres KG, Traebert J, Zabot NE, Lacerda JT. Prevalence and severity of dental caries are associated with the worst socioeconomic conditions: a Brazilian cross-sectional study among 18-year-old males. J Adolesc Health. 2005;37(2):103-9.

43. Perinetti G, Caputi S, Varvara G. Risk/prevention indicators for the prevalence of dental caries in schoolchildren: results from the Italian OHSAR Survey. Caries Res. 2005;39(1):9-19.

44. Maltz M, Barbachan e Silva B. [Relationship among caries, gingivitis and fluorosis and socioeconomic status of school children]. Rev Saude Publica. 2001;35(2):170-6.

45. Antunes JL, Peres MA, Campos Mello TR, Waldman EA. Multilevel assessment of determinants of dental caries experience in Brazil. Community Dent Oral Epidemiol. 2006;34(2):146-52.

46. Brasil. Ministério da Saúde. Secretaria de Atenção à Saúde. Secretaria de Vigilância em Saúde. Departamento de Atenção Básica. Coordenação Geral de Saúde Bucal. Projeto SB Brasil 2010 - Pesquisa nacional de saúde bucal: resultados principais. Brasília; 2011 [capturado em 20 jul 2015]. Disponível em: http://dab.saude.gov.br/CNSB/sbbrasil/arquivos/projeto_sb2010_relatorio_final.pdf.

47. Brasil. Ministério da Saúde. Secretaria Nacional de Programas Especiais de Saúde. Levantamento epidemiológico em saúde bucal: Brasil, zona urbana, 1986. Brasília: Centro de Documentação do Ministério de Saúde; 1988.

48. Serviço Social da Indústria. Estudo epidemiológico sobre prevalência da cárie dental em crianças de 3 a 14 anos: Brasil, 1993. Brasília: SESI; 1996.

49. Brasil. Ministério da Saúde. Secretaria de Políticas de Saúde. Área Técnica de Saúde Bucal. Levantamento epidemiológico de cárie dentária, 1996-banco de dados. [capturado em 15 dez. 2015]. Disponível em: http://tabnet.datasus.gov.br/cgi/sbucal/sbdescr.htm

50. Brasil. Ministério da Saúde. Secretaria de Atenção à Saúde. Departamento de Atenção Básica. Coordenação Nacional de Saúde Bucal. Projeto SB Brasil 2003- Condições de saúde bucal da população brasileira 2002-2003: resultados principais. Brasília: MS-CNSB; 2004.

51. Katz RV. Assessing root caries in populations: the evolution of the root caries index. J Public Health Dent. 1980;40(1):7-16.

52. Rios FS, Costa RS, Moura MS, Jardim JJ, Maltz M, Haas AN. Estimates and multivariable risk assessment of gingival recession in the population of adults from Porto Alegre, Brazil. J Clin Periodontol. 2014;41(11):1098-107.

53. Moura MS. Coronal and root caries in adults and the elderly in Porto Alegre, South Brazil. [tese]. Porto Alegre: Universidade Federal do Rio Grande do Sul; 2014. Doutorado em Clínica Odontológica, Programa de Pós-Graduação em Odontologia.

CAPÍTULO 6 - DIAGNÓSTICO DA CÁRIE DENTÁRIA

1. Lean MEJ, Mann JI, Hoek JA, Elliot RM, Schofield G. Translational research: from evidence-based medicine to sustainable solutions for public health problems. Brit Med J. 2008;337:a863.

2. Kidd EA, Fejerskov O. What constitutes dental caries? Histopathology of carious enamel and dentin related to the action of cariogenic biofilms. J Dent Res. 2004;83(Spec No C): C35-8.

3. Adams AB. Caries risk assessment. Chronicle. 1995;58(1):10-3.

4. Fejerskov O. Changing paradigms in concepts on dental caries: consequences for oral health care. Caries Res. 2004;38(3):182-91.

5. Pitts NB. The diagnosis of dental caries: 1. Diagnosis method for assessing buccal, lingual and occlusal surfaces. Dent Update. 1991;18(9):393-6.

6. Downer MC. Validation of methods used in dental caries diagnosis. Int Dent J. 1989;39(4):241-6.

7. Newbrun E. Problems in caries diagnosis. Int Dent J. 1993;43(2):133-42.

8. White SC, Atchison KA, Hewlett ER, Flack VF. Clinical and historical predictors. Dentomaxillofac Radiol. 1995;24(2):121-7.

9. Nyvad B, Machiulskiene V, Baelum V. Reliability of a new caries diagnostic system differentiating between active and inactive caries lesions. Caries Res. 1999;33(4):252-60.

10. Ainamo J, Bay I. Problems and proposals for recording gingivitis and plaque. Int Dent J. 1975;25(4):229-35.

11. Busato ALS, Maltz M. Cariologia: aspectos de dentística reparadora. São Paulo: Artes Médicas; 2014.

12. Arnold LV. The radiographic detection of initial carious lesions on the proximal surfaces of teeth. Oral Surg. 1987;64(2):232-40.

13. Espelid I, Tveit AB. Clinical and radiographic assessment of approximal carious lesions. Acta Odont Scand. 1986;44(1):31-7.

14. Pitts NB, Renson CE. Image analyses of bitewing radiographs: a histologically validated comparison with visual assessments of radiolucency depth in enamel. Br Dent J. 1986;160(6):205-9.

15. Huysmans MC, Longbottom C, Hintze H, Verdonshot EH. Surface-specific electrical occlusal caries diagnosis: reproducibility, correlation with histological lesion depth, and tooth type dependence. Caries Res. 1998;32(5):330-6.

16. Ricketts DN, Kidd EA, Wilson RF. The effect of airflow on site-specific electrical conductance measurements used in the diagnosis of pit and fissure caries in vitro. Caries Res. 1997;31(2):111-8.

17. Ekstrand K, Ricketts D, Kidd E. Reproducibility and accuracy of three methods for assessment of demineralization depth of the occlusal surface: an in vitro examination. Caries Res. 1997;31(3):224-31.

18. Pretty IA. Caries detection and diagnosis: novel technologies. J Dent. 2006;34(10):727-39.

19. Feyerskov O, Nyvad B, Kidd E. Clinical and histological manifestations of dental caries. In Feyerskov O, Kidd E, editors. Dental caries: the disease and its clinical management. 3rd ed. Oxford: Blackwell Munksgaard; 2003. p. 71-99.

20. Vaarkamp J, ten Bosch JJ, Verdonschot EH, Bronkhoorst EM. The real performance of bitewing radiography and fiberoptic transillumination in approximal caries diagnosis. J Dent Res. 2000;79(10):1747-51.

21. Young D, Featherstone J. Digital imaging fiberoptic transillumination, F-speed radiographic film and depth of approximal lesions. J Am Dent Assoc. 2005;136(12):1682-7.

22. ten Bosch JJ. Light scattering and related methods in caries diagnosis. In: Stookey GK, editor. Proceedings of the First Annual Indiana Conference: early detection of dental caries. Indianapolis: Indiana University School of Dentistry; 1996. p. 81–90.

23. Cortes DF, Ellwood RP, Ekstrand KR. An in vitro comparison of a combined FOTI/visual examination of occlusal caries with other caries diagnostic methods and the effect of stain on their diagnostic performance. Caries Res. 2003;37(1):8-16.

24. de Josselin de Jong E, Sundström F, Westerling H, Tranaeus S, ten Bosch JJ, Angmar-Månsson B. A new method for in vivo quantification of changes in initial enamel caries with laser fluorescence. Caries Res. 1995;29(1):2-7.

25. Buchalla W, Attin T, Niedmann Y, Niedmann PD, Lennon AM. Porphyrins are the cause of red fluorescence of carious dentin: verified by gradient reversed-phase HPLC. Caries Res. 2008;42:223.

26. Dexis. DEXIS CariVu Product Sizzle [Internet]. [Hatfield: DEXIS; 2016] [capturado em 17 maio 2016]. Disponível em: http://www.dexis.com/dexis-carivu-product-sizzle

27. Coulthwaite L, Pretty IA, Smith PW, Higham SM, Verran J. The microbiological origin of fluorescence observed in plaque on dentures during QLF analysis. Caries Res. 2006;40(2):112-6.

28. Thomas RZ, van der Mei HC, van der Veen MH, de Soet JJ, Huysmans MC. Bacterial composition and red fluorescence of plaque in relation to primary and secondary caries next to composite: an in situ study. Oral Microbiol Immunol. 2008;23(1):7-13.

29. Dexis. CariVu – Caries Detection Device: a brilliant new approach to discovering caries and cracks [Internet]. [Hatfield: DEXIS; 2016] [capturado em 17 maio 2016]. Disponível em: http://www.dexis.com/carivu

30. Mejàre I, Gröndaht HG, Carlstedt K, Grever AC, Ottosson E. Accuracy at radiography and probing for diagnosis of proximal caries. Scand J Dent Res. 1985;93(2):178-84.

31. Pooterman JHG, Weerheijm KL, Groen HJ, Kalsbeek H. Clinical and radiographic judgment of occlusal caries in adolescents. Eur J Oral Sci. 2000;108(2):93–8.

32. Heinrich-Weltzien R, Weerheijm KL, Kühnisch J, Oehme T, Stösser L. Clinical evaluation of visual, radiographic, and laser fluorescence methods for detection of occlusal caries. ASDC J Dent Child. 2002;69(2):127–32.

33. Hopcraft MS, Morgan MV. Comparison of radiographic and clinical diagnosis of approximal and occlusal dental caries in a young adult population. Community Dent Oral Epidemiol. 2005;33(3):212–18.

34. Souza-Zaroni WC, Ciccone JC, Souza-Gabriel AE, Ramos RP, Corona SAM, Palma-Dibb RG. Validy and reproducibility of different combinations of methods for occlusal caries detection: an in vitro comparison. Caries Res. 2006;40(3):194–201.

35. Ekstrand KR, Ricketts DNJ, Kidd EAM. Reproducibility and accuracy of three methods for assessment of demineralization depth on the occlusal surface: an in vitro examination. Caries Res. 1997;31(3):224–31.

36. Chong MJ, Seow WK, Purdie DM, Cheng E, Wan V. Visual-tactile examination compared with conventional radiography, digital radiography and diagnodent in the diagnosis of occlusal occult caries in extracted premolars. Pediatr Dent. 2003;25(4):341-9.

37. Pitts N. "ICDAS"--an international system for caries detection and assessment being developed to facilitate caries epidemiology, research and appropriate clinical management. Community Dent Health. 2004;21(3):193-8.

38. Nyvad B, Michiulskiene V, Baelum V. Reliability of a new caries diagnostic system differentiating between active and Inactive caries lesions. Caries Res. 1999;33(4):252-60.

39. Diniz MB, Lima LM, Eckert G, Zandona AG, Cordeiro RC, Pinto LS. In vitro evaluation of ICDAS and radiographic examination of occlusal surfaces and their association with treatment decisions. Oper Dent. 2011;36(2):133-42.

40. Jablonski-Momeni A, Stucke J, Steinberg T, Heinzel-Gutenbrunner M. Use of ICDAS-II, fluorescence-based methods, and radiography in detection and treatment decision of occlusal caries lesions: an in vitro study. Int J Dent. 2012;2012:371595.

41. Pereira AC, Eggertsson H, Martinez-Mier EA, Mialhe FL, Eckert GJ, Zero DT. Validity of caries detection on occlusal surfaces and treatment decisions based on results from multiple caries-detection methods. Eur J Oral Sci. 2009;117(1):51–7.

42. Organización Mundial de la Salud (OMS). Comisión sobre determinantes sociales de la salud: preguntas y respuestas [Internet]. 2005. [capturado em 12 dez 2011]. Disponível em: http://www.who.int/social_determinants/strategy/index.html

43. Marsh PD. Microbiologic aspects of dental plaque and dental caries. Dent Clin North Am. 1999;43(4):599-614.

44. Marsh PD. Are dental diseases examples of ecological catastrophes? Microbiology. 2003;149(Pt 2):279-94.

45. Beighton D, Lynch E, Heath MR. A microbiological study of primary root-caries lesions with different treatment needs. J Dent Res. 1993;72(3):623-9.

46. Brailsford SR, Lynch E, Beighton D. The isolation of Actinomyces naeslundii from sound root surfaces and root carious lesions. Caries Res. 1998;32(2):100-6.

47. Hildebrandt GH, Bretz WA. Comparison of culture media and chairside assays for enumerating mutans streptococci. J Appl Microbiol. 2006;100(6):1339-47.

48. Park J, Tanabe Y, Tinanoff N, Turng BF, Lilli H, Minah GE. Evaluation of microbiological screening systems using dental plaque specimens from young children aged 6-36 months. Caries Res. 2006;40(3):277-80.

49. Krasse B. Risco de cárie: guia prático para controle e assessoramento. São Paulo: Quintessence; 1988.

50. Fejerskov O, Kidd EA. Dental caries: the disease and its clinical management. 2nd ed. Oxford: Blackwell Munksgaard; 2008.

51. Ismail AI. Visual and visuo-tactile detection of dental caries. J Dent Res. 2004;83(Spec No C):C56-66.

52. World Health Organization. Oral health surveys: basic methods. 4th ed. Geneva: WHO; 1997.

53. Silness J, Loe H. Periodontal disease in pregnancy. II. Correlation between oral hygiene and periodontal condition. Acta Odontol Scand. 1964;22:121-35.

54. Ekstrand KR, Ricketts DN, Kidd EA, Qvist V, Schou S. Detection, diagnosing, monitoring and logical treatment of occlusal caries in relation to lesion activity and severity: an in vivo examination with histological validation. Caries Res. 1998;32(4):247-54.

55. Carter HG, Barnes GP. The gingival bleeding index. J Periodontol. 1974;45(11):801-5.

CAPÍTULO 7 - TRATAMENTO NÃO RESTAURADOR DA DOENÇA CÁRIE DENTÁRIA

7.1 - O papel da higiene bucal no controle da doença a cárie

Referências

1. Fejerskov O. Concepts of dental caries and their consequences for understanding the disease. Community Dent Oral Epidemiol. 1997;25(1):5-12.

2. Buischi YP, Axelsson P. Controle mecânico do biofilme dental realizado pelo paciente. In: Krieger L, editor. ABOPREV: promoção de saúde bucal. 3. ed. São Paulo: Artes Médicas, 2003. p. 121-39.

3. Lascala NT, Moussalli NH. Higienização bucal - fisiotera¬pia - aspectos preventivos em odontologia. In: Lascala NT. Prevenção na Clínica Odontológica. São Paulo: Artes Médicas; 1997. p. 120-145.

4. Rossa Júnior C, Silva VC, Urban VM. Efeito da motivação repetida durante a terapia periodontal relacionada à causa em pacientes adultos. RPG Rev Pós Grad USP. 2004;11(4):352-7.

5. Sinkoç CR. Educação em saúde bucal e a motivação do paciente. Rev Odontol Univ Santo Amaro. 2001;6(2):40-3.

6. Arends J, Ruben J, Dijkman AG. Effect of fluoride release from a fluoride-containing composite resin on secondary caries: an in vitro study. Quintessence Int. 1990;21(8):671-4.

7. Marta SN, Lima JE, Vono BG, Silva SM, Machado MA, Pin ML. Effect of professional cleaning and dental brushing with or without fluoridated dentifrice on enamel remineralization. J Appl Oral Sci. 2005;13(3):222-6.

8. Von der Fehr FR, Löe H, Theilade E. Experimental caries in man. Caries Res. 1970;4(2):131-48.

9. Apostolska S, Rendzova V, Ivanovski K, Peeva M, Elencevski S. Presence of caries with diferente levels of oral hygiene. Contributions, Sec Biol Med Sci. 2011;22(1):269-281.

10. Holmen L, Thylstrup A, Ögaard B, Kragh F. A polarized light microscopic study of progressive stages of enamel caries in vivo. Caries Res. 1985;19:348-54.

11. Holmen L, Mejare I, Malmgren B, Thylstrup A. The effect of regular professional plaque removal on dental caries in vivo: a polarized light and scanning electron microscope study. Caries Res. 1988;22(4):250-6.

12. Sutcliffe P. A longitudinal clinical study of oral cleanliness and dental caries in school children. Arch Oral Biol. 1973;18(7):765-70.

13. Maltz M. Efeito de um programa de higiene oral sobre gengivite e cárie dental em escolares. Porto Alegre: Universidade Federal do Rio Grande do Sul; 1976.

14. Petry PC, Victora CG, Santos IS. Adultos livres de cárie: estudo de casos e controle sobre conhecimentos, atitudes e práticas preventivas. Cad Saúde Pública. 2000;16(1):145-53.

15. Mascarenhas AK. Oral hygiene as a risk indicator of enamel and dentin caries. Community Dent Oral Epidemiol. 1998;26(5):331–9.

16. Kleemola-Kujala E, Räsänen L. Relationship of oral hygiene and sugar consumption to risk of caries in children. Community Dent Oral Epidemiol. 1982;10(5):224-33.

17. Axelsson P, Lindhe J. The effect of a preventive programme on dental plaque, gingivitis and caries in schoolchildren. Results after one and two years. J Clin Periodontol. 1974;1(2):126-38.

18. Axelsson P, Nyström B, Lindhe J. The long-term effect of a plaque control program on tooth mortality, caries and periodontal disease in adults. Results after 30 years of maintenance. J Clin Periodontol. 2004;31(9):749-57.

19. Lima JEO. Programa preventivo da cárie dentária baseado no controle mecânico da placa bacteriana em crianças, por meio da profilaxia profissional periódica: resultados após 25 anos de acompanhamento. Rev Dent Press Ortodon Ortop Facial. 2009;(14)3: 44-51.

20. Van der Weijden F, Echeverria JJ, Sanz M, Lindhe J. Controle mecânico da placa supragengival. In: Lindhe J. Tratado de periodontia clínica e implantologia oral. Rio de Janeiro: Guanabara Koogan; 2011. p. 678-705.

21. Tagliaferro EP, Ambrosano GM, Meneghim MC, Pereira AC. Risk indicators and risk predictors of dental caries in schoolchildren. J Appl Oral Sci. 2008;16(6):408-13.

22. Treasure E, Kelly M, Nuttall N, Nunn J, Bradnock G, White D. Factors associated with oral health: a multivariate analysis of results from the 1998 adult dental health survey. Br Dent J. 2001;190(2):60-8.

23. Kressin NR, Boehmer U, Nunn ME, Spiro A. Increased preventive practices lead to greater tooth retention. J Dent Res. 2003;82(3):223-7.

24. Igarashi K, Lee IK, Schachtele CF. Comparison of in vivo human dental plaque pH changes within artificial fissures and at interproximal sites. Caries Res. 1989;23(6):417-22.

25. Waerhaug J. Healing of the dento-epithelial junction following the use of dental floss. J Clin Periodontol. 1981;8(2):144-50.

26. Gjermo P, Flötra L. The effect of different methods of interdental cleaning. J Periodontal Res. 1970;5(3):230-6.

27. Gillings BRD. Fluoride uptake of enamel after application of fluoride solutions and fluoride impregnated dental floss: a preliminary report. Abstract. J Dent Res. 1973;52:575.

28. Bergenholtz A, Bjorne A, Vikström B. The plaque-removing ability of some common interdental aids. An intra-individual study. J Clin Periodontol. 1974;1(3):160-5.

29. Wright GZ, Feasby WH, Banting DB. The effectiveness of interdental flossing with and without fluoride dentifrice. Pediatr Dent. 1980;2:105–9.

30. Chaet R, Wei SHY. The effect of fluoride impregnated dental floss on enamel fluoride uptake in vitro and Streptotococcus mutans colonization in vivo. ASDC J Dent Child. 1977;44(2):122-6.

31. Araújo CA, Deliberador T, Cruz ACC, Santos FA. O uso de fio dental por universitários. J Bras Clin Odontol Integr. 2003;7(42):467-71.

32. Trentin MS, Opermann RV. Prevalência dos hábitos de higiene bucal interproximal e sua influência na presença de placa e sangramento gengival em um grupo de estudante. Rev Fac Odonto UPF. 2001;6(2):15-22.

33. Hujoel PP, Cunha-Cruz J, Banting DW, Loesche WJ. Dental flossing and interproximal caries: a systematic review. J Dent Res. 2006;85(4):298-305.

34. Poklepovic T, Worthington HV, Jonhson TM, Sambunjak D, Imai P, Clarkson JE, et al. Interdental brushing for the prevention and control of periodontal diseases and dental caries in adults (review). Nova Jersey: John Wiley & Sons; 2013.

35. Bellini HT, Arneberg P, von der Fehr F. Oral hygiene and caries. Acta Odontol Scand. 1981;39:257-63.

36. Frandsen AM, Barbano JP, Suomi JD, Chang JJ, Burke AD. The efectiveness of the Charters, scrub, and roll methods of toothbrushing by profissionals in removing plaque. Scand J Dent Res. 1970;78(6):459-63.

37. Hansen F, Gjermo P. The plaque-removing effect of four toothbrushing methods. Scand J Dent Res. 1971;79(6):502-6.

38. Gibson JA, Wade AB. Plaque removal by the Bass and roll brushing techniques. J Periodontol. 1977;48(8):456-9.

39. Toledo BEC, Sampaio LA, Perira OL, Abi Rached RSG, Mendes AJD. Efeitos da utilização das técnicas de escovação de Bass e de Charters na reparação tecidual pós-gengivectomia: observações clínicas. Rev Fac Odontol Araraquara. 1978;1: 63-77.

40. Moreira MMSM. Recursos para higiene bucal. In: Dias AA. Saúde bucal coletiva: metodologia de trabalhos e práticas. São Paulo: Santos; 2006. p. 155-74.

41. Barros OB, Pernambuco RA, Tomita NE. Escovas dentais. Rev Fac Odontol São Jose dos Campos. 2001;4(1):32-3.

42. Rösing CK, Fernandes MI, Brunetti MC. Controle mecânico do biofilme supragengival pelo binômio paciente profissional. In: Brunetti MC, Fernandes MI, Moraes RGB. Fundamentos da periodontia: teoria e prática. São Paulo: Artes Médicas; 2007. p. 181-93.

43. Weijden F, Echeverría JJFVW, Sanz M. Controle mecânico da placa supragengival. In: Lindhe J, Lang NP, Karring T, editors. Periodontia clínica e implantodontia oral. 5. ed. Rio de Janeiro: Guanabara Koogan; 2010. p. 678-705.

44. Petry PC, Toassi RFC. Educação, motivação e controle mecânico do biofilme dental. In: Coelho-de-Souza FH. Tratamentos clínicos integrados em odontologia. Rio de Janeiro: Revinter; 2012. p. 59-70.

Leituras Recomendadas

Artun J, Thylstrup A. Clinical and scanning electron microscopic study of surface changes of incipient caries lesions after debonding. Scand J Dent Res. 1986;94(3):193–201.

Axelsson P, Lindhe J, Nyström B. On the prevention of caries and periodontal disease. Results of a 15-year longitudinal study in adults. J Clin Periodontol. 1991;18(3):182–9.

Bardow A, Hofer E, Nyvad B, ten Cate JM, Kirkeby S, Moed D, et al. Effect of saliva composition on experimental root caries. Caries Res. 2005;39(1):71-7.

Fejerskov O, Manji F. Risk assessment in dental caries. In: Bader JD, editor. Risk assessment in dentistry. Chapel Hill: University of North Carolina Dental Ecology; 1990. p. 215–17.

Hill HC, Levi PA, Glickman I. The effects of waxed and unwaxed dental floss on interdental plaque accumulation and interdental gingival health. J Periodontol. 1973;44(7):411-3.

Lang NP, Cumming BR, Löe HA. Toothbrushing frequency as it relates to plaque development and gingival health. J Periodontol. 1973;44(7):396-405.

Lindhe J, Koch G. The effect of supervised oral hygiene on the gingivae of children. J Periodontal Res. 1967;2(3):215-20.

Lo EC, Schwarz E, Wong MC. Arresting dentine caries in Chinese preschool children. Int J Paediatr Dent. 1998;8(4):253–60.

Mascarenhas AK, Burt BA. Fluorosis risk from early exposure to fluoride toothpaste. Community Dent Oral Epidemiol. 1998;26(4):241-8.

Nyvad B, Fejerskov O. Active root surface caries converted into inactive caries as a response to oral hygiene. Scand J Dent Res. 1986;94(3):281–4.

Sheiham A, Netuveli GS. Periodontal diseases in Europe. Periodontol. 2000. 2003:29:104-21.

Capítulo 7.2 - O papel da dieta/nutrição no controle da doença cárie

Referências

1. Harris R, Gamboa A, Dailey Y, Ashcroft A. One-to-one dietary interventions undertaken in a dental setting to change dietary behaviour. Cochrane Database Syst Rev. 2012;3:CD006540.

2. Toverud G. The influence of war and post-war conditions on the teeth of Norwegian school children. III. Discussion of food supply and dental condition in Norway and other European countries. Milbank Mem Fund Q. 1957;35(4):373-459.

3. Harris R. Biology of the children of Hopewood House, Bowral, Australia. 4. Observations on dental-caries experience extending over five years (1957-61). J Dent Res. 1963;42:1387-99.

4. Glass RL, Hayden J. Dental caries in seventh-day adventist children. J Dent Child. 1966;33(1):22-3.

5. Matsson L, Koch G. Caries frequency in children with controlled diabetes. Scand J Dent Res. 1975;83(6):327-32.

6. Anaise JZ. Prevalence of dental caries among workers in the sweets industry in Israel. Community Dent Oral Epidemiol. 1978;6(6):286-9.

7. Newbrun E, Hoover C, Mettraux G, Graf H. Comparison of dietary habits and dental health of subjects with hereditary fructose intolerance and control subjects. J Am Dent Assoc. 1980;101(4):619-26.

8. Gustafsson BE, Quensel CE, Lanke LS, Lundqvist C, Grahnen H, Bonow BE, et al. The Vipeholm dental caries study; the effect of different levels of carbohydrate intake on caries activity in 436 individuals observed for five years. Acta Odontol Scand. 1954;11(3-4):232-64.

9. Scheinin A, Mäkinen KK. Turku sugar studies. An overview. Acta Odontol Scand. 1976;34(6):405-8.

10. Bánóczy J, Hadas E, Esztáry I, Marosi I, Nemes J. Three-year results with sorbitol in clinical longitudinal experiments. J Int Assoc Dent Child. 1981;12(2):59-63.

11. Von der Fehr FR, Löe H, Theilade E. Experimental caries in man. Caries Res. 1970;4(2):131-48.

12. Sreebny LM. Sugar availability, sugar consumption and dental caries. Community Dent Oral Epidemiol. 1982;10(1):1-7

13. Woodward M, Walker AR. Sugar consumption and dental caries: evidence from 90 countries. Br Dent J. 1994;176(8):297-302.

14. Duggal MS, Toumba KJ, Amaechi BT, Kowash MB, Higham SM. Enamel demineralization in situ with various frequencies of carbohydrate consumption with and without fluoride toothpaste. J Dent Res. 2001;80(8):1721-4.

15. Ccahuana-Vásquez RA, Tabchoury CP, Tenuta LM, Del Bel Cury AA, Vale GC, Cury JA. Effect of frequency of sucrose exposure on dental biofilm composition and enamel demineralization in the presence of fluoride. Caries Res. 2007;41(1):9-15.

16. Newbrun E. Sucrose in the dynamics of the carious process. Int Dent J. 1982;32(1):13-23.

17. Zero DT. Sugar-The Arch Criminal? Caries Res. 2004;38(3):277-285.

18. Burt BA, Pai S. Sugar consumption and caries risk: a systematic review. J Dent Educ. 2001;65(10):1017-23.

19. Vanobbergen J, Martens L, Lesaffre E, Bogaerts K, Declerck D. Assessing risk indicators for dental caries in the primary dentition. Community Dent Oral Epidemiol. 2001;29(6):424-34.

20. Palmer CA, Kent R Jr, Loo CY, Hughes CV, Stutius E, Pradhan N, et al. Diet and caries-associated bacteria in severe early childhood caries. J Dent Res. 2010;89(11):1224-9.

21. Johansson I, Holgerson PL, Kressin NR, Nunn ME, Tanner AC. Snacking habits and caries in young children. Caries Res. 2010;44(5):421-30.

22. Jain P, Gary JJ. Which is a stronger indicator of dental caries: oral hygiene, food, or beverage? A clinical study. Gen Dent. 2014;62(3):63-8.

23. Chankanka O, Cavanaugh JE, Levy SM, Marshall TA, Warren JJ, Broffitt B, et al. Longitudinal associations between children's dental caries and risk factors. J Public Health Dent. 2011;71(4):289-300.

24. Bernabé E, Vehkalahti MM, Sheiham A, Aromaa A, Suominen AL. Sugar-sweetened beverages and dental caries in adults: a 4-year prospective study. J Dent. 2014;42(8):952-8.

25. Stephan RM. Changes in hydrogenion concentration on tooth surfaces and in caries lesions. J Am Dent Ass. 1940;27(5):718-23.

26. Uzeda M. Aspectos microbiológicas da cárie dental. In: Uzeda M. Microbiologia oral: etiologia da cárie, doença periodontal e infecções endodônticas. [S. l.]: MEDSI; 2002.

27. Zero DT, Fu J, Anne KM, Cassata S, McCormack SM, Gwinner LM. An improved intra-oral enamel demineralization test model for the study of dental caries. J Dent Res. 1992;71 Spec No:871-8.

28. Neff D. Acid production from different carbohydrate sucrose sources in human plaque in situ. Caries Res. 1967;1(1):78-87.

29. Rugg-Gunn AJ, Hackett AF, Appleton DR. Relative cariogenicity of starch and sugars in a 2-year longitudinal study of 405 English schoolchildren. Caries Res. 1987;21(5):464-73.

30. Lingstrom P, van Houte J, Kashket S. Food starches and dental caries. Crit Revn Oral Biol Med. 2000;11(3):366-80.

31. Levy SM, Warren JJ, Broffitt B, Hillis SL, Kanellis MJ. Fluoride, beverages and dental caries in the primary dentition. Caries Res. 2003;37(3):157-65.

32. Marshall TA, Levy SM, Broffitt B, Warren JJ, Eichenberger-Gilmore JM, Burns TL, et al. Dental caries and beverage consumption in young children. Pediatrics. 2003;112(3 Pt 1):e184-91.

33. Ohlund I, Holgerson PL, Backman B, Lind T, Hernell O, Johansson I. Diet intake and caries prevalence in four-year-old children living in a low-prevalence country. Caries Res. 2007;41(1):26-33.

34. Hogg SD, Rugg-Gunn AJ. Can the oral flora adapt to sorbitol? J Dent. 1991;19(5):263-71.

35. Takahashi N, Washio J. Metabolomic effects of xylitol and fluoride on plaque biofilm in vivo. J Dent Res. 2011;90(12):1463-8.

36. Aguirre-Zero O, Zero DT, Proskin HM. Effect of chewing xylitol chewing gum on salivary flow rate and the acidogenic potential of dental plaque. Caries Res. 1993;27(1):55-9.

37. Park KK, Schemehorn BR, Stookey GK, Butchko HH, Sanders PG. Acidogenicity of high-intensity sweeteners and polyols. Am J Dent. 1995;8(1):23-6.

38. Thabuis C, Cheng CY, Wang X, Pochat M, Han A, Miller L, et al. Effects of maltitol and xylitol chewing-gums on parameters involved in dental caries development. Eur J Paediatr Dent. 2013;14(4):303-8.

39. Söderling E, Mäkinen KK, Chen CY, Pape HR Jr, Loesche W, Mäkinen PL. Effect of sorbitol, xylitol, and xylitol/sorbitol chewing gums on dental plaque. Caries Res. 1989;23(5):378-84.

40. Wennerholm K, Arends J, Birkhed D, Ruben J, Emilson CG, Dijkman AG. Effect of xylitol and sorbitol in chewing-gums on mutans streptococci, plaque pH and mineral loss of enamel. Caries Res. 1994;28(1):48-54.

41. Gonçalves FA, Pechansky F, Slavutzky SMB. Desenvolvimento de um questionário de frequência alimentar (QFA-açúcar) para quantificar o consumo de sacarose. Rev HCPA. 2011;31(4):428-36.

42. Moynihan PJ. Dietary advice in dental practice. Br Dent J. 2002;193(10):563-8.

43. Feldens CA, Giugliani ER, Duncan BB, Drachler ML, Vítolo MR. Long-term effectiveness of a nutritional program in reducing early childhood caries: a randomizedtrial. Community Dent Oral Epidemiol. 2010;38(4):324-32.

Leituras Recomendadas

Antonio AG, Pierro VS, Maia LC. Caries preventive effects of xylitol-based candies and lozenges: a systematic review. J Public Health Dent. 2011;71(2):117-24.

Bader JD, Vollmer WM, Shugars DA, Gilbert GH, Amaechi BT, Brown JP, et al. Results from the Xylitol for Adult Caries Trial (X-ACT). J Am Dent Assoc. 2013;144(1):21-30.

Deshpande A, Jadad AR. The impact of polyol-containing chewing gums on dental caries: a systematic review of original randomized controlled trials and observational studies. J Am Dent Assoc. 2008;139(12):1602-14.

Mäkinen KK. Sugar alcohols, caries incidence, and remineralization of caries lesions: a literature review. Int J Dent. 2010;2010:981072.

Mickenautsch S, Leal SC, Yengopal V, Bezerra AC, Cruvinel V. Sugar-free chewing gum and dental caries: a systematic review. J Appl Oral Sci. 2007;15(2):83-8.

Rethman MP, Beltrán-Aguilar ED, Billings RJ, Hujoel PP, Katz BP, Milgrom P, et al. Nonfluoride caries-preventive agents: executive summary of evidence-based clinical recommendations. J Am Dent Assoc. 2011;142(9):1065-71.

Capítulo 7.3 – Uso de fluoretos no controle da doença cárie

1. Narvai PC, Frazão P, Roncalli AG, Antunes JLF. Cárie dentária no Brasil: declínio, polarização, iniquidade e exclusão social. Rev Panam Salud Publica. 2006;19(6):385-93.

2. Cury JA, Tenuta LM. Enamel remineralization: controlling the caries disease or treating early caries lesions? Braz Oral Res. 2009;23 Suppl 1:23-30.

3. Cury JA, Tenuta LM. How to maintain a cariostatic fluoride concentration in the oral environment. Adv Dent Res. 2008;20(1):13-6.

4. Tenuta LM, Cury JA. Fluoride: its role in dentistry. Braz Oral Res. 2010;24 Suppl 1:9-17.

5. Oliveby A, Twetman S, Ekstrand J. Diurnal fluoride concentration in whole saliva in children living in a high- and a low-fluoride area. Caries Res. 1990;24(1):44-7.

6. Nobre dos Santos MN, Cury JA. Dental plaque fluoride is lower after discontinuation of water fluoridation. Caries Res. 1988;22(5):316-7.

7. Cury JA, Falcão A, Pantaroto HN, Tenuta LMA. Fluoride in saliva and plasma after ingestion of fluoridated meal. Caries Res. 2014;49:62. Abstract 141.

8. Tenuta LM, Cury JA. Laboratory and human studies to estimate anticaries efficacy of fluoride toothpastes. Monogr Oral Sci. 2013;23:108-24.

9. Cenci MS, Tenuta LM, Pereira-Cenci T, Del Bel Cury AA, ten Cate JM, Cury JA. Effect of microleakage and fluoride on enamel-dentine demineralization around restorations. Caries Res. 2008;42(5):369-79.

10. Cury JA, Amaral RC, Tenuta LMA, Del Bel Cury AA, Tabchoury CPM. Low-fluoride toothpaste and deciduous enamel demineralization under biofilm accumulation and sucrose exposure. Eur J Oral Sci. 2010;118(4):370-5.

11. Cury JA, de Oliveira BH, Dos Santos AP, Tenuta LM. Are fluoride releasing dental materials clinically effective on caries control? Dent Mater. 2016;32(3):323-33.

12. Fernández-González CE. Efeito de dentifrício fluoretado e aplicação profissional de fluoreto no controle de cárie de esmalte e de dentina radicular [tese de doutorado]. Piracicaba: Faculdade de Odontologia de Piracicaba da Unicamp; 2015.

Capítulo 7.4 - Uso de produtos não fluoretados no controle da doença cárie

Referências

1. Matthijs S, Adriaens PA. Chlorhexidine varnishes: a review. J Clin Periodontol. 2002;29(1):1-8.

2. Kidd EA. Role of chlorhexidine in the management of dental caries. Int Dent J. 1991;41(5):279-86.

3. Ribeiro LG, Hashizume LN, Maltz M. The effect of different formulations of chlorhexidine in reducing levels of mutans streptococci in the oral cavity: a systematic review of the literature. J Dent. 2007;35(5):359-70.

4. van Rijkom HM, Truin GJ, van 't Hof MA. A meta-analysis of clinical studies on the caries-inhibiting effect of chlorhexidine treatment. J Dent Res. 1996;75(2):790-5.

5. Twetman S, Petersson LG. Interdental caries incidence and progression in relation to mutans streptococci suppression after chlorhexidine-thymol varnish treatments in schoolchildren. Acta Odontol Scand. 1999;57(3):144-8.

6. Forgie AH, Paterson M, Pine CM, Pitts NB, Nugent ZJ. A randomised controlled trial of the caries-preventive efficacy of a chlorhexidine-containing varnish in high-caries-risk adolescents. Caries Res. 2000;34(5):432-9.

7. de Soet JJ, Gruythuysen RJ, Bosch JA, van Amerongen WE. The effect of 6-monthly application of 40% chlorhexidine varnish on the microflora and dental caries incidence in a population of children in Surinam. Caries Res. 2002;36(6):449-55.

8. Dasanayake AP, Wiener HW, Li Y, Vermund SH, Caufield PW. Lack of effect of chlorhexidine varnish on Streptococcus mutans transmission and caries in mothers and children. Caries Res. 2002;36(4):288-93.

9. Twetman S. Antimicrobials in future caries control? A review with special reference to chlorhexidine treatment. Caries Res. 2004;38(3):223-9.

10. Petti S, Hausen H. Caries-preventive effect of chlorhexidine gel applications among high-risk children. Caries Res. 2006;40(6):514-21.

11. Mäkinen KK. Sugar alcohols, caries incidence, and remineralization of caries lesions: a literature review. Int J Dent. 2010;2010:981072.

12. Lindquist B, Edward S, Torell P, Krasse B. Effect of different carriers preventive measures in children highly infected with mutans streptococci. Scand J Dent Res. 1989;97:330-7.

13. Bratthall D, Serinirach R, Rapisuwon S, Kuratana M, Luangjamerkorn, Luksila K, Chaipanich P: A study into de prevention of fissure caries using antimicrobial varnishes. Int Dent J. 1995;45:245-54.

14. Joharji RM, Adenubi JO. Prevention of pit fissure caries using an antimicrobial varnish: 9 month clinical evaluation. J Dent. 2001;29:247-54.

15. Araujo AM, Naspitz GM, Chelotti A, Cai S. Effect of Cervitec on mutans streptococci in plaque and on caries formation on occlusal fissures of erupting permanent molars. Caries Res. 2002;36:373-6.

16. Bader JD, Vollmer WM, Shugars DA, Gilbert GH, Amaechi BT, Brown JP, et al. Results from the Xylitol for Adult Caries Trial (X-ACT). J Am Dent Assoc. 2013;144(1):21-30.

17. Antonio AG, Pierro VS, Maia LC. Caries preventive effects of xylitol-based candies and lozenges: a systematic review. J Public Health Dent. 2011;71(2):117-24.

18. Rethman MP, Beltrán-Aguilar ED, Billings RJ, Hujoel PP, Katz BP, Milgrom P, et al. Nonfluoride caries-preventive agents: executive summary of evidence-based clinical recommendations. J Am Dent Assoc. 2011;142(9):1065-71.

19. Mickenautsch S, Leal SC, Yengopal V, Bezerra AC, Cruvinel V. Sugar-free chewing gum and dental caries: a systematic review. J Appl Oral Sci. 2007;15(2):83-8.

20. Deshpande A, Jadad AR. The impact of polyol-containing chewing gums on dental caries: a systematic review of original randomized controlled trials and observational studies. J Am Dent Assoc. 2008;139(12):1602-14.

21. Antonio AG, Pierro VS, Maia LC. Caries preventive effects of xylitol-based candies and lozenges: a systematic review. J Public Health Dent. 2011;71(2):117-24.

22. Rethman MP, Beltrán-Aguilar ED, Billings RJ, Hujoel PP, Katz BP, Milgrom P, et al. Nonfluoride caries-preventive agents: executive summary of evidence-based clinical recommendations. J Am Dent Assoc. 2011;142(9):1065-71.

23. Chang B, Lee Y, Ku Y, Bae K, Chung C. Antimicrobial activity of magnolol and honokiol against periodontopathic microorganisms. Planta Med. 1998;64(4):367-9.

24. Ho KY, Tsai CC, Chen CP, Huang JS, Lin CC. Antimicrobial activity of honokiol and magnolol isolated from Magnolia officinalis. Phytother Res. 2001;15(2):139-41.

25. Greenberg M, Urnezis P, Tian M. Compressed mints and chewing gum containing magnolia bark extract are effective against bacteria responsible for oral malodor. J Agric Food Chem. 2007;55(23):9465-9.

26. Campus G, Cagetti MG, Cocco F, Sale S, Sacco G, Strohmenger L, et al. Effect of a sugar-free chewing gum containing magnolia bark extract on different variables related to caries and gingivitis: a randomized controlled intervention trial. Caries Res. 2011;45(4):393-9.

27. Hamilton-Miller JMT. Anti-cariogenic properties of tea (Camellia sinensis). J Med Microbiol. 2001;50(4):299-302.

28. Naderi NJ, Niakan M, Kharazi Fard MJ, Zardi S. Antibacterial activity of Iranian green and black tea on streptococcus mutans: an in vitro study. J Dent (Tehran). 2011;8(2):55-9.

29. Ferrazzano GF, Roberto L, Amato I, Cantile T, Sangianantoni G, Ingenito A. Antimicrobial properties of green tea extract against cariogenic microflora: an in vivo study. J Med Food. 2011;14(9):907-11.

30. Libério SA, Pereira AL, Araújo MJ, Dutra RP, Nascimento FR, Monteiro-Neto V, et al. The potential use of propolis as a cariostatic agent and its actions on mutans group streptococci. J Ethnopharmacol. 2009;125(1):1-9.

31. Bueno-Silva B, Koo H, Falsetta ML, Alencar SM, Ikegaki M, Rosalen PL. Effect of neovestitol-vestitol containing Brazilian red propolis on accumulation of biofilm in vitro and development of dental caries in vivo. Biofouling. 2013;29(10):1233-42.

32. Ferrazzano GF, Amato I, Ingenito A, De Natale A, Pollio A. Anti-cariogenic effects of polyphenols from plant stimulant beverages (cocoa, coffee, tea). Fitoterapia. 2009;80(5):255-62.

33. Jeon JG, Rosalen PL, Falsetta ML, Koo H. Natural products in caries research: current (limited) knowledge, challenges and future perspective. Caries Res. 2011;45(3):243-63.

34. Bonifait L, Chandad F, Grenier D. Probiotics for oral health: myth or reality? J Can Dent Assoc. 2009;75(8):585-90.

35. Näse L, Hatakka K, Savilahti E, Saxelin M, Pönkä A, Poussa T, et al. Effect of long-term consumption of a probiotic bacterium, Lactobacillus rhamnosus GG, in milk on dental caries and caries risk in children. Caries Res. 2001;35(6):412-20.

36. Stecksén-Blicks C, Sjöström I, Twetman S. Effect of long-term consumption of milk supplemented with probiotic lactobacilli and fluoride on dental caries and general health in preschool children: a cluster-randomized study. Caries Res. 2009;43(5):374-81.

37. Petersson LG, Magnusson K, Hakestam U, Baigi A, Twetman S. Reversal of primary root caries lesions after daily intake of milk supplemented with fluoride and probiotic lactobacilli in older adults. Acta Odontol Scand. 2011;69(6):321-7.

38. Twetman S, Keller MK. Probiotics for caries prevention and control. Adv Dent Res. 2012;24(2):98-102.

39. Wikén Albertsson K, Persson A, van Dijken JW. Effect of essential oils containing and alcohol-free chlorhexidine mouthrinses on cariogenic micro-organisms in human saliva. Acta Odontol Scand. 2013;71(3-4):883-91.

40. Stoeken JE, Paraskevas S, van der Weijden GA. The long-term effect of a mouthrinse containing essential oils on dental plaque and gingivitis: a systematic review. J Periodontol. 2007;78(7):1218-28.

41. Van Leeuwen MP, Slot DE, Van der Weijden GA. The effect of an essential-oils mouthrinse as compared to a vehicle solution on plaque and gingival inflammation: a systematic review and meta-analysis. Int J Dent Hyg. 2014;12(3):160-7.

42. Zero DT, Zhang JZ, Harper DS, Wu M, Kelly S, Waskow J, et al. The remineralizing effect of an essential oil fluoride mouthrinse in an intraoral caries test. J Am Dent Assoc. 2004;135(2):231-7.

43. Sun FC, Engelman EE, McGuire JA, Kosmoski G, Carratello L, Ricci-Nittel D, et al. Impact of an anticaries mouthrinse on in vitro remineralization and microbial control. Int J Dent. 2014;2014:982071.

44. Lee VA, Karthikeyan R, Rawls HR, Amaechi BT. Anti-cariogenic effect of a cetylpyridinium chloride-containing nanoemulsion. J Dent. 2010;38(9):742-9.

45. Sreenivasan PK, Haraszthy VI, Zambon JJ. Antimicrobial efficacy of 0.05% cetylpyridinium chloride mouthrinses. Lett Appl Microbiol. 2013;56(1):14-20.

46. Haps S, Slot DE, Berchier CE, Van der Weijden GA. The effect of cetylpyridinium chloride-containing mouth rinses as adjuncts to toothbrushing on plaque and parameters of gingival inflammation: a systematic review. Int J Dent Hyg. 2008;6(4):290-303.

47. Davies RM, Ellwood RP, Davies GM. The effectiveness of a toothpaste containing triclosan and polyvinyl-methyl ether maleic acid copolymer in improving plaque control and gingival health: a systematic review. J Clin Periodontol. 2004;31(12):1029-33.

48. Hioe KP, van der Weijden GA. The effectiveness of self-performed mechanical plaque control with triclosan containing dentifrices. Int J Dent Hyg. 2005;3(4):192-204.

49. Haraszthy VI, Zambon JJ, Sreenivasan PK. The antimicrobial efficacy of commercial dentifrices. Gen Dent. 2010;58(1):50-5.

50. Ciancio SG. Controlling biofilm with evidence-based dentifrices. Compend Contin Educ Dent. 2011;32(1):70-6.

51. Mann J, Vered Y, Babayof I, Sintes J, Petrone ME, Volpe AR, et al. The comparative anticaries efficacy of a dentifrice containing 0.3% triclosan and 2.0% copolymer in a 0.243% sodium fluoride/silica base and a dentifrice containing 0.243% sodium fluoride/silica base: a two-year coronal caries clinical trial on adults in Israel. J Clin Dent. 2001;12(3):71-6.

52. Vered Y, Zini A, Mann J, DeVizio W, Stewart B, Zhang YP, et al. Comparison of a dentifrice containing 0.243% sodium fluoride, 0.3% triclosan, and 2.0% copolymer in a silica base, and a dentifrice containing 0.243% sodium fluoride in a silica base: a three-year clinical trial of root caries and dental crowns among adults. J Clin Dent. 2009;20(2):62-5.

53. Kulkarni VV, Damle SG. Comparative evaluation of efficacy of sodium fluoride, chlorhexidine and triclosan mouth rinses in reducing the mutans streptococci count in saliva : an in vivo study. J Indian Soc Pedod Prev Dent. 2003;21(3):98-104.

54. Itthagarun A, King NM, Yiu C, Dawes C. The effect of chewing gums containing calcium phosphates on the remineralization of artificial caries-like lesions in situ. Caries Res. 2005;39(3):251-4.

55. Cai F, Manton DJ, Shen P, Walker GD, Cross KJ, Yuan Y, et al. Effect of addition of citric acid and casein phosphopeptide amorphous calcium phosphate to a sugar-free chewing gum on enamel remineralization in situ. Caries Res. 2007;41(5):377-83.

56. Manton DJ, Walker GD, Cai F, Cochrane NJ, Shen P, Reynolds EC. Remineralization of enamel subsurface lesions in situ by the use of three commercially available sugar-free gums. Int J Paediatr Dent. 2008;18(4):284-90.

57. Cai F, Shen P, Walker GD, Reynolds C, Yuan Y, Reynolds EC. Remineralization of enamel subsurface lesions by chewing gum with added calcium. J Dent. 2009;37(10):763-8.

58. American Dental Association. Non-fluoride caries preventive agents: full report of a systematic review and evidence-based recommendations [internet]. Chicago: ADA; 2011 [capturado em 1 dez 2015]. Disponível em: http://ebd.ada.org/~/media/EBD/Files/clinical_recommendations_non_fluoride_caries_preve.ashx

59. Acevedo AM, Machado C, Rivera LE, Wolff M, Kleinberg I. The inhibitory effect of an arginine bicarbonate/calcium carbonate CaviStat-containing dentifrice on the development of dental caries in Venezuelan school children. J Clin Dent. 2005;16(3):63-70.

60. Acevedo AM, Montero M, Rojas-Sanchez F, Machado C, Rivera LE, Wolff M, et al. Clinical evaluation of the ability of CaviStat in a mint confection to inhibit the development of dental caries in children. J Clin Dent. 2008;19(1):1-8.

61. Silva MF, Melo EV, Stewart B, De Vizio W, Sintes JL, Petrone ME, et al. The enhanced anticaries efficacy of a sodium fluoride and dicalcium phosphate dihydrate dentifrice in a dual-chambered tube. A 2-year caries clinical study on children in Brazil. Am J Dent. 2001;14 Spec No:19A-23A.

62. Kolmakow S, Honkala E, Borovsky EV, Kuzmina EM, Vasina SA. Effect of the mineralizing agent on the permanent teeth. J Clin Pediatr Dent. 1991;15(3):179-87.

63. Hay KD, Thomson WM. A clinical trial of the anticaries efficacy of casein derivatives complexed with calcium phosphate in patients with salivary gland dysfunction. Oral Surg Oral Med Oral Pathol Oral Radiol Endod. 2002;93(3):271-5.

64. Rao SK, Bhat GS, Aradhya S, Devi A, Bhat M. Study of the efficacy of toothpaste containing casein phosphopeptide in the prevention of dental caries: a randomized controlled trial in 12- to 15-year-old high caries risk children in Bangalore, India. Caries Res. 2009;43(6):430-435.

65. Andersson A, Skold-Larsson K, Hallgren A, Petersson LG, Twetman S. Effect of a dental cream containing amorphous cream phosphate complexes on white spot lesion regression assessed by laser fluorescence. Oral Health Prev Dent. 2007;5(3):229-33.

66. Papas A, Russell D, Singh M, Kent R, Triol C, Winston A. Caries clinical trial of a remineralising toothpaste in radiation patients. Gerodontology. 2008;25(2):76-88.

67. Morgan MV, Adams GG, Bailey DL, Tsao CE, Fischman SL, Reynolds EC. The anticariogenic effect of sugar-free gum containing CPP-ACP nanocomplexes on approximal caries determined using digital bitewing radiography. Caries Res. 2008;42(3):171-84.

68. Sitthisettapong T, Phantumvanit P, Huebner C, Derouen T. Effect of CPP-ACP paste on dental caries in primary teeth: a randomized trial. J Dent Res. 2012;91(9):847-52.

69. Li J, Xie X, Wang Y, Yin W, Antoun JS, Farella M, Mei L. Long-term remineralizing effect of casein phosphopeptide-amorphous calcium phosphate (CPP-ACP) on early caries lesions in vivo: a systematic review. J Dent. 2014;42(7):769-77.

70. ten Cate JM, Cummins D. Fluoride toothpaste containing 1.5% arginine and insoluble calcium as a new standard of care in caries prevention. J Clin Dent. 2013;24(3):79-87.

71. Cummins D. The development and validation of a new technology, based upon 1.5% arginine, an insoluble calcium compound and fluoride, for everyday use in the prevention and treatment of dental caries. J Dent. 2013;41 Suppl 2:S1-11.

72. Srisilapanan P, Korwanich N, Yin W, Chuensuwonkul C, Mateo LR, Zhang YP, et al. Comparison of the efficacy of a dentifrice containing 1.5% arginine and 1450 ppm fluoride to a dentifrice containing 1450 ppm fluoride alone in the management of early coronal caries as assessed using Quantitative Light-induced Fluorescence. J Dent. 2013;41 Suppl 2:S29-34.

73. Kraivaphan P, Amornchat C, Triratana T, Mateo LR, Ellwood R, Cummins D, et al. Two-year caries clinical study of the efficacy of novel dentifrices containing 1.5% arginine, an insoluble calcium compound and 1,450 ppm fluoride. Caries Res. 2013;47(6):582-90.

74. Yin W, Hu DY, Fan X, Feng Y, Zhang YP, Cummins D, et al. A clinical investigation using quantitative light-induced fluorescence (QLF) of the anticaries efficacy of a dentifrice containing 1.5% arginine and 1450 ppm fluoride as sodium monofluorophosphate. J Clin Dent. 2013;24 Spec no A:A15-22.

75. Souza ML, Cury JA, Tenuta LM, Zhang YP, Mateo LR, Cummins D, et al. Comparing the efficacy of a dentifrice containing 1.5% arginine and 1450 ppm fluoride to a dentifrice containing 1450 ppm fluoride alone in the management of primary root caries. J Dent. 2013;41 Suppl 2:S35-41.

76. Hu DY, Yin W, Li X, Feng Y, Zhang YP, Cummins D, et al. A clinical investigation of the efficacy of a dentifrice containing 1.5% arginine and 1450 ppm fluoride, as sodium monofluorophosphate in a calcium base, on primary root caries. J Clin Dent. 2013;24 Spec no A:A23-31.

Leituras Recomendadas

Hamilton-Miller JMT. Anti-cariogenic properties of tea (Camellia sinensis). J Med Microbiol. 2001;50(4):299-302.

Naderi NJ, Niakan M, Kharazi Fard MJ, Zardi S. Antibacterial activity of Iranian green and black tea on streptococcus mutans: an in vitro study. J Dent (Tehran). 2011;8(2):55-9.

Riley P, Lamont T. Triclosan/copolymer containing toothpastes for oral health. Cochrane Database Syst Rev. 2013;12:CD010514.

CAPÍTULO 8 - EROSÃO DENTÁRIA

1. Jaeggi T, Lussi A. Prevalence, incidence and distribution of erosion. Monogr Oral Sci. 2006;20:44-65.

2. Mair LH. Wear in dentistry – current terminology. J Dent. 1992;20(3):140-4.

3. Gambom DL, Brand HS, Veerman EC. Dental erosion in the 21st century: what is happening to nutritional habits and lifestyle in our society? Br Dent J. 2012;213(2):55-7.

4. Lussi A, Jaeggi T. Erosion-diagnosis and risk factors. Clin Oral Investig. 2008;12 Suppl 1:S5-13.

5. Lussi A, Hellwig E. Risk assessment and preventive measures. Monogr Oral Sci. 2006;20:190-9.

6. ten Cate JM, Larsen MJ, Pearce EIF, Fejerskov O. Interações químicas entre o dente e os fluidos orais. In: Fejerskov O, Kidd E. Cárie dentária: a doença e seu tratamento clínico. São Paulo: Santos, 2005. p. 49-69.

7. Imfeld T. Dental erosion: definition, classification and links. Eur J Oral Sci. 1996;104(2 Pt 2):151–5.

8. Nekrashevych Y, Stösser L. Protective influence of experimentally formed salivary pellicle on enamel erosion. An in vitro study. Caries Res. 2003;37(3):225-31.

9. Amaechi BT, Higham SM. Eroded enamel lesion remineralization by saliva as a possible factor in the site-specificity of human dental erosion. Arch Oral Biol. 2001;46(8):697-703.

10. Eisenburger M, Hughes J, West NX, Shellis RP, Addy M. The use of ultrasonication to study remineralisation of eroded enamel. Caries Res. 2001;35(1):61–6.

11. Wiegand A, Köwing L, Attin T. Impact of brushing force on abrasion of acid-softened and sound enamel. Arch Oral Biol. 2007;52(11):1043-7.

12. Cheng ZJ, Wang XM, Cui FZ, Ge J, Yan JX. The enamel softening and loss during early erosion studied by AFM, SEM and nanoindentation. Biomed Mater. 2009;4(1):015020.

13. Voronets J, Lussi A. Thickness of softened human enamel removed by toothbrush abrasion: an in vitro study. Clin Oral Investig. 2010;14(3):251–6.

14. Meurman JH, Frank RM. Scanning electron microscopic study of the effect of salivary pellicle on enamel erosion. Caries Res. 1991;25(1):1–6.

15. Eisenburger M, Shellis P, Addy M. Comparative study of wear of enamel with alternating and simultaneous combinations of abrasion and erosion in vitro. Caries Res. 2003;37(6):450-5.

16. Lussi A, Schlueter N, Rakhmatullina E, Ganss C. Dental erosion--an overview with emphasis on chemical and histopathological aspects. Caries Res. 2011;45 Suppl 1:2-12.

17. Featherstone JD, Rodgers BE. Effect of acetic, lactic and other organic acids on the formation of artificial carious lesions. Caries Res. 1981;15(5):377–85.

18. Lussi A, Hellwig E. Erosive potential of oral care products. Caries Res. 2001;35 Suppl 1:52-6.

19. Kinney JH, Balooch M, Haupt DL Jr, Marshall SJ, Marshall GW Jr. Mineral distribution and dimensional changes in human dentin during demineralization. J Dent Res. 1995;74(5):1179-84.

20. Magalhães AC, Wiegand A, Rios D, Honório HM, Buzalaf MA. Insights into preventive measures for dental erosion. J Appl Oral Sci. 2009;17(2):75-86.

21. ten Cate JM, Imfeld T. Dental erosion, summary. Eur J Oral Sci. 1996;104(2 Pt 2):241-4.

22. Amaechi BT, Higham SM. Dental erosion: possible approaches to prevention and control. J Dent. 2005;33(3):243-52.

23. Zero DT. Etiology of dental erosion–extrinsic factors. Eur J Oral Sci. 1996;104(2):162-77.

24. Davis WB, Winter PJ. The effect of abrasion on enamel and dentine and exposure to dietary acid. Brit Dent J. 1980;148(11):253–56.

25. Asher C, Read MJF. Early enamel erosion in children associated with the excessive consumption of citric acid. Br Dent J. 1987;162(10):384–7.

26. Rytömaa I, Meurman JH, Koskinen J, Laakso T, Gharazi L, Turunen R. In vitro erosion of bovine enamel caused by acidic drinks and other foodstuffs. Scand J Dent Res. 1988;96(4):324–33.

27. Gedalia I, Dakuar A, Shapira L, Lewinsten I, Goultshin J, Rahamim E. Enamel softening with Coca-Cola and rehardening with milk or saliva. Am J Dent. 1991;4(3):120–2.

28. Lussi A, Portmann P, Burhop B. Erosion on abraded dental hard tissues by acid lozenges: an in situ study. Clin Oral Invest. 1997;1(4):191–4.

29. Linkosalo E, Markkanen H. Dental erosions in relation to lactovegetarian diet. Scand J Dent Res. 1985;93(5):436–41.

30. Smith AJ, Shaw L. Baby fruit juices and tooth erosion. Br Dent J. 1987;162(2):65–7.

31. Järvinen VK, Rytömaa I, Heinonen OP. Risk factors in dental erosion. J Dent Res. 1991;70(6):942–7.

32. Lussi A, Schaffner M, Hotz P, Suter P. Dental erosion in a population of Swiss adults. Community Dent Oral Epidemiol. 1991;19(5):286-90.

33. Milosevic A, Lennon MA, Fear SC. Risk factors associated with tooth wear in teenagers: a case control study. Community Dent Health. 1997;14(3):143–7.

34. Lussi A, Schaffner M. Progression of and risk factors for dental erosion and wedge-shaped defects over a 6-year period. Caries Res. 2000;34(2):182–7.

35. Barbour ME, Lussi A, Shellis RP. Screening and prediction of erosive potential. Caries Res. 2011;45:24–32.

36. Ireland AJ, McGuinness N, Sherriff M. An investigation into the ability of soft drinks to adhere to enamel. Caries Res. 1995;29(6):470–6.

37. Millward A, Shaw L, Harrington E, Smith AJ. Continuous monitoring of salivary flow rate and pH at the surface of the dentition following consumption of acidic beverages. Caries Res. 1997;31(1):44–9.

38. Edwards M, Ashwood RA, Littlewood SJ, Brocklebank LM, Fung DE. A videofluoroscopic comparison of straw and cup drinking: the potential influence on dental erosion. Br Dent J. 1998;185(5):244-9.

39. Johansson AK, Lingström P, Imfeld T, Birkhed D. Influence of drinking method on tooth-surface pH in relation to dental erosion. Eur J Oral Sci. 2004;112(6):484-9.

40. Hughes JA, West NX, Parker DM, Newcombe RG, Addy M. Development and evaluation of a low erosive blackcurrant juice drink. 3. Final drink and concentrate, formulae comparison in situ and overview of the concept. J Dent. 1999;27(5):345-50.

41. Scaramucci T, Hara AT, Zero DT, Ferreira SS, Aoki IV, Sobral MA. In vitro evaluation of the erosive potential of orange juice modified by food additives in enamel and dentine. J Dent. 2011;39(12):841-8.

42. Scaramucci T, Sobral MA, Eckert GJ, Zero DT, Hara AT. In situ evaluation of the erosive potential of orange juice modified by food additives. Caries Res. 2012;46(1):55-61.

43. Lussi A, Jäggi T, Schärer S. The influence of different factors on in vitro enamel erosion. Caries Res. 1993;27(5):387–93.

44. Lussi A, Jaeggi T, Jaeggi-Schärer S. Prediction of the erosive potential of some beverages. Caries Res. 1995;29(5):349–54.

45. Mahoney E, Beattie J, Swain M, Kilpatrick N. Preliminary in vitro assessment of erosive potential using the ultra-micro-indentation system. Caries Res. 2003;37(3):218–24.
46. Tredwin CJ, Scully C, Bagan-Sebastian JV. Drug-induced disorders of teeth. J Dent Res. 2005;84(7):596-602.
47. Meurman JH, ten Cate JM. Pathogenesis and modifying factors of dental erosion. Eur J Oral Sci. 1996;104(2):199-206.
48. McCracken M, O'Neal SJ. Dental erosion and aspirin headache powders: a clinical report. J Prosthodont. 2000;9(2):95-8.
49. Moss SJ. Dental erosion. Int Dent J. 1998;48(6):529-39.
50. Hellström I. Oral complications in anorexia nervosa. Scand J Dent Res. 1977;85(1):71-86.
51. Centerwall BS, Armstrong CW, Funkhouser LS, Elzay RP. Erosion of dental enamel among competitive swimmers at a gas-chlorinated swimming pool. Am J Epidemiol. 1986;123(4):641-7.
52. Nieuw Amerongen AV, Oderkerk CH, Driessen AA. Role of mucins from human whole saliva in the protection of tooth enamel against demineralization in vitro. Caries Res. 1987;21(4):297-309.
53. Rytömaa I, Järvinen V, Kanerva R, Heinonen OP. Bulimia and tooth erosion. Acta Odontol Scand. 1998;56(1):36-40.
54. Christensen CM, Navazesh M. Anticipatory salivary flow to the sight of different foods. Appetite. 1984;5(4):307-15.
55. Lee VM, Linden RW. An olfactory-submandibular salivary reflex in humans. Exp Physiol. 1992;77(1):221-4.
56. Lussi A, Jaeggi T, Zero D. The role of diet in the aetiology of dental erosion. Caries Res. 2004;38 Suppl 1:34-44.
57. Saksena R, Bartlett DW, Smith BG. The role of saliva in regurgitation erosion. Eur J Prosthodont Restor Dent. 1999;7(4):121-4.
58. Lussi A, Hellwig E, Ganss C, Jaeggi T. Buonocore Memorial Lecture. Dental erosion. Oper Dent. 2009;34(3):251-62.
59. Sreebny LM. Saliva in health and disease: an appraisal and update. Int Dent J. 2000;50(3):140-61.
60. Sanchez GA, Fernandez De Preliasco MV. Salivary pH changes during soft drinks consumption in children. Int J Paediatr Dent. 2003;13(4):251-7.
61. Van Nieuw Amerongen A, Bolscher JG, Veerman EC. Salivary proteins: protective and diagnostic value in cariology? Caries Res. 2004;38(3):247-53.
62. Dodds MW, Johnson DA, Yeh CK. Health benefits of saliva: a review. J Dent. 2005;33(3):223-33.
63. Hannig C, Hannig M, Attin T. Enzymes in the acquired enamel pellicle. Eur J Oral Sci. 2005;113(1):2–13.
64. Hannig M, Fiebiger M, Güntzer M, Döbert A, Zimehl R, Nekrashevych Y. Protective effect of the in situ formed short-term salivary pellicle. Arch Oral Biol. 2004,49(11):903-10.
65. Moazzez RV, Austin RS, Rojas-Serrano M, Carpenter G, Cotroneo E, Proctor G, et al. Comparison of the possible protective effect of the salivary pellicle of individuals with and without erosion. Caries Res. 2014;48(1):57-62.
66. Hannig M, Balz M. Influence of in vivo formed salivary pellicle on enamel erosion. Caries Res. 1999;33(5):372–9.
67. Siqueira WL, Margolis HC, Helmerhorst EJ, Mendes FM, Oppenheim FG. Evidence of intact histatins in the in vivo acquired enamel pellicle. J Dent Res. 2010;89(6):626–30.
68. Carlen A, Börjesson AC, Nikdel K, Olsson J. Composition of pellicles formed in vivo on tooth surfaces in different parts of the dentition, and in vitro on hydroxyapatite. Caries Res. 1998;32(6):447–55.
69. Amaechi BT, Higham SM, Edgar WM, Milosevic A. Thickness of acquired salivary pellicle as a determinant of the sites of dental erosion. J Dent Res. 1999;78(12):1821-8.
70. Young WG, Khan F. Sites of dental erosion are saliva-dependent. J Oral Rehabil. 2002;29(1):35-43.
71. Buzalaf MA, Hannas AR, Kato MT. Saliva and dental erosion. J Appl Oral Sci. 2012;20(5):493–502.
72. Meurman JH, Rytömaa I, Kari K, Laakso T, Murtomaa H. Salivary pH and glucose after consuming various beverages, including sugar-containing drinks. Caries Res. 1987;21(4):353-9.
73. Lussi A, von Salis-Marincek M, Ganss C, Hellwig E, Cheaib Z, Jaeggi T. Clinical study monitoring the pH on tooth surfaces in patients with and without erosion. Caries Res. 2012;46(6):507-12.
74. Alves LS, Brusius CD, Dame-Teixeira N, Maltz M, Susin C. Dental erosion among 12-year-old schoolchildren: a population-based cross-sectional study in South Brazil. Int Dent J. 2015;65:322-30.
75. Vered Y, Lussi A, Zini A, Gleitman J, Sgan-Cohen HD. Dental erosive wear assessment among adolescents and adults utilizing the basic erosive wear examination (BEWE) scoring system. Clin Oral Investig. 2014;18(8):1985-90.
76. Dugmore CR, Rock WP. The progression of tooth erosion in a cohort of adolescents of mixed ethnicity. Int J Paediatric Dent. 2003;13(5):295-303.
77. El-Aidi H, Bronkhorst EM, Huysmans MC, Truin GJ. Dynamics of tooth erosion in adolescents: a 3-year longitudinal study. J Dent. 2010;38(2):131-7.
78. Wang P, Lin HC, Chen JH, Liang HY. The prevalence of dental erosion and associated risk factors in 12-13-year-old school children in Southern China. BMC Publ Health. 2010;10:478.
79. Gurgel CV, Rios D, Buzalaf MA, Silva SM, Araújo JJ, Pauletto AR, et al. Dental erosion in a group of 12- and 16-year-old Brazilian schoolchildren. Pediatr Dent. 2011;33(1):23-8.
80. Moimaz SA, Araújo PC, Chiba FY, Garbin CA, Saliba NA. Prevalence of deciduos tooth erosion in childhood. Int J Dent Hyg. 2013;11(3):226-30.
81. Søvik JB, Tveit AB, Storesund T, Mulic A. Dental erosion: a widespread condition nowadays? A cross-sectional study among a group of adolescents in Norway. Acta Odontol Scand. 2014;72(7):523-9.
82. Isaksson H, Birkhed D, Wendt LK, Alm A, Nilsson M, Koch G. Prevalence of dental erosion and association with lifestyle factors in Swedish 20-year olds. Acta Odontol Scand. 2014;72(6):448-57.
83. Wiegand A, Müller J, Werner C, Attin T. Prevalence of erosive tooth wear and associated risk-factors in 2-7-year-old German kindergarten children. Oral Dis. 2006;12(2):117-24.
84. Murakami C, Oliveira LB, Sheiham A, Nahás Pires Corrêa MS, Haddad AE, Bönecker M. Risk indicators for erosive tooth wear in Brazilian preschool children. Caries Res. 2011;45(2):121-9.

85. Al-Malik MI, Holt RD, Bedi R. The relationship between erosion, caries and rampant caries and dietary habits in preschool children in Saudi Arabia. Int J Paediatr Dent. 2001;11(6):430-9.

86. Luo Y, Zeng XJ, Du MQ, Bedi R. The prevalence of dental erosion in preschool children in China. J Dent. 2005;33(2):115-21.

87. Nayak SS, Ashokkumar BR, Ankola AV, Hebbal MI. Distribution and severity of erosion among 5-year-old children in a city in India. J Dent Child (Chic). 2010;77(3):152-7.

88. Gatou T, Mamai-Homata E. Tooth wear in deciduous dentition of 5-7-year-old children: risk factors. Clin Oral Investih. 2012;16(3):923-33.

89. Rios D, Magalhães AC, Honório HM, Buzalaf MA, Lauris JR, Machado MA. The prevalence of deciduous tooth wear in six-year-old children and its relationship with potential explanatory factors. Oral Health Prev Dent. 2007;5(3):167-71.

90. Mangueira DF, Sampaio FC, Oliveira AF. Association between socioeconomic factors and dental erosion in Brazilian schoolchildren. J Public Health Dent. 2009;69(4):254-9.

91. van Rijkom HM, Truin GJ, Frencksen JE, König KG, van't Hof MA, Bronkhorst EM, et al. Prevalence, distribution and background variables of smooth-bordered tooth wear in teenagers in the hague, the Netherlands. Caries Res. 2002;36(2):147-54.

92. Çaglar E, Kargul B, Tanboga I, Lussi A. Dental erosion among children in an Istanbul public school. J Dent Child (Chic). 2005;72(1):5-9.

93. Bartlett DW, Coward PY, Nikkah C, Wilson RF. The prevalence of tooth wear in a cluster sample of adolescent schoolchildren and its relationship with potential explanatory factors. Br Dent J. 1998;184(3):125-9.

94. Vargas-Ferreira F, Praetzel JR, Ardenghi TM. Prevalence of tooth erosion and associated factors in 11-14-year-old Brazilian schoolchildren. J Public Health Dent. 2011;71(1):6-12.

95. Kumar S, Acharya S, Mishra P, Debnath N, Vasthare R. Prevalence and risk factors for dental erosion among 11- to 14-year-old school in South India. J Oral Sci. 2013;55(4):329-36.

96. Truin GJ, van Rijkom HM, Mulder J, van't Hof MA. Caries trends 1996-2002 among 6- and 12-year-old children and erosive wear prevalence among 12-year-old children in The Hague. Caries Res. 2005;39(1):2-8.

97. El-Aidi H, Brinkhorst EM, Truin GJ. A longitudinal study of tooth erosion in adolescents. J Dent Res. 2008;87(8):731-5.

98. Correr GM, Alonso RC, Correa MA, Campos EA, Baratto-Filho F, Puppin-Rontani RM. Influence of diet and salivary characteristics on the prevalence of dental erosion among 12-year-old schoolchildren. J Dent Child (Chic). 2009;76(3):181-7.

99. Huew R, Waterhouse PJ, Moynihan PJ, Maguire A. Dental erosion among 12 year-old Libyan schoolchildren. Community Dent Health. 2012;29(4):279-83.

100. Peres KG, Armênio MF, Peres MA, Traebert J, Lacerda JT. Dental erosion in 12-year-old schoolchildren: a cross-sectional study in Southern Brazil. Int J Paediatr Dent. 2005;15(4):249-55.

101. Alvarez-Loureiro L, Fabruccini Fager A, Alves LS, Alvarez Vaz R, Maltz M. Erosive tooth wear among 12-year-old schoolchildren: a population-based cross-sectional study in Montevideo, Uruguay. Caries Res. 2015;49:216-25.

102. El-Karim IA, Sanhouri NM, Hashim NT, Ziada HM. Dental erosion among 12-14 year old school children in Khartoum: a pilot study. Community Dent Health. 2007;24(3):176-80.

103. Sanhouri NM, Ziada HM, Ahmed GI, Kamis AH. Tooth surface loss, prevalence and associated risk factors among 12-14 years school children in Khartoum State, Sudan. Community Dent Health. 2010;27(4):206-12.

104. Auad SM, Waterhouse PJ, Nunn JH, Steen N, Moynihan PJ. Dental erosion amongst 13- and 14-year-old Brazilian schoolchildren. Int Dent J. 2007;57(3):161-7.

105. Chrysanthakopoulos NA. Prevalence of tooth erosion and associated factors in 13-16-year-old adolescents in Greece. J Clin Exp Dent. 2012;4(3):e160-6.

106. Okunseri C, Okunseri E, Gonzalez C, Visotcky A, Szabo A. Erosive tooth wear and consumption of beverages among children in the United States. Caries Res. 2011;45(2):130-5.

107. Milosevic A, Young PJ, Lennon MA. The prevalence of tooth wear in 14-year-old school children in Liverpool. Community Dent Health. 1994;11(2):83-6.

108. Abu-Ghazaleh SB, Burnside G, Milosevic A. The prevalence and associated risk factors for tooth wear and dental erosion in 15- to 16-year-old schoolchildren in Amman, Jordan. Eur Arch Paediatr Dent. 2013;14(1):21-7.

109. Mulic A, Skudutyte-Rysstad R, Tveit AB, Skaare AB. Risk indicators for dental erosive wear among 18-year-old subjects in Oslo, Norway. Eur J Oral Sci. 2012;120(6):531-8.

110. Bartlett DW, Lussi A, West NX, Bouchard P, Sanz M, Bourgeois D. Prevalence of tooth wear on buccal and lingual surfaces and possible risk factors in young European adults. J Dent. 2013;41(11):1007-13.

111. Gatou T, Mamai-Homata E. Tooth wear in deciduous dentition of 5-7-year-old children: risk factors. Clin Oral Investih. 2012;16(3):923-33.

112. Bardsley PF, Taylor S, Milosevic A. Epidemiological studies of tooth wear and dental erosion in 14-year-old children in North West England. Part 1: the relationship with water fluoridation and social deprivation. Br Dent J. 2004;197(7):413-6.

113. Bardolia P, Burnside G, Ashcroft A, Milosevic A, Goodfellow SA, Rolfe EA, et al. Prevalence and risk indicators of erosion in thirteen- to fourteen-year-olds on the Isle of Man. Caries Res. 2010;44(2):165-8.

114. Pace F, Pallotta S, Tonini M, Vakil N, Bianchi Porro G. Systematic review: gastro-oesophageal reflux disease and dental lesions. Aliment Pharmacol Ther. 2008;27:1179–86.

115. Kreulen CM, Van 't Spijker A, Rodriguez JM, Bronkhorst EM, Creugers NH, Bartlett DW. Systematic review of the prevalence of tooth wear in children and adolescents. Caries Res. 2010;44(2):151-9.

116. Al-Dlaigan YH, Shaw L, Smith A. Dental erosion in a group of British 14-year-old, school children. Part I: prevalence and influence of differing socioeconomic backgrounds. Br Dent J. 2001;190(3):145-9.

117. Dugmore CR, Rock WP. The prevalence of tooth erosion in 12-year-old children. Br Dent J. 2004;196(5):279-82.

118. Vargas-Ferreira F, Piovesan C, Praetzel JR, Mendes FM, Allison PJ, Ardenghi TM. Tooth erosion with low severity does not impact child oral health-related quality of life. Caries Res. 2010;44(6):531-9.

119. Daly B, Newton JT, Fares J, Chiu K, Ahmad N, Shirodaria S, et al. Dental tooth surface loss and quality of life in university students. Prim Dent Care. 2011;18(1):31-5.

120. Smith BG, Knight JK. A comparison of patterns of tooth wear with aetiological factors. Br Dent J. 1984;157(1):16-9.

121. O'Brien M. Children's dental health in the United Kingdom 1993. London: Office of Population Censuses and Surveys, Her Majesty's Stationary Office; 1994.

122. O'Sullivan EA. A new index for the measuremenmt of erosion in children. Eur J Paediatr Dent. 2000;1:69-74.

123. Mulic A, Tveit AB, Wang NJ, Hove LH, Espelid I, Skaare AB. Reliability of two clinical scoring systems for dental erosive wear. Caries Res. 2010;44(3):294-9.

124. Bartlett D, Ganss C, Lussi A. Basic Erosive Wear Examination (BEWE): a new scoring system for scientific and clinical needs. Clin Oral Investig. 2008;12 Suppl 1:S65-8.

125. Ganss C, Young A, Lussi A. Tooth wear and erosion: methodolgial issues in epidemiological and public health research and future research agenda. Community Dent Health. 2011;28(3):191-5.

126. Ganss C, Lussi A. Diagnosis of erosive tooth wear. Monogr Oral Sci. 2006;20:32-43.

127. Jaeggi T, Lussi A. Toothbrush abrasion of erosively altered enamel after intraoral exposure to saliva: an in situ study. Caries Res. 1999;33(6):455-61.

128. Attin T, Buchalla W, Gollner M, Hellwig E. Use of variable remineralization periods to improve the abrasion resistance of previously eroded enamel. Caries Res. 2000;34(1):48-52.

129. Attin T, Knöfel S, Buchalla W, Tütüncü R. In situ evaluation of different remineralization periods to decrease brushing abrasion of demineralized enamel. Caries Res. 2001;35(3):216-22.

130. Wiegand A, Burkhard JP, Eggmann F, Attin F. Brushing force of manual and sonic toothbrushes affects dental hard tissue abrasion. Clin Oral Investig. 2013;17(3):815-22.

131. Schlueter N, Jaeggi T, Lussi A. Is dental erosion really a problem? Adv Dent Res. 2012;24(2):68-71.

132. Gregg T, Mace S, West NX, Addy M. A study in vitro of the abrasive effect of the tongue on enamel and dentine softened by acid erosion. Caries Res. 2004;38(6):557-60.

133. Vieira A, Overweg E, Ruben JL, Huysmans MC. Toothbrushing abrasion, simulated tongue friction and attrition of eroded bovine enamel in vitro. J Dent. 2006;34(5):336-42.

134. Attin T, Siegel S, Buchalla W, Lennon AM, Hannig C, Becker K. Brushing abrasion of softened and remineralised dentin: an in situ study. Caries Res. 2004;38(1):62-6.

135. Rios D, Honório HM, Magalhães AC, Delbem AC, Machado MA, Silva SM, et al. Effect of salivary stimulation on erosion of human and bovine enamel subjected or not to subsequent abrasion: an in situ/ex vivo study. Caries Res. 2006;40(3):218-23.

136. ten Cate JM. Review on fluoride, with special emphasis on calcium fluoride mechanisms in caries prevention. Eur J Oral Sci. 1997;105(5 Pt 2):461-5.

137. Ganss C, Schulze K, Schlueter N. Toothpaste and erosion. Monogr Oral Sci. 2013;23:88-99.

138. Ponduri S, Macdonald E, Addy M. A study in vitro of the combined effects of soft drinks and tooth brushing with fluoride toothpaste on the wear of dentine. Int J Dent Hyg. 2005;3(1):7-12.

139. Magalhães AC, Rios D, Delbem AC, Buzalaf MA, Machado MA. Influence of fluoride dentifrice on brushing abrasion of eroded human enamel: an in situ/ex vivo study. Caries Res. 2007;41(1):77-9.

140. Moretto MJ, Magalhães AC, Sassaki KT, Delbem AC, Martinhom CC. Effect of different fluoride concentrations of experimental dentifrices on enamel erosion and abrasion. Caries Res. 2010;44(2):135-40.

141. Rochel ID, Souza JG, Silva TC, Pereira AF, Rios D, Buzalaf MA, et al. Effect of experimental xylitol and fluoride-containing dentifrices on enamel erosion with or without abrasion in vitro. J Oral Sci. 2011;53(2):163-8.

142. Hara AT, Barlow AP, Eckert GJ, Zero DT. Novel in-situ longitudinal model for the study of dentifrices on dental erosion-abrasion. Eur J Oral Sci. 2014;122(2):161-7.

143. Magalhães AC, Rios D, Moino AL, Wiegand A, Attin T, Buzalaf MA. Effect of different concentrations of fluoride in dentifrices on dentin erosion subjected or not to abrasion in situ/ex vivo. Caries Res. 2008;42(2):112-6.

144. Rios D, Magalhães AC, Polo RO, Wiegand A, Attin T, Buzalaf MA. The efficacy of a highly concentrated fluoride dentifrice on bovine enamel subjected to erosion and abrasion. J Am Dent Assoc. 2008;139(12):1652-6.

145. Messias DC, Maeda FA, Turssi CP, Serra MC. Effect of dentifrices against hydrochloric acid-induced erosion. Oral Health Prev Dent. 2011;9(3):269-73.

146. Ganss C, Klimek J, Brune V, Schurmann A. Effects of two fluoridation measures on erosion progression in human enamel and dentine in situ. Caries Res. 2004;38(6):561-6.

147. Ganss C, Klimek J, Schlueter N. Erosion/abrasion-preventing potential of NaF and F/Sn/chitosan toothpastes in dentine and impact of the organic matrix. Caries Res. 2014;48(2):163-9.

148. Babcock FD, King JC, Jordan TH. The reaction of stannous fluoride and hydroxyapatite. J Dent Res. 1978;57(9-10):933-8.

149. Young A, Thrane PS, Saxegaard E, Jonski G, Rölla G. Effect of stannous fluoride toothpaste on erosion-like lesions: an in vivo study. Eur J Oral Sci. 2006;114(3):180-3.

150. Huysmans MC, Jager DH, Ruben JL, Unk DE, Klijn CP, Vieira AM. Reduction of erosive wear in situ by stannous fluoride-containing toothpaste. Caries Res. 2011;45(6):518-23.

151. Hara AT, Lippert F, Zero DT. Interplay between experimental dental pellicles and stannous-containing toothpaste on dental erosion-abrasion. Caries Res. 2013;47(4):325-9.

152. Büyükyilmaz T, Ogaard B, Rølla G. The resistance of titanium tetrafluoride-treated human enamel to strong hydrochloric acid. Eur J Oral Sci. 1997;105(5 Pt 2):473-7.

153. Hove LH, Young A, Tveit AB. An in vitro study on the effect of TiF(4) treatment against erosion by hydrochloric acid on pellicle-covered enamel. Caries Res. 2007;41(1):80-4.

154. Hove LH, Holme B, Young A, Tveit AB. The protective effect of TiF4, SnF2 and NaF against erosion-like lesions in situ. Caries Res. 2008;42(1):68-72.

155. Schlueter N, Ganss C, Mueller U, Klimek J. Effect of titanium tetrafluoride and sodium fluoride on erosion progression in enamel and dentine in vitro. Caries Res. 2007;41(2):141-5.

156. Magalhães AC, Rios D, Honório HM, Jorge AM Jr, Delbem AC, Buzalaf MA. Effect of 4% titanium tetrafluoride solution on dental erosion by a soft drink: an in situ/ex vivo study. Arch Oral Biol. 2008;53(5):399-404.

157. Zero DT, Hara AT, Kelly SA, González-Cabezas C, Eckert GJ, Barlow AP, Mason SC. Evaluation of a desentizing test dentifrice using an in situ erosion remineralization model. J Clin Dent. 2006;17(4):112-6.

158. Hara AT, Kelly SA, Gonzáles-Cabezas C, Eckert GJ, Barlow AP, Mason SC, et al. Influence of fluoride availability of dentifrices on eroded enamel remineralization in situ. Caries Res. 2009;43(1):57-63.

159. Ganss C, Lussi A, Grunau O, Klimek J, Schlueter N. Conventional and anti-erosion fluoride toothpastes: effect on enamel erosion and erosion-abrasion. Caries Res. 2011;45(6):581-9.

Leituras recomendadas

Hooper SM, Hughes JA, Newcombe RG, Addy M, West NX. A methodology for testing the erosive potential of sports drinks. J Dent. 2005;33(4):343-8.

Hooper S, West NX, Sharif N, Smith S, North M, De'Ath J, et al. A comparison of enamel erosion by a new sports drink compared to two proprietary products: a controlled, crossover study in situ. J Dent. 2004;32(7):541-5.

Magalhães AC, Wiegand A, Buzalaf Ma. Use of dentifrices to prevent erosive tooth wear: harmful or helpful? Braz Oral Res. 2014;28 Spec No:1-6.

Sorvari R, Pelttari A, Meurman JH. Surface ultrastructure of rat molar teeth after experimentally induced erosion and attrition. Caries Res. 1996;30(2):163-8.

ten Cate JM, Larsen MJ, Pearce EIF, Fejerskov O. Chemical interations between the tooth and oral fluids. In. Fejerskov O, Kidd E, editors. Dental caries: the disease and its clinical management. 2nd ed. Oxford: Blackwell Munksgaard; 2008. p. 210-21.

Venables MC, Shaw L, Jeukendrup AE, Roedig-Penman A, Finke M, Newcombe RG, et al. Erosive effect of a new sports drink on dental enamel during exercise. Med Sci Sports Exerc. 2005;37(1):39-44.

Vukosavljevic D, Custodio W, Buzalaf MA, Hara AT, Siqueira WL. Acquired pellicle as a modulator for dental erosion. Arch Oral Biol. 2014;59(6):631-8.